オピオイド
基礎を知って臨床で使いこなす

編集　垣花 学 琉球大学准教授　　成田 年 星薬科大学教授

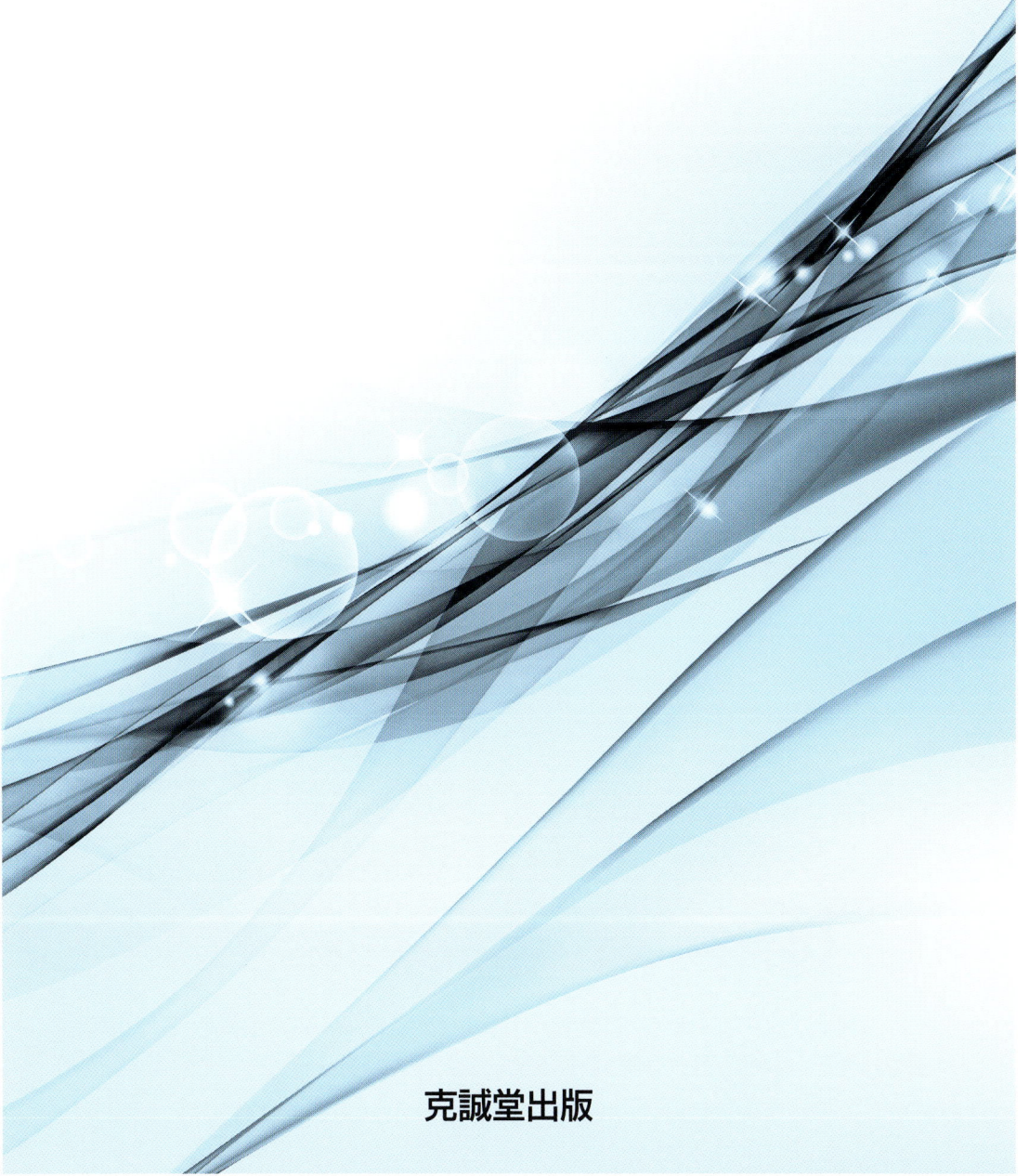

克誠堂出版

執筆者一覧

【編　集】

垣花　学（琉球大学大学院医学研究科麻酔科学講座准教授）
成田　年（星薬科大学薬理学教室教授）

【執筆者】

鳥越一宏（星薬科大学薬品毒性学教室）
荒川和彦（星薬科大学薬理学教室）
吉澤一巳（星薬科大学薬品毒性学教室）
鈴木　勉（星薬科大学薬品毒性学教室）
成田　年（星薬科大学薬理学教室）
萩平　哲（大阪大学大学院医学系研究科麻酔・集中治療医学講座）
増井健一（防衛医科大学校麻酔学講座）
橋本龍也（島根大学医学部附属病院緩和ケアセンター）
齊藤洋司（島根大学医学部麻酔科学講座）
加藤孝澄（浜松医科大学麻酔蘇生学講座）
森本康裕（宇部興産中央病院麻酔科）
坪川恒久（金沢大学医薬保健研究域麻酔・蘇生学講座）
井上荘一郎（自治医科大学麻酔科学・集中治療医学講座）
高橋正裕（姫路聖マリア病院ホスピス科）
古家　仁（奈良県立医科大学麻酔科学教室）
川股知之（信州大学医学部麻酔蘇生学講座）
中川貴之（京都大学大学院薬学研究科生体機能解析学分野）
下山直人（東京医科大学病院緩和医療部）
下山恵美（帝京大学ちば総合医療センター麻酔科）
武田泰子（順天堂大学医学部附属順天堂医院麻酔科学・ペインクリニック講座）
井関雅子（順天堂大学医学部附属順天堂医院麻酔科学・ペインクリニック講座）
倉石　泰（富山大学大学院医学薬学研究部応用薬理学研究室）
亀井淳三（星薬科大学薬物治療学教室）

（執筆順）

序　文

　人がこの世に生を受けた時から，末梢神経からの情報は絶えることなく脊髄や大脳へ伝達されています。この中でも"痛み"という情報は，生命の危機に対する警鐘として本能的にプログラムされており，生きている限りこの"痛み情報"から逃れることのできない運命をわれわれは背負っています。また，こうした"痛み信号"は全身状態のバランスを示す鏡であり，その情報/信号が指し示す意味/意義をどうとらえていくのかが次世代の医療の質を左右するともいえます。

　近年，この"痛み"の重要性が認識され，バイタルサインの一つに挙げられるようになり，それと同時にそれを制御することが求められるようになりました。生物化学的研究技術の開発に伴い，"痛み"に関する基礎研究の水準も著しく向上し，多くの重要な知見が発信されています。また，それに伴い多岐にわたる"痛み"を制御する薬物も開発および臨床応用されています。その中で，古代より利用されていたと考えられている麻薬は，今でもその基礎研究および創薬が盛んに行われており，それを基盤として臨床に応用されています。しかし，未だにわが国では麻薬に関する負のイメージが完全には払拭されず，その正確な知識に基づいた臨床使用がなされていないことが現状です。その要因には，臨床使用可能な"医療用麻薬"が，あまりにも強力な作用を有するゆえに，使用経験が豊富な医療従事者に比べ，初心者が使用する際にはその劇的な患者の変化に適切に対応しきれないこと，また一般的な薬物使用マニュアルでうたわれているよりも，個々の医療用麻薬にはそれぞれ固有の薬理学的かつ薬動学的特徴があることから，使用経験が少なかったり，個々の医療用麻薬に対する応用的な知識が欠落していると，誤った処方を繰り返してしまい，薬の副作用が頻発してしまうことなどが挙げられます。また，医療用麻薬の効果判定として患者の主観的表現（痛みの強さなど）以外に痛み閾値の変動やそれに伴った症状などを示す客観的な指標がなく，医療従事者が適切かつ論理的な治療指針や処方を施行できない状況があることなども，使用を躊躇する要因となります。こうした背景の中，麻酔科医，ペインクリニックおよび緩和医療に携わる医療従事者が追従できないほど痛みや麻薬に関して莫大な基礎的知見が常に発信されている現状が，麻薬使用不支持者や麻薬使用未経験者の使用拒否や使用躊躇という現実に追い打ちをかけているともいえます。

　これまで，医療用麻薬の基礎的ガイドブックや臨床的使用マニュアル本は大量に発刊されているものの，一般的な医療従事者に向けた医療用麻薬の特徴に関する最新情報をまとめた書籍は非常に限られていました。このような状況の中，日本麻酔科学会第56回大会（神戸）において成田年（星薬科大学）と垣花学（琉球大学）がシンポジウム「オピオイド―基礎を知って臨床で使いこなす―」の司会を務めさせていただき，このシンポジウムがきっかけとなり本書を編集させていただくことになりました。この編集にあたり，その構成と内容について頭を悩ませることになりましたが，読者の立場になって考えた時に「麻酔分野とペインクリニック・

緩和医療の両方の分野のスペシャリストが書いた一冊の本が欲しい」という編集者自身の願望にかなうようなものにしようと思い，この書籍を編集しました．

　本書は，"第1章麻酔"と"第2章ペインクリニック・緩和医療"に大別されており，オピオイドの特徴，理論に基づいた臨床使用の実際，最新の鎮痛メカニズムそしてその副作用対策について，オピオイドに造詣の深い臨床医・研究者の方々に多角的に概説していただきました．ご存じのとおり，オピオイドに関しては，未だに解明できていない作用機序や新たな可能性をもつ薬理効果などが報告されていますが，これらについてもいくつか触れていただいております．また，明日からの臨床に繋がるような臨床使用法など実践的な内容も含まれており，多くの医療従事者がオピオイドの使用について新たな手段を手に入れることができると思われます．

　本書籍により，オピオイドに対する正しい理解と適切な使用法が広がり，痛みに苦しむ患者に少しでも笑顔が戻れば，編集者としてこの上ない喜びであります．

　2012年5月吉日

　　　　　　　　　　　　　　　星薬科大学薬理学教室教授　　　　　　成田　年
　　　　　　　　　　　　　　　琉球大学大学院医学研究科麻酔科学講座准教授　垣花　学

目 次

第1章 麻 酔

Ⅰ. 基 礎

1. オピオイドの薬理学　鳥越 一宏・荒川 和彦・吉澤 一巳・鈴木 勉・成田 年…3
2. オピオイドと脳波　萩平 哲…22
3. オピオイドのPK/PD　増井 健一…32
4. 脊髄におけるオピオイド鎮痛の基礎　橋本 龍也・齊藤 洋司…48

Ⅱ. 臨 床

1. オピオイドと吸入麻酔薬との相互作用　加藤 孝澄…61
2. オピオイドと静脈麻酔薬との相互作用　森本 康裕…77
3. オピオイドのTCI　坪川 恒久…89
4. 術後鎮痛
   - A 硬膜外オピオイドの理論と実際　井上 荘一郎…108
   - B 静脈内オピオイドの理論と実際　高橋 正裕・古家 仁…122

第2章 ペインクリニック・緩和医療

Ⅰ. 鎮痛機序

1. 末梢神経でのmuオピオイド受容体発現と鎮痛効果　川股 知之…141
2. 慢性疼痛とオピオイドの鎮痛効果　中川 貴之…158

Ⅱ. 依存・耐性および副作用

1. オピオイドの依存と耐性に関する最近の知見　吉澤 一巳・鳥越 一宏・鈴木 勉・成田 年…163
2. オピオイドによる副作用に関する基礎研究
   - A 便秘　下山 直人・下山 恵美…172
   - B 悪心・嘔吐　武田 泰子・井関 雅子…180
   - C 痒み　倉石 泰…190
   - D 呼吸抑制　亀井 淳三…197

索引……205

第1章 麻酔

OPIOID
基礎を知って臨床で使いこなす

I. 基　礎
II. 臨　床

I 基礎

1 オピオイドの薬理学

はじめに

　オピオイドの選択肢は，そのさまざまな剤形も含め，しだいに多様化してきている．周知のとおり，欧米と比較するとその選択肢には限りがあるが，そのバリエーションは，同時に，多くの情報を精査しておく必要性を促している．さらに，オピオイド神経系がつかさどる鎮痛効果以外の脳高次機能に及ぼす影響や，オピオイドがもつその多様性の意義を理解することは，科学的根拠に基づいた次世代のオピオイドに関する適正使用の概念を生み出していくことになる．

　そこで本稿では，現在までに明らかとなっているオピオイドの作用機序と各オピオイドの特徴について概説する．

1 オピオイドの薬理学

1）オピオイド受容体

　人類はかなり古い時代から，けし（オピューム）の実から採れるアヘンや，それから作られるオピオイドの鎮痛作用や陶酔作用といった効果を知っていたが，その薬理作用の仕組みが理解されるようになったのは最近のことである．研究者達は，"なぜ植物由来の成分が動物や人間の生体内でこれほど強い効果を引き出すことができるのか"という素朴な疑問をもち続け，それはしだいに"モルヒネ感受性受容体の存在"という概念にたどり着いた．1973年に，このモルヒネ受容体である"μオピオイド受容体"の存在仮説が広く研究者の間で受け入れられ

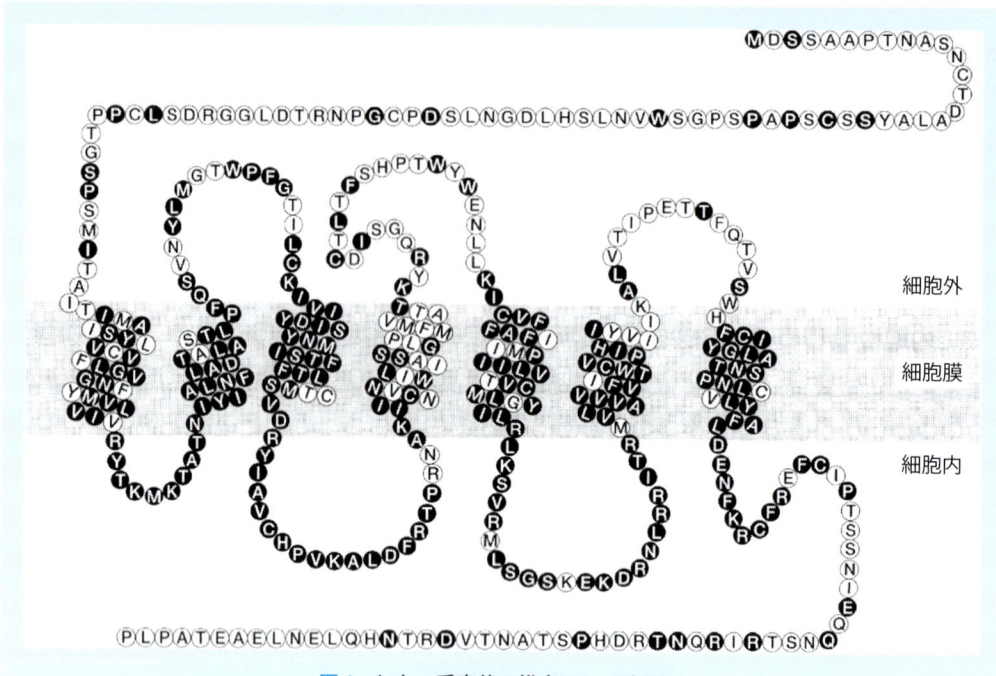

図1 ヒトμ受容体の推定アミノ酸配列
ヒトκ受容体との間で保有されているアミノ酸残基を黒丸で，保有されていないアミノ酸残基を白丸で示す．

るようになり，1975〜1976年には生体内に存在するモルヒネ様物質，いわゆる"内因性オピオイド"が発見された．オピオイド受容体は薬理学的な分類により，μ受容体，δ受容体およびκ受容体に大別され，これら3種のオピオイド受容体の研究が最も盛んに行われてきた．

オピオイド受容体遺伝子のクローニングは他の受容体と比べて遅く，1992年になって372個のアミノ酸から成るδ受容体のクローニングの成功が初めて報告された．δ受容体のクローニング後，PCR法によるホモロジーを利用した研究によってμおよびκ受容体のクローニングの成功が相次いで報告された．μおよびκ受容体は，それぞれ398個と380個のアミノ酸から構成されている（図1）．明らかにされたμ，δおよびκオピオイド受容体間のアミノ酸配列の相同性は，全体として約60％と高く，いずれも7回膜貫通型のいわゆるGタンパク質共役型受容体である．また，現在までにμ受容体遺伝子においていくつかのエクソンが同定されており，これらの組み合わせの違いから数種類のスプライスバリアントによるμ受容体サブタイプの存在が報告されている．

2）オピオイド受容体の特徴

μ，δ，κ受容体はいずれも鎮痛作用に関与しているが，強力な鎮痛作用発現にはμ受容体が重要であると考えられる．現在までのところ，臨床上使用されているのはほとんどμ受容体

表1 オピオイド受容体タイプの特徴

	μ受容体	δ受容体	κ受容体
内因性リガンド	βエンドルフィン エンドモルフィン-1 エンドモルフィン-2	メチオニン-エンケファリン ロイシン-エンケファリン	ダイノルフィン
作動薬	モルヒネ，コデイン，ペチジン，フェンタニル，オキシコドン	メチオニン-エンケファリン ロイシン-エンケファリン	ケトシクラゾシン ナルフラフィン
選択的作動薬	DAMGO	DPDPE SNC-80	U50，488H U69，593
選択的拮抗薬	βフナルトレキサミン （β-FNA）	ナルトリンドール （NTI）	ノルビナルトルフィミン （nor-BNI）
生理機能	鎮痛，鎮咳，多幸感，身体精神依存，徐脈，神経伝達物質の遊離抑制など	鎮痛，情動，身体・精神依存，神経伝達物質の制御	鎮痛，鎮咳，鎮静，縮瞳，徐脈，利尿，嫌悪感
脳内分布	大脳皮質，視床，扁桃核，青斑核，孤束核，黒質など	大脳皮質，側坐核など	脊髄，線条体，側坐核，孤束核，視床下部など

作動薬である。また，μおよびδ受容体作動薬は情動・多幸感に関与していることが明らかにされている。脳内におけるこれらオピオイド受容体の分布はそれぞれ異なっており，さまざまな生理反応に関わっている（表1）。

3）内因性オピオイドペプチド

　現在までに20種類以上のオピオイド様ペプチドが確認されているが，それらは主としてエンドルフィン系，エンケファリン系およびダイノルフィン系に分類されており，それぞれμ，δおよびκオピオイド受容体の内因性リガンドとして位置づけられている。しかしながら，βエンドルフィン含有神経の脳内および脊髄内の分布は，μオピオイド受容体の分布とは異なる点が多いことが明らかにされており，βエンドルフィンをμオピオイド受容体の選択的な内因性リガンドとして位置づけることに対しては，問題点が多いということが以前より指摘されていた。さらには，エンケファリン類やダイノルフィン類のオピオイドペプチドもそれぞれδおよびκオピオイド受容体ばかりではなく，μオピオイド受容体に対しても親和性を示し，それらの一部の薬理作用発現にはμオピオイド受容体が介在していることが証明されているが，やはりそれらの分布もμオピオイド受容体の分布を網羅していないことが明らかになっている。このような背景の中，1997年に米国のZadinaら[1]のグループにより，脳から，従来のオピオイドペプチドとは全く異なるアミノ酸配列を有する新規のμオピオイド受容体リガンド候補であるエンドモルフィン-1およびエンドモルフィン-2が分離精製された。従来の内因性オピ

表2 内因性オピオイドペプチドのアミノ酸配列

メチオニン-エンケファリン	Tyr-Gly-Gly-Phe-Met
ロイシン-エンケファリン	Tyr-Gly-Gly-Phe-Leu
βエンドルフィン	Tyr-Gly-Gly-Phe-Met-Thr-Ser-Glu-Lys-Ser-Gln-Thr-Pro-Leu-Val-Thr-Leu-Phe-Lys-Asn-Ala-Ile-Ile-Lys-Asn-Ala-Tyr-Lys-Lys-Gly-Glu
ダイノルフィン A (1-17)	Thy-Gly-Gly-Phe-Leu-Arg-Arg-Ile-Arg-Ile-Arg-Pro-Lys-Leu-Lys-Trp-Asp-Asn-Gln
エンドモルフィン-1	Tyr-Pro-Trp-Phe-NH$_2$
エンドモルフィン-2	Tyr-Pro-Phe-Phe-NH$_2$

※新規の内因性オピオイド関連ペプチドのアミノ酸配列
ノシセプチン：Phe-Gly-Gly-Phe-Thr-Gly-Ala-Arg-Lys-Ser-Ala-Arg-Lys-Leu-Ala-Asn-Gln

オイドペプチドは，共通構造としてN末端にTyr-Gly-Gly-Phe-Met（or Leu）の配列を有しているのに対し，これらのペプチドはいずれも4つのアミノ酸から構成され，N末端にTyr-Proのシークエンスを有するのが特徴的である。エンドモルフィンは受容体結合実験の結果から，μオピオイド受容体に対してのみ結合能を有することや，μオピオイド受容体に対する親和性がβエンドルフィンのそれに比べて高いこと，さらにはこれらの含有神経の局在はエンドモルフィン-1とエンドモルフィン-2との間に違いはあるものの，ほぼμオピオイド受容体の分布と一致していることなどが明らかにされている。このような経緯から現在では，エンドモルフィン類が選択的μオピオイド受容体内因性リガンドの候補として考えられている（表2）。

4）オピオイド受容体を介した細胞内情報伝達系

　一般的にオピオイド受容体の刺激により，百日咳毒素感受性のGタンパク質であるGiαやGoαを介してアデニル酸シクラーゼの活性が抑制されるが，アデニル酸シクラーゼの分子種のうちI，V，VI，VIII型は抑制されるが，IIおよびIV型はGi/oタンパク質のβγサブユニット複合体により促進されることが明らかとなっている。一方，このGi/oタンパク質のβγサブユニット複合体の活性化により，ホスフォリパーゼCの活性化を介したプロテインキナーゼCやIP$_3$の産生が増大し，細胞内Ca^{2+}貯蔵部位かのCa^{2+}遊離が増大する（図2）。イオンチャネルに関しては，オピオイド受容体の刺激により，電位依存性のCa^{2+}チャネルの開口が抑制されたり，内向き整流K$^+$チャネルの開口が促進されて，過分極が起こり，神経の抑制性調節が行われる（図3）。

　現在までのところ，オピオイド受容体の刺激によって，アデニル酸シクラーゼの抑制，Ca^{2+}チャネルの開口抑制ならびにK$^+$チャネルの開口促進による抑制性の神経伝達が主として行われると考えられているが，Gi/oタンパク質のβγサブユニットの活性化を介したIP$_3$産生の増加を伴った細胞内Ca^{2+}貯蔵部位からのCa^{2+}遊離による促進性の調節も，オピオイド受容体を

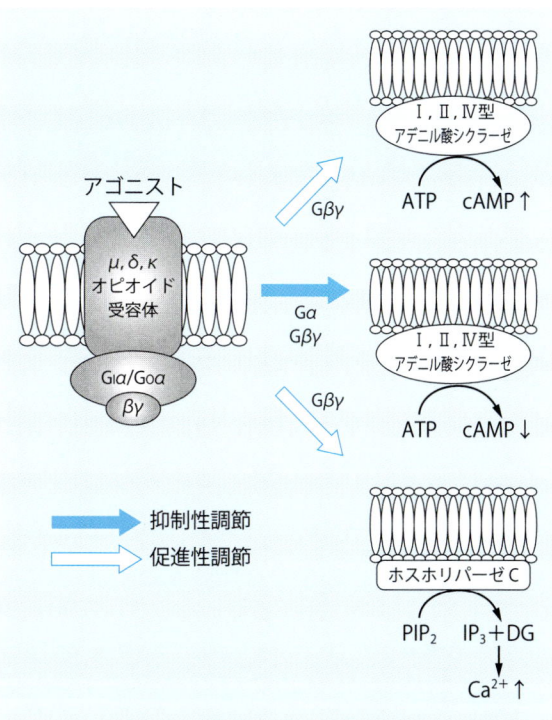

図2　オピオイド受容体を介した細胞内情報伝達機構

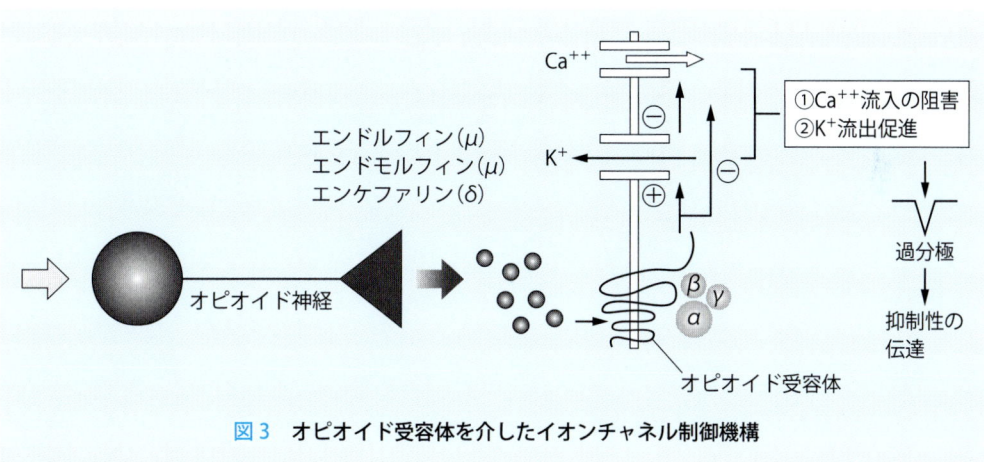

図3　オピオイド受容体を介したイオンチャネル制御機構

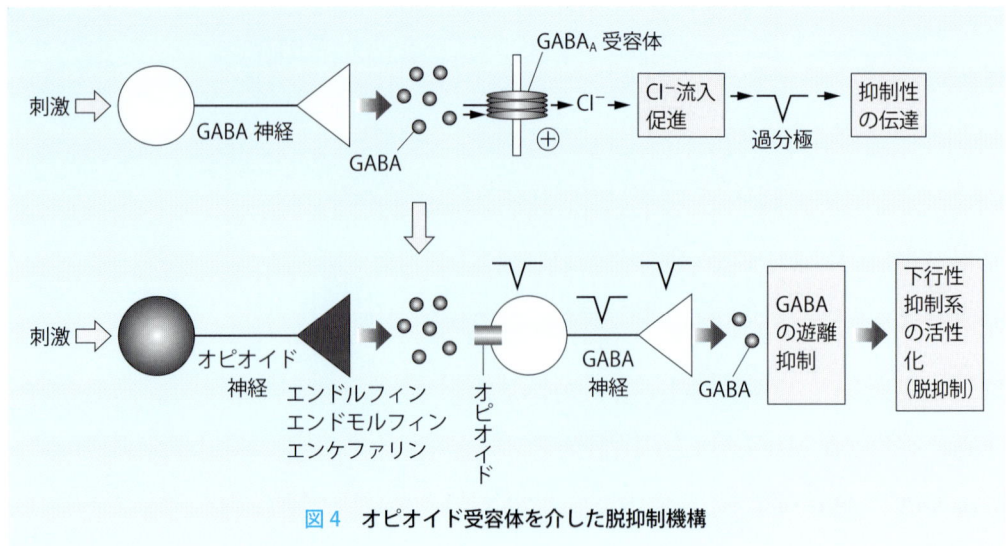

図4 オピオイド受容体を介した脱抑制機構

介したシグナル伝達に重要な役割を果たしていると考えられている。

5）オピオイド受容体を介した脱抑制機構

モルヒネはμ受容体を介し，介在ニューロンである抑制性のγアミノ酪酸（gamma-aminobutyric acid：GABA）神経系を抑制して，次の神経の活性化を引き起こす。これは脱抑制と呼ばれる機構で，これらの機序により活性化された神経系は，それらの神経の投射先である部位において神経伝達物質の遊離を引き起こす。例えば，モルヒネによる大脳辺縁部における過剰なドパミン遊離作用（精神依存や多幸感に関与）や，下行性の痛覚抑制伝導路（下行性セロトニン・ノルアドレナリン神経）の活性化は，主としてこの"脱抑制"が関与していると考えられている（図4）。

2 麻薬性鎮痛薬

1）モルヒネ

モルヒネは，アヘン（ケシ，*Papaver somniferum*）に含まれるアルカロイド成分の一種で，麻薬性鎮痛薬の基本形である。

モルヒネの薬理作用は，主にμオピオイド受容体を介して発現する。

胃腸管から吸収されたモルヒネは，肝初回通過効果により代謝され，そのbioavailabilityは約25％である。さらにモルヒネは，グルクロン酸抱合により約44〜55％がモルヒネ-3-グル

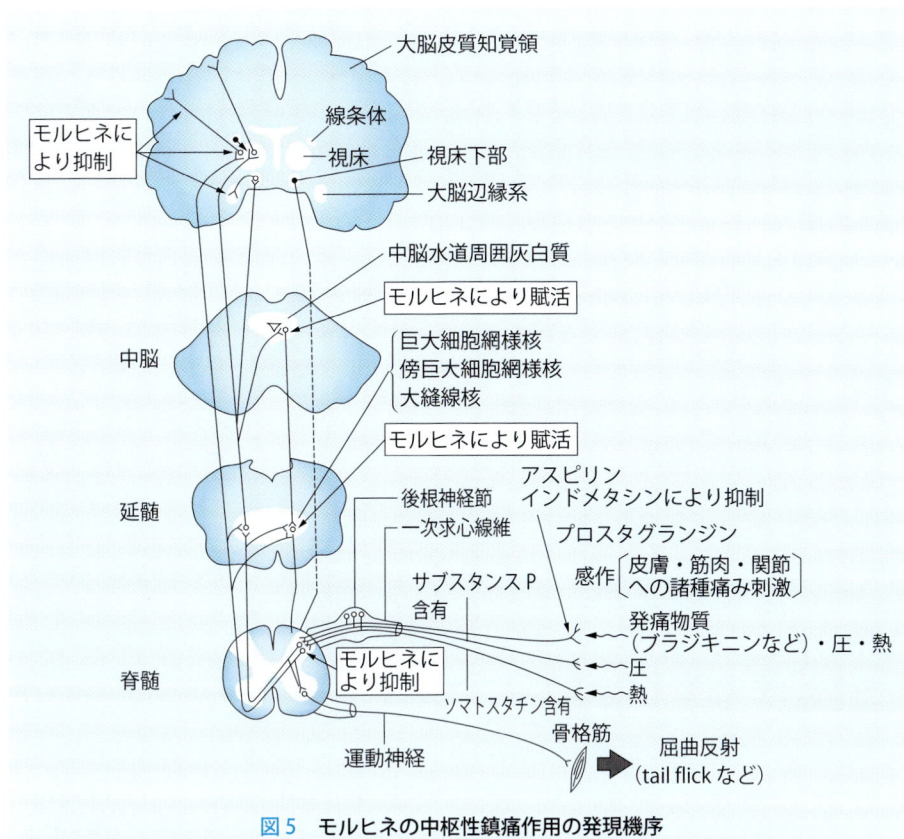

図5 モルヒネの中枢性鎮痛作用の発現機序
①脊髄後角に存在するμ受容体を介して，一次知覚神経からの痛覚伝達を直接抑制する．
②中脳や延髄領域に存在するμ受容体を介して，下行性抑制系であるセロトニンおよびノルアドレナリン神経系などを活性化する．
③視床中継核/視床下部/大脳知覚領などにおける痛覚伝達を遮断する．モルヒネはこれらの機序を介して鎮痛効果を発現する．

クロニド（M-3-G）に，約9～10％がモルヒネ-6-グルクロニド（M-6-G）に代謝され腎臓から排泄される．また，8～10％が未変化体として尿中から排泄される．グルクロン酸抱合体は中枢移行性がモルヒネより悪いが，脳内でもその存在は確認されており，M-6-Gはモルヒネより数十倍強い鎮痛効果を示すことが知られている．一方，M-3-Gは，オピオイド受容体に対してほとんど親和性を有しておらず鎮痛作用はない．

a．鎮痛作用

　非常に強力，現在までに重要視されているモルヒネの鎮痛作用発現部位・機序は大別すると以下の3経路になる（図5）．
①モルヒネは，脊髄後角に存在するμ受容体を介して一次知覚神経からの痛覚伝達を直接抑制して鎮痛効果を発現する．
　末梢からの侵害刺激によって脊髄後角に投射している一次知覚神経から痛覚伝達物質であるサブスタンスP，ソマトスタチンおよびグルタミン酸などが遊離する．μ受容体はこれらの

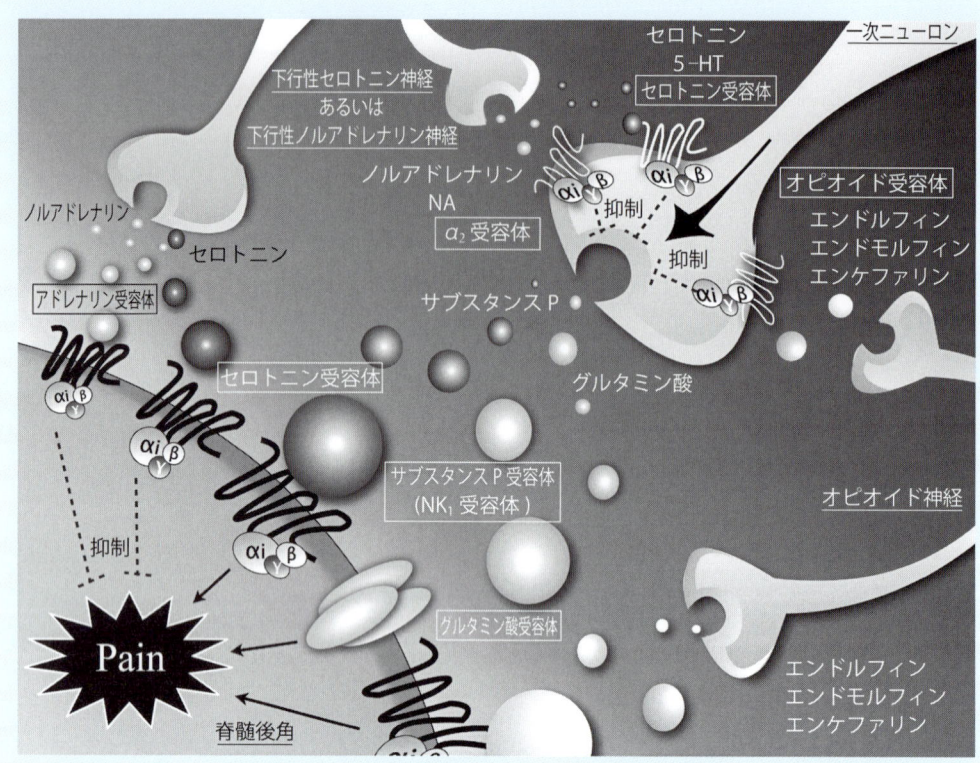

図6 痛覚求心路，痛覚抑制系および鎮痛薬作用部位

モルヒネは一次知覚神経末端に存在するμ受容体に結合し，痛覚伝達物質の遊離を抑制するとともに，シナプス後膜に存在するμ受容体にも作用し脊髄後角神経を直接抑制することで痛覚伝達を遮断する．また，脊髄後角に投射している下行性のセロトニン神経ならびにノルアドレナリン神経は，一次知覚神経から痛覚伝達物質の遊離を抑制する．また，これらの神経系は，脊髄後角の後膜を直接抑制して痛覚伝達を遮断する．

遊離を抑制的に調節している。モルヒネによって活性化された一次知覚神経末端に存在するμ受容体は，痛覚伝達物質の遊離を抑制する（前膜抑制）。また，μ受容体の活性化によって脊髄後角ニューロンが直接抑制され（後膜抑制），痛覚伝達は遮断される（図6）。

また，最近の研究から，炎症部位に集まった免疫細胞の中には内因性ピオイドを含有する好中球や単球などの免疫細胞が存在することが明らかとなっており，末梢の炎症組織では免疫細胞由来のオピオイドと感覚神経末端にあるオピオイド受容体が結合し，鎮痛効果を発揮していることが報告されている[2]。

②モルヒネは，中脳や延髄領域に存在するμ受容体を介して下行性抑制系であるセロトニンおよびノルアドレナリン神経系などを活性化し，脊髄での痛覚伝導を遮断して鎮痛効果を発現する。

中脳水道周囲灰白質（periaqueductal grey：PAG）において，μ受容体は抑制性のGABA神経の活性を調節している。モルヒネによって活性化されたGABA神経上に存在するμ受容体は，GABA神経を抑制し，GABAの遊離を抑制する。これによってPAGのGABA受容体が存

在する神経が，GABAによる抑制を受けなくなって，活性化（脱抑制）する。このPAGを起始核とした下行性の神経は，おそらく延髄に投射しているものと直接脊髄に投射しているものがあると考えられている。PAGから延髄に投射している神経がどのような神経であるのか，現在までのところ明らかになっていない。延髄では，おそらく大縫線核（nucleus raphe magnus：NRM）や傍巨大細胞網様核（nucleus reticularis paragiant cellularis：NRPG）で神経交代しており，NRMからはセロトニン神経が脊髄に投射していることは証明されているが，NRPGから脊髄に投射している神経系はいまだ証明されていない。下行性ノルアドレナリン神経は，延髄の前端にある青斑核（LC）や延髄のA1細胞を起始核として，脊髄に投射している。この神経も，モルヒネによって活性化されていることが明らかにされている。一方，下行性エンケファリン神経は延髄の尾側網様核から脊髄に直接投射しており，これもオピオイドによって活性化される。脊髄後角に投射しているこれらの下行性神経系は，一次知覚神経から痛覚伝達物質であるサブスタンスP，ソマトスタチンおよびグルタミン酸などの遊離を抑制する。また，これらの神経系は，脊髄後角の後膜を直接抑制して痛覚伝達を遮断する。

③視床中継核／視床下部／大脳知覚領などにおける痛覚伝達を遮断して鎮痛効果を発現する。

b．鎮咳作用

気道上の知覚神経が刺激されると延髄の咳中枢（孤束核）に情報が入力され，咳反射が生じる。オピオイドは延髄の孤束核に存在するオピオイド受容体に作用し，興奮性のアミノ酸神経系を遮断することにより鎮咳作用を発現する。

c．呼吸抑制作用

主として，延髄呼吸中枢の直接抑制作用による。血液中の二酸化炭素分圧の増加に対する呼吸中枢の反応性を低下させる。また，呼吸リズムを調節する橋，延髄を抑制し呼吸中枢の応答性を低下させる。急性中毒時の主症状は高度の呼吸抑制（Cheyne-Stokes呼吸）である。呼吸抑制はオピオイドによる急性毒性の死因となるが，疼痛治療において鎮痛効果を確認しながらオピオイドを増量（タイトレーション）すれば，重症の呼吸抑制を生じることはまれである。呼吸抑制の治療にはナロキソンの静注を行う。

d．傾眠作用

眠気はモルヒネの三大副作用の一つであり，オピオイド開始後や，増量時に発現するが耐性がつきやすい。通常，軽い刺激ですぐに覚醒する。また，疼痛のために不眠があった場合には，痛みの軽減によって睡眠時間が長くなることがある。ただし，腎障害時（クレアチニン・クリアランス30 ml/min以下）では，モルヒネによる傾眠の程度も頻度も高くなる。一方，オキシコドンやフェンタニルでは腎機能低下の影響はないか，あってもわずかである。オピオイドによる傾眠は呼吸抑制の前駆症状である場合があるため，傾眠のままでの増量は注意が必要で

ある。

e．陶酔作用

　健常人では強い陶酔（多幸感）効果が起こり，増量などによりやがて幻覚や錯乱を引き起こし，これが精神依存や乱用の原因となる。しかしながら疼痛下では，幻覚や錯乱などのドパミン神経の過剰興奮は起きにくい[3]。また，腎機能低下に伴ってモルヒネの代謝物により出現する場合や，オピオイド以外の原因（脳腫瘍，感染症，電解質異常，肝不全，精神的苦痛などの心理的要因）も考慮する。

f．嘔気・嘔吐作用

　嘔気・嘔吐は，モルヒネの三大副作用の一つであり，モルヒネ服用患者の50〜60％程度に頻発する。嘔気・嘔吐は患者にとって耐え難い問題であり，拒薬を回避するうえでは，投与開始時から制吐薬を予防的に併用することが重要である。催吐作用に対する耐性は，比較的早期に成立する。モルヒネによって惹起される嘔気・嘔吐の機序はいまだ明確になっていないものの，3つの機序が想定されている（図7）。

①解剖学的に血液脳関門の機能が低下している延髄第四脳室底尾側最後野（area postrema：AP）には，高濃度にμオピオイド受容体が存在しており，APにある化学受容器引金帯（chemoreceptor trigger zone：CTZ）には，ドパミン含有神経細胞とその受容体が存在する[4]。モルヒネはAPに存在するμオピオイド受容体に結合し，間接的にCTZにあるドパミン神経を活性化してドパミン遊離を促進させ，ドパミン受容体，特にドパミンD_2受容体を活性化させる。この反応は，嘔吐中枢（vomiting center：VC）に伝わり，嘔気・嘔吐を惹起する。

②モルヒネは前庭器にあるμオピオイド受容体を介してヒスタミン神経を刺激し，この刺激によって遊離されたヒスタミンがCTZを間接的に刺激し，その刺激が嘔吐中枢へ伝わり，嘔気・嘔吐を惹起する。こうした前庭器過敏は，体動性の反応と考えられている。

③モルヒネは胃の前庭部内にある末梢性μオピオイド受容体に作用し，前庭部を緊張させ，胃内容物の停留を誘起し，胃内圧を増大させる。これが求心性迷走神経を介すことによってCTZを刺激し，VCにこの刺激が伝わって嘔気・嘔吐を惹起する。すなわち，こうしたネットワークにはコリン作動性神経の活性化が関与している。求心性迷走神経の起始核は胃に存在し，その神経は脳内の主に延髄内に存在する孤束核領域に収束している。この領域ではムスカリン性アセチルコリン受容体が高濃度に分布しており，迷走神経反射によって孤束核でアセチルコリンが遊離することが，CTZ/AP，VCへの刺激伝達のトリガーとなる。また，孤束核は迷走神経背側核に投射している抑制性のGABA神経や興奮性のグルタミン酸神経の起始核があり，迷走神経背側核におけるドパミンやセロトニンの遊離を調節している。この迷走神経は遠心性であり，直接消化管の働きを調節する。

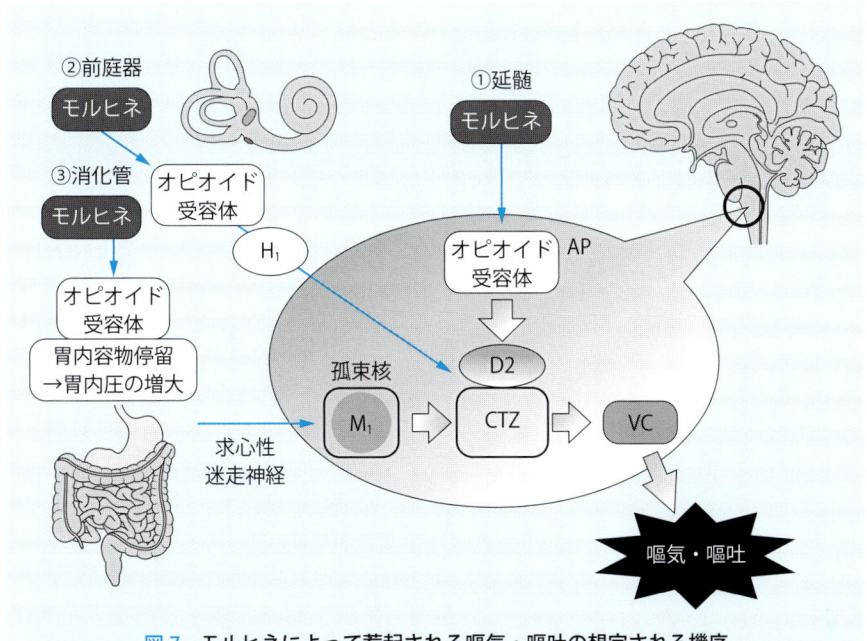

図7 モルヒネによって惹起される嘔気・嘔吐の想定される機序
① AP に存在するμオピオイド受容体に結合し，間接的に CTZ にあるドパミン神経を活性化してドパミン遊離を促進させる．
② 前庭器にあるμオピオイド受容体を介してヒスタミン神経を刺激し，この刺激によって遊離されたヒスタミンが CTZ を間接的に刺激する．
③ 胃の前庭部内にある末梢性μオピオイド受容体に作用し，前庭部を緊張させ，胃内容物の停留を誘起し，胃内圧を増大させる．これが求心性迷走神経を介すことによって CTZ を刺激する．これらの反応は嘔吐中枢 VC に伝わり，結果として嘔気・嘔吐が惹起される．

g. 止瀉作用

便秘はモルヒネの三大副作用の一つであり，オピオイドが投与されている患者のほとんど全例に発症する．また，嘔気と異なり耐性が形成されないので，オピオイドが投与されているかぎり，便秘への対策が必要となる．モルヒネをはじめとするオピオイド鎮痛薬は，小腸および大腸の腸管に高濃度に存在するμオピオイド受容体を介して腸管神経叢におけるアセチルコリンの遊離を抑制し，腸管壁からセロトニンを遊離させることにより小腸および大腸の静止期の緊張を増大させ，周期的な攣縮を引き起こすといわれている．しかしながらセロトニン遊離作用に関しては確かなエビデンスに乏しく，収縮性便秘や周期的な攣縮は，オピオイドによる平滑筋の直接収縮作用によるものと考えられる．また，こうしたオピオイドの作用は比較的低用量から発現し，平滑筋は広範囲に短時間で収縮する．このような機序から，オピオイドによって，非駆出型律動性収縮の振幅は増大するが，駆出型の蠕動運動は著明に減少する．腸内容物の腸管内輸送が遅延すると，水分の吸収が進み，小腸では腸内容物の粘稠度が増し，結腸では便の固化が進む．さらに，肛門括約筋の緊張は亢進するため，直腸膨満によってみられる内肛門括約筋の反射性弛緩反応は抑制される．また，動物実験の結果から，オピオイドは末梢（腸）だけでなく，PAG，視床，視床下部，ならびに延髄網様体などの脳部位におけるμオピオイド

受容体を介して遠心性に腸管平滑筋の持続的緊張による蠕動運動の抑制を調節し，末梢性の反応を相乗的に調節することにより，消化管運動抑制作用を示すと考えられている。便秘対策が不十分であると，嘔気・嘔吐や食欲低下をまねくだけでなく，宿便や麻痺性イレウスにまで進展する可能性もあることから緩下薬を予防的に処置し，当該患者にとって通常の便通を維持することが重要な対策となる。

h. 縮瞳作用

オピオイドは中脳の第Ⅲ神経（動眼神経）核を刺激することにより，副交感神経を介して瞳孔括約筋を収縮させる。縮瞳作用には耐性形成が認められず，容易に発見できる中毒症状であり，禁断時には散瞳に転じる。

i. 瘙痒感

内因性オピオイドのβエンドルフィンによるμ受容体の活性化が，痒みの発現に関与していると考えられている[5]。このμ受容体を介して発現する痒みは，κ受容体の活性化により抑制される。オピオイドの硬膜外投与やくも膜下投与では，瘙痒感の頻度が高い。現在，ナルフラフィン（レミッチ®カプセル）が世界初の選択的κ受容体作動薬の経口瘙痒症改善薬として使用されているが，適応症は"血液透析患者における既存治療抵抗性の痒み"のみであり，今後はアトピー性皮膚炎などへの適応拡大が期待されている。

j. 胆汁分泌抑制作用

オッディ括約筋収縮により総胆管内圧の上昇が引き起こされる。

k. 排尿困難

モルヒネにより，膀胱の知覚低下，括約筋緊張の増強，排尿筋の緊張増強，尿管の緊張度と収縮強度の増大などが引き起こされるために排尿が困難となる。さらに，経口投与に比べ，くも膜下腔投与において排尿障害の発生頻度が増加することから脊髄のμあるいはδ受容体がこうした反応に関与しているものと考えられる。排尿障害は高齢の男性に多く認められ，前立腺肥大症を有する患者では尿閉に至る場合もある。

2）コデイン

アヘン（ケシ，*Papaver somniferum*）に含まれるアルカロイド成分の一つで，モルヒネとともに麻薬に指定されているが，コデインそのものはオピオイド受容体に結合できず，投与されたコデインの5〜10%が肝薬物代謝酵素CYP2D6により*O*脱メチル化を受けてモルヒネに代謝され鎮痛効果を発現する。モルヒネの1/6〜1/10の鎮痛効果を有しており，弱オピオイドに分類される。

3）オキシコドン

　オキシコドンは，半合成テバイン誘導体であり，その薬理作用は主にμオピオイド受容体を介して発現する。初回通過効果を受けにくく，経口オキシコドンのbioavailabilityは約60％である。肝臓で代謝を受け，主にCYP2D6ならびにCYP3A4によりノルオキシコドンならびにオキシモルフォンに代謝される。しかしながら，ノルオキシコドンには活性はなく，また，オキシモルフォンはオキシコドンよりも強い鎮痛活性を有するものの血中には超微量しか存在しない。さらにオキシモルフォンは肝臓でさらなる代謝を受け，不活化されることから，これらの代謝物はオキシコドンの鎮痛作用にはほとんど関与していないと考えられている。そのためオキシコドンは，モルヒネのように腎機能障害患者において，活性代謝物の蓄積による鎮静増強を引き起こす可能性は極めて低い。したがって，腎機能の低下している患者や，高齢者に対しても認容性の高い薬物である。また，多くの副作用頻度はモルヒネと差がないとされているが嘔気が少ないとの報告[6]や，神経障害性疼痛に対しても有効な鎮痛薬である可能性が考えられている[7]。

4）フェンタニル

　フェンタニルは，フェニルピペリジン関連の合成オピオイドであり，その薬理作用は主にμオピオイド受容体を介して発現する。フェンタニルは，脂溶性が高いため中枢移行性に優れ，比較的分子量が小さいため経皮吸収型製剤や口腔粘膜吸収型製剤としても使用される，経皮吸収型製剤のbioavailabilityは約90％である。肝臓で代謝され，主にCYP3A4により活性を有しないノルフェンタニルに代謝される。モルヒネと比較して副作用の便秘および眠気は少ないが，呼吸抑制の前駆症状である眠気が認められにくいという点では注意が必要である。

5）レミフェンタニル

　レミフェンタニルは，超短時間作用型の選択的μオピオイド受容体アゴニストである。作用発現までの時間が約1分と短く，静脈内への持続投与速度を調節することで，手術の状況に応じた痛みのコントロールが比較的容易にできる。また，構造内にエステル結合を有し，血液中および組織内の非特異的エステラーゼによりすみやかに代謝されるため消失も5〜10分と早い。すなわち，蓄積性が少なく長時間投与後も呼吸抑制などの遅発性の副作用が起こりにくいと考えられる。

3 非麻薬性鎮痛薬

1) トラマドール

　トラマドールは，コデイン類似の合成化合物であり，麻薬指定とはならないが，弱いμオピオイド受容体作動性と抗うつ薬様のセロトニン，ノルアドレナリン再取り込み阻害薬としての作用をもっている特徴的な薬物である。経口トラマドールのbioavailabilityは約75％であり，肝臓で代謝を受け，主にCYP2D6により O デスメチルトラマドール（M_1）に代謝される。M_1 はμオピオイド受容体に対して未変化体よりも高い結合親和性を有しており[8]，鎮痛効果に寄与している。そのため，CYP2D6の阻害作用を有する薬物（パロキセチンなど）との併用には注意が必要である。トラマドールは，精神依存ならびに鎮痛耐性が形成されにくく，またセロトニン，ノルアドレナリン再取り込み阻害作用を有することから，神経障害性疼痛に対する有用性も期待できる。

2) methadone（本邦未承認）

　オピオイドと非オピオイドの両方の性質を有し，オピオイドではμオピオイド受容体アゴニスト作用をもつ。鎮痛効果はモルヒネとほぼ同等であり，bioavailabilityは約85％と高いが鎮痛効果には有効限界がある。methadoneは，ほとんどが肝臓で代謝され，その代謝物は不活性であり腎排泄か糞便中に排泄される。非オピオイドの性質としてはセロトニン，ノルアドレナリン再取り込み阻害作用，N-メチル-D-アスパラギン酸（N-methyl-D-aspartic acid：NMDA）受容体拮抗作用を有し神経障害性疼痛に対する有用性も期待できる。methadoneは，他のμ受容体アゴニストとの交差耐性が不完全なため，海外ではオピオイドローテーションの代表的薬物であり[9]，さらには，ヘロイン中毒の治療薬としても使用されている。しかしながら，鎮痛効果は個人差が大きく，用量設定に時間を要することがある。また，米国食品医薬品局（Food and Drug Administration：FDA）よりmethadoneの過剰投与，薬物相互作用，心毒性（QT延長）から生じると考えられる副作用として，呼吸抑制障害，不整脈が生じ，死亡する例もあることが注意喚起されている。

4 麻薬拮抗性鎮痛薬

　単独では，モルヒネのような麻薬性鎮痛薬と類似の鎮痛作用を有するが，モルヒネなどの麻薬性鎮痛薬と併用すると，それらの効果に対して拮抗作用を示す薬物を麻薬拮抗性鎮痛薬として分類する。また，これらの薬物は大量投与により弱い精神・身体依存を形成する。

1）ペンタゾシン

ペンタゾシンはκオピオイド受容体に対して作動薬として作用するが，μオピオイド受容体に対しては拮抗薬として作用する。鎮痛効果はモルヒネの1/2〜1/4程度であるが，拮抗性を有するため有効限界がある。ペンタゾシンは，主に肝臓で代謝されたのち，グルクロン酸抱合体となるが代謝物には活性はない。退薬症状を誘発する可能性があり，オピオイドローテーションには適さない。ペンタゾシンは末梢血管収縮作用を有しており，肺動脈圧上昇をもたらし左室の酸素需要を増すことから，心筋虚血時の使用は制限される。また，不安，幻覚などの精神症状が発現することがある。

2）ブプレノルフィン

ブプレノルフィンはテバインの誘導体であり，μオピオイド受容体に対して部分作動薬として作用するが，κオピオイド受容体に対しては拮抗薬として作用する。μオピオイド受容体に対する親和性がモルヒネより高いため，鎮痛効果はモルヒネの25〜33倍であるとされるが，有効限界がある。ブプレノルフィンは肝臓でCYP3A4によりノルブプレノルフィンに代謝されるが，代謝物の鎮痛活性は低い。初回通過効果が高いために経口投与は不向きであり，坐剤，注射剤として使用されるが，貼付剤（ノルスパン®テープ）や口腔粘膜除放薬の開発が進んでいる。オピオイド共通の副作用である便秘，嘔気・嘔吐，眠気などの頻度はモルヒネ注より少ないとされるが，断続的に嘔吐が持続するような状況に陥る場合がある。また，ブプレノルフィンによる呼吸抑制はナロキソンでの拮抗が困難であり，人工呼吸管理または呼吸促進薬のドキサプラム投与も検討する[10]。

5 麻薬拮抗薬

モルヒネの17位のメチル基をアリル基やシクロプロピルメチル基といった置換基に置換すると，オピオイド受容体に対して結合するものの，鎮痛効果などの内活性を全く示さない麻薬拮抗薬となる。これらはナロキソン，ナルトレキソンと呼ばれ，比較的選択的にμオピオイド受容体に対して拮抗作用を示す。一方で，これらの拮抗薬は高用量でδおよびκオピオイド受容体に対しても拮抗作用を示す。

1）ナロキソン

ナロキソンはμオピオイド受容体との親和性は高いが，それ自体では鎮痛効果などを示さない純粋な麻薬拮抗薬である。δ受容体とκ受容体に対しても，μ受容体のそれぞれ1/15と

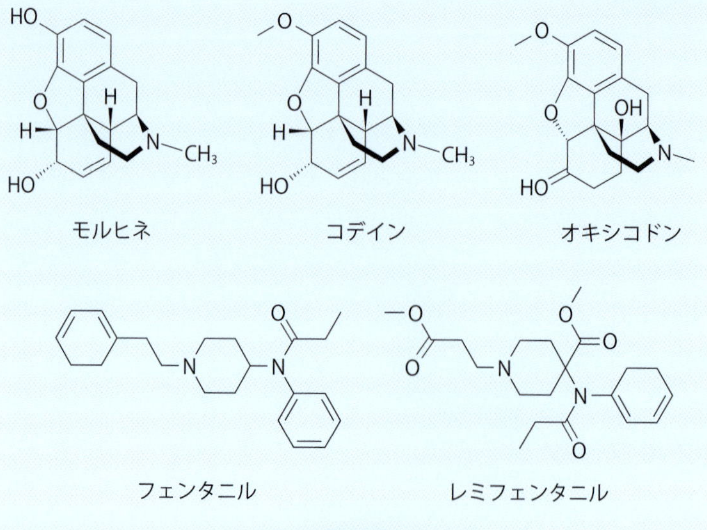

モルヒネ　　　　　　コデイン　　　　　　オキシコドン

フェンタニル　　　　レミフェンタニル

麻薬性鎮痛薬

図8　構造式

1/40の効力で拮抗作用を示す。初回通過効果が高いために，経口投与では効果が期待できない。呼吸抑制，意識障害，縮瞳などの中毒症状の治療では，ナロキソンを初回0.4～2 mgを静注し，無効であれば2～3分後に再投与する。ナロキソンはモルヒネに比べて半減期が短く，効果を維持するためには繰り返し投与や持続投与（0.4～0.8 mg/hr）が必要とされる。

2）methylnaltrexone（本邦未承認）

methylnaltrexoneは，末梢性の麻薬拮抗薬である。第4級アミンであるため，血液脳関門の通過能が低く，鎮痛効果への影響やオピオイド離脱症状を引き起こすことがないと考えられている。オピオイド誘発性便秘に対して皮下投与での有効性が認められており，頻度の高かった有害事象は，腹痛と鼓腸であると報告されている[11]（図8, 9）。

6　オピオイド受容体の多機能性

1）モルヒネ，フェンタニルならびにオキシコドンの新規薬理作用：Na$^+$チャネル阻害作用

神経細胞における活動電位の発生およびその軸索伝導の責任分子である電位依存性Na$^+$チャネルは，膜電位の変化に応じて開閉するNa$^+$透過性のイオンチャネルであり，痛覚の伝導に必

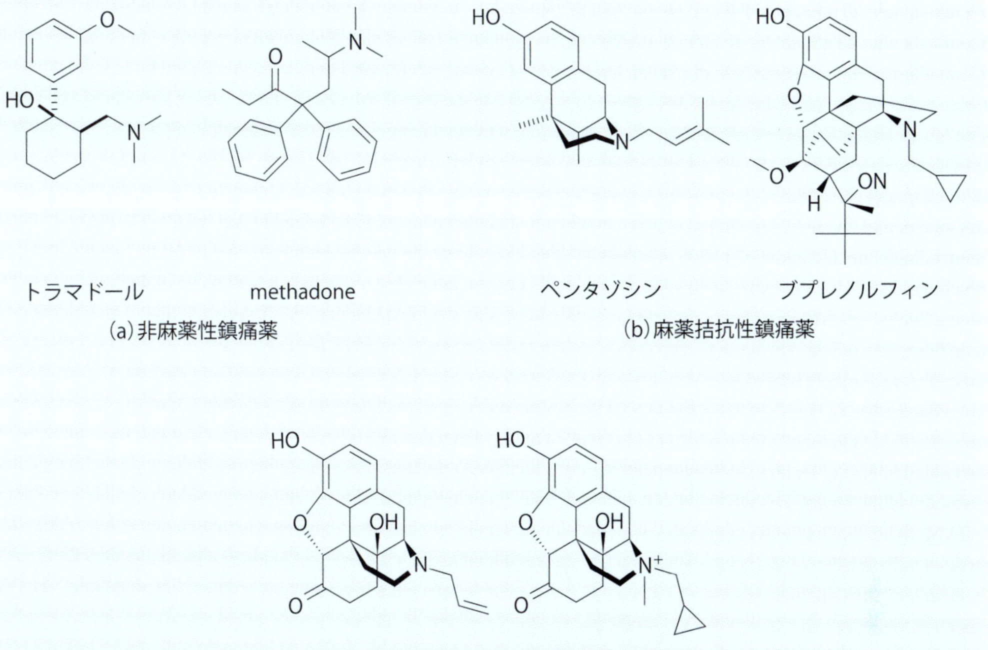

トラマドール　　methadone　　ペンタゾシン　　ブプレノルフィン
(a) 非麻薬性鎮痛薬　　　　　(b) 麻薬拮抗性鎮痛薬

ナロキソン　　methylnaltrexone
(c) 麻薬拮抗薬

図9　構造式

須な役割を担っている。そのためNa$^+$チャネルを標的とする薬物は，中枢神経系において痛覚の伝達を制御しうる。実際に，リドカインなどのNa$^+$チャネル阻害薬の鎮痛補助薬としての有用性は確立されており，特にしびれ感に対して有効な場合が多い。そこで，痛覚伝導に必須の役割を担う視床領域より作製した神経培養細胞を用いて，電位依存性Na$^+$チャネル由来の電流に対するオピオイド鎮痛薬の影響について，whole cellパッチクランプ法により検討を試みた。その結果，モルヒネ，フェンタニルならびにオキシコドンの処置により，Na$^+$電流は濃度依存的に抑制された。特にフェンタニルは，リドカインより2倍程度強力な抑制作用を示した。また，これらのオピオイドによるNa$^+$電流の抑制作用は可逆的な反応であった。一方，μオピオイド受容体作動活性を有する内因性μオピオイドペプチドであるβエンドルフィン，エンドモルフィン-1ならびにエンドモルフィン-2は，Na$^+$電流に対して全く影響を与えなかった。さらには，モルヒネ，フェンタニルならびにオキシコドンによるNa$^+$電流の抑制は，オピオイド受容体拮抗薬であるナロキソンの処置によって全く影響を受けなかった。これらのことより，モルヒネ，フェンタニルならびにオキシコドンによるNa$^+$チャネル抑制作用は，μオピオイド受容体を介さずに発現する可能性が示唆された。

　一般に，局所麻酔薬であるリドカインは，細胞の静止膜電位に影響を与えずに，Na$^+$チャネルの不活性化電位を過分極側にシフトさせることによりNa$^+$チャネルの遮断を起こすことが知られている。そこで次に，電位依存性Na$^+$チャネルの不活性化電位に対するモルヒネ，フェン

タニルならびにオキシコドンの影響について検討した。その結果，これらのオピオイド鎮痛薬の処置により Na$^+$チャネルの不活性化電位は薬物処置前と比較して過分極側へシフトした。特に，フェンタニルの処置により生じる不活性化電位の過分極側へのシフトは，他の2薬物に比べて大きかった。こうした結果より，オピオイド，特にフェンタニルはリドカインと同様に，Na$^+$チャネルに直接作用して Na$^+$電流の抑制を引き起こす可能性が想定される[12]。

　臨床において，フェンタニルは，モルヒネと比較して強力な鎮痛作用を有する。このような，モルヒネとフェンタニルの鎮痛強度の相違の要因として，フェンタニルの良好な中枢移行だけでなく，このような Na$^+$チャネルに対する抑制作用の強度の違いが一部寄与している可能性も否定できない。

おわりに

　本稿では，包括的にオピオイドの薬理作用について概説した。

　臨床においてオピオイドの使用頻度が高まっている現在，その適正使用について，科学的な根拠に基づき改めて再評価していかなければならない。臨床に即した基礎研究，すなわちトランスレーショナルリサーチを行うためには臨床現場からの情報提供が必要不可欠である。また，生理学的，解剖学的な根拠を確認し，病態を理解しながらそれぞれの薬効，特徴などを把握していく考え方が必要である。基礎研究の成果をもとに，古典的な情報にとらわれず症状によって細分化された薬物選択アルゴリズムが確立されることを願ってやまない。

【文　献】

1) Zadina JE, Hackler L, Ge LJ, et al. A potent and selective endogenous agonist for the μ-opiate receptor. Nature 1997；386：499-502.
2) Hua S, Cabot PJ. Mechanisms of peripheral immune-cell-mediated analgesia in inflammation：clinical and therapeutic implications. Trends Pharmacol Sci 2010；31：427-33.
3) Narita M, Oe K, Kato H, et al. Implication of spinal protein kinase C in the suppression of morphine-induced rewarding effect under a neuropathic pain-like state in mice. Neuroscience 2004；125：545-51.
4) Weihe E, Depboylu C, Schutz B, et al. Three types of tyrosine hydroxylase-positive CNS neurons distinguished by dopa decarboxylase and VMAT2 co-expression. Cell Mol Neurobiol 2006；26：659-78.
5) Umeuchi H, Togashi Y, Honda T, et al. Involvement of central μ-opioid system in the scratching behavior in mice, and the suppression of it by the activation of κ-opioid system. Eur J Pharmacol 2003；477：29-35.
6) Lauretti GR, Oliveira GM, Pereira NL. Comparison of sustained-release morphine with sustained-release oxycodone in advanced cancer patients. Br J Cancer 2003；89：2027-30.
7) Garcia de Paredes ML, del Moral Gonzalez F, et al. First evidence of oncologic neuropathic pain prevalence after screening 8615 cancer patients. Results of the On study. Ann Oncol 2011；22：924-30.
8) Nakamura A, Narita M, Miyoshi K, et al. Changes in the rewarding effects induced by tramadol and its active metabolite M1 after sciatic nerve injury in mice. Psychopharmacology 2008；200：307-16.
9) Leppert W. The role of methadone in cancer pain treatment—a review. Int J Clin Pract 2009；63：1095-109.

10) 松本真希. ブプレノルフィン・ペンタゾシンの副作用. ペインクリニック 2008；29：459-64.
11) Sanz Rubiales A, del Valle Rivero ML. Methylnaltrexone for opioid-induced constipation in advanced illness. N Engl J Med 2008；359：1070-1.
12) Hashimoto K, Amano T, Kasakura A, et al, μ-Opioid receptor-independent fashion of the suppression of sodium currents by μ-opioid analgesics in thalamic neurons. Neurosci Lett 2009；453：62-7

〔鳥越　一宏，荒川　和彦，吉澤　一巳，鈴木　勉，成田　年〕

I. 基礎　　II. 臨床

2　オピオイドと脳波

はじめに

　1990年代，それまで麻酔の指標とされてきた最小肺胞濃度（minimum alveolar concentration：MAC）[1] が麻酔薬の脊髄への作用を示しているにすぎず，麻酔薬の脳への作用を示すものではないことが明らかにされた[2〜4]。体動や循環動態の変動が麻酔薬の調節の指標にはならないことが示されたのである。そして新たな麻酔の指標として脳のモニターが注目を集めた。また，揮発性麻酔薬には十分な鎮痛作用がないことも明らかとなり[5, 6]，麻酔薬と鎮痛薬を組み合わせて用いるバランス麻酔が普及した。現在，硬膜外麻酔や神経ブロックを併用しない全身麻酔では，オピオイドの使用はほぼ必須となっている。

　脳波は麻酔薬の濃度に鋭敏に反応して変化するため，麻酔薬の脳への効果をみる良いモニターとなる。ただし，脳波は麻酔薬だけでなく侵害刺激や脳血流を変化させるさまざまな要因によっても変化するため注意が必要である。

　本稿では麻酔中の脳波モニタリングの活用法について概説し，そのうえでオピオイドの脳波への作用やオピオイドの作用の評価について解説する。

1　麻酔薬と脳波

　現在一般に用いられている揮発性麻酔薬のセボフルランやイソフルラン，静脈麻酔薬のプロポフォールは，いずれもγアミノ酪酸（gamma-aminobutyric acid：GABA）$_A$受容体の作用を増強させることによって麻酔作用を発揮しているとされている[7]。これらの麻酔薬による脳波変化は類似しており，脳波から麻酔薬のおおよその効果を判定することが可能である。ここで"おおよそ"と記すその理由は，脳波の個人差にある。同程度と考えられる麻酔のレベルでかつ同じ導出の脳波であっても，その波形は個人ごとにかなり異なる。したがって厳密な意味では，ある時点の脳波波形のみからその個人に対する麻酔薬の効果を厳密に判定することは困難である。現在最も普及しているBIS（bispectral index）モニター®は，観測された脳波から得られた3, 4個のサブパラメータと脳波データベースを多変量解析した係数を用いて，"推定"麻酔レベルを数値として算出している[8, 9]。BIS値は推定値であり測定値ではない。したがってBIS値が正確に麻酔レベルを示す保証はない。典型的な脳波波形を示す患者の場合には，BIS値はほぼ妥当と考えられる鎮静度を示すが，そうでない場合にはかなり異なる値を示すこともある。著者は脳波から個々の患者の鎮静度を正確に判定するためには，個々の患者において麻

酔薬濃度を変化させたときの脳波の変化パターンを用いる必要があると考えている。後から解説するように，脳波は手術刺激などの侵害刺激によっても変化するが，ここではまず麻酔薬単独による脳波変化に関して述べる[10]。

覚醒時には脳波はβ波などの低振幅の速波が主体である。もっとも覚醒時の脳波にはほとんどの場合筋電図（electromyogram：EMG）が混入しており，純粋な脳波だけを取り出すことは容易ではない。浅い鎮静レベルでは一時的に15～20 Hz程度のβ波成分のパワーが増大し，さらに深い鎮静レベルから臨床麻酔のレベルでは睡眠紡錘波と呼ばれる8～13 Hzのα周波数帯の波が優位となる。著者はこの睡眠紡錘波のパワーが最大となるレベルが臨床麻酔における適切なレベルになると考えている。さらに深いレベルでは睡眠紡錘波の周波数は遅くなりながらパワーも小さくなり，代わってさらに周波数の遅いθ波のパワーが増す。なお，1～4 Hzのδ波の周波数帯のパワーは麻酔薬濃度の上昇とともに増大する。これらの変化によって全体としては浅い鎮静レベルを除き，麻酔薬の濃度上昇とともに脳波は徐波化する。BIS値とともに麻酔の指標によく用いられるスペクトル端周波数95％（spectral edge frequency 95％：SEF95）は，30 Hz以下の脳波のパワーのうち95％がこの周波数以下に存在するという周波数であるが，このSEF95は浅い鎮静レベルを除き，麻酔薬濃度とよく相関して変化する。つまりSEF95は脳波の徐波化の指標であるといえる。ただし，睡眠紡錘波の大きさに個人差が存在するためにSEF95の絶対値から麻酔薬の効果を厳密に判断することは難しい。BISモニターは，浅い鎮静レベルではrelative β ratio（RBR）という別のパラメータを用いることで，うまく鎮静度と相関するように工夫されている[9]。臨床麻酔のレベルよりもさらに深いレベルでは，脳波はほぼ平坦なsuppressionと呼ばれる部分と，burstと呼ばれる高振幅速波が交互に現れるburst and suppressionというパターンを示すようになる。さらに麻酔薬濃度を上昇させるとsuppressionの割合が増加し，やがて平坦脳波となる。この状態ではBIS値は0となる。ジアゼパムやミダゾラムなどのベンゾジアゼピン系薬物は先に挙げた麻酔薬と同じく$GABA_A$受容体に作用するが，これらの薬物は$GABA_A$受容体のベンゾジアゼピン結合部位に結合して作用を発揮するものであり，セボフルランやプロポフォールなどとは異なった脳波変化を示す。ミダゾラムもBISモニターの脳波データベースに含まれており，BISモニターはミダゾラムの場合でも実際の鎮静度相応の数値を算出する[8]。

一方，亜酸化窒素やケタミン，ゼノン（Xe）などの麻酔薬はN-メチル-D-アスパラギン酸（N-methyl-D-aspartic acid：NMDA）受容体の作用を抑制することによって麻酔作用を発揮するとされているが[7]，これらの麻酔薬による脳波変化は個々の麻酔薬ごとにかなり様相が異なる。おそらくNMDA受容体以外の受容体やチャンネルへの作用の差異のために脳波が異なるものと考えられる。亜酸化窒素を併用した麻酔中の脳波もBIS値算出の脳波データベースに含まれるとされているが[8]，$GABA_A$受容体に作用する麻酔薬と亜酸化窒素を併用した場合の脳波変化はかなり複雑であり，現実問題として亜酸化窒素併用の麻酔でのBIS値の信頼性には疑問が残ると著者は考えている。

本項以降では，$GABA_A$受容体に作用する麻酔薬だけが基本の麻酔薬として使用されている

I．基礎

ことを前提に解説する。

2 侵害刺激による脳波変化

　先に麻酔薬による脳波変化について概説したが，脳波は麻酔薬濃度以外にも侵害刺激によっても変化する。冒頭に述べたように，セボフルランやイソフルラン，プロポフォールなどの麻酔薬には十分な鎮痛作用がないことが分かっているため，麻酔薬と鎮痛薬を組み合わせたバランス麻酔が行われるようになっている。欧米では現在でも "depth of anesthesia"（麻酔深度）という語が麻酔の一次元の尺度としてしばしば用いられる。しかしながら麻酔薬による無意識や無記憶は麻酔薬の脳への作用の結果である一方で，抗侵害受容は鎮痛薬の脳幹や脊髄（もしくは末梢神経）への作用の結果であることを考えれば，麻酔を一次元の尺度で考えるのは適切ではないことが理解できるだろう。バランス麻酔の元では麻酔を複数の尺度で考えるのが妥当であると思われる。少なくとも"鎮静度"と"鎮痛度"は分けて考えられるべきものである。一般に脳波モニターは"鎮静度"をみるためのモニターであり，"鎮痛度"は分からないとされている。BISモニターも"鎮静度"のモニターと考えられている。しかしながら脳波は侵害刺激によって変化する。そしてまた，侵害刺激を鎮痛薬によってブロックすることによって，脳波は元の麻酔薬のみによる波形に復帰する。ここで問題となるのは，麻酔薬による脳波変化と侵害刺激による脳波変化が類似のものかどうかという点である。著者はBISモニターで用いられるとされているバイスペクトル解析を行うソフトウェアを開発し[11]，バイスペクトル解析で最も重要である脳波の周波数成分の間の非線形的相互作用の程度を示す脳波バイコヒーレンスの変化について解析した。臨床麻酔レベルで侵害刺激の加えられていない状態では，脳波バイコヒーレンスは周波数-周波数平面の対角線上の2カ所（4 Hz付近と10 Hz付近）に2つのピークを形成することを示した[12]。著者はこれらのピークの高さの変化をBIS値，SEF95とともに調べた[13]。3 mg/kgのチオペンタールで麻酔導入し，気管挿管後にセボフルランを呼気濃度1.5％もしくはイソフルランを呼気濃度1.0％で維持し，安定した状態でベースラインのデータを取り，執刀開始5分後と，ここでフェンタニル3 μg/kgを投与しその5分後とで比較した。フェンタニル3 μg/kg投与5分後の計算上の効果部位濃度はおおよそ4.5 ng/mlである。まず脳波波形に関してだが，脳波波形の変化は患者個々人で異なっていた。ある患者では睡眠紡錘波が消失し，先のやや尖った低振幅速波が主体となった。このような症例ではBIS値とSEF95は増加した。別の患者では周波数が2～3 Hz程度で振幅が50 μVを超えるような巨大なδ波が出現し，先と反対にBIS値およびSEF95は低下した。また，これらの2つの脳波波形が混在したような波形を示した患者も存在し，その場合には脳波波形は明らかに変化しているにもかかわらずBIS値およびSEF95に変化はなかった。このように侵害刺激によって脳波は多様な変化を示したが，フェンタニル3 μg/kgを投与5分後にはいずれも脳波波形は執刀前と同様のパターンに戻り，BIS値やSEF95も復帰した。この結果から，BIS値や

SEF95では鎮痛度を評価できないことが明らかとなった。さらに言うならば，鎮痛が不十分である場合にはBIS値やSEF95が適切に鎮静度を示す保証がないことも示されたことになる。つまり"脳波モニターを用いて鎮静度を適切に見積もるためには，適切な鎮痛が必須である"ことが判明したのである。一方この状況において脳波バイコヒーレンスの2つのピーク高は全例で執刀後に低下し，フェンタニルの投与後に前値に復帰した。さらに，執刀前にフェンタニル3μg/kgを投与しその5分後にデータを計測し，それから執刀を開始して開始後5分のデータを比較した。侵害刺激のない状態ではフェンタニル投与によって脳波は有意な変化を示さず，さらに執刀開始後にも脳波波形は変化しなかった。BIS値，SEF95をはじめ脳波バイコヒーレンスのピーク高も不変であった。これらの結果をまとめると，3μg/kgのフェンタニルの投与自体は脳波を変化させるものではないが，侵害入力をブロックすることによって麻酔薬によって生じた脳波波形を維持させることができるということが明らかとなった。麻酔薬の濃度を一定に維持した場合，脳波バイコヒーレンスのピーク高の減少は鎮痛が不十分であることを示唆する所見であるといえる。つまり麻酔中の脳波の特徴をうまく利用すれば，"鎮静度"だけでなく，"鎮痛度"もある程度見積もることが可能である。もっとも脳波バイコヒーレンスで分かることは"鎮痛が不足しているかどうか"であり，適正であるのか過量になっているのかは判断できない。脳波バイコヒーレンスを指標にしてオピオイドを投与する場合には，この点に注意しておく必要がある。

3 オピオイドと脳波

　前項では，侵害刺激のない状態では3μg/kgのフェンタニルは脳波に影響しなかったことを示した。一般的に，臨床麻酔に使用される濃度のオピオイドは脳波に影響しないとされている。しかしながら，かつて心臓手術の麻酔で行われたような大量フェンタニル麻酔のようにフェンタニルの場合効果部位濃度が10 ng/mlを超えるようになると，オピオイドによって脳波は徐波化する[14]。Glassら[8]のBISモニターに関する論文では，アルフェンタニル（本邦未承認）の濃度とBIS値と鎮静度の関係が示されている。この研究ではアルフェンタニルの実測血中濃度を横軸にプロットしており，予測効果部位濃度ではないためフェンタニルに換算した場合の濃度を示すことは困難であるが，仮にほぼ平衡状態で同じ値であったとすれば，アルフェンタニルの300 ng/mlはフェンタニルでは7〜8 ng/ml程度と考えられる[14]。図1に示されるように一部の患者ではBIS値が40〜60程度まで低下しているが，鎮静度を示すObserver's Assessment of Alertness/Sedation（OAA/S）スケールは3であり覚醒していると判断される。Scottら[14]はフェンタニル900μgを6分間で投与した場合の脳波変化について検討している。高濃度では脳波は徐波化し，SEF95は低下している。濃度の低下とともにSEF95は上昇した。現在広く使用されているレミフェンタニルの場合も同様である。横山ら[15]のレミフェンタニルを単独で投与したときのBIS値と脳波波形の変化を観察した報告では，レミフェンタニルが

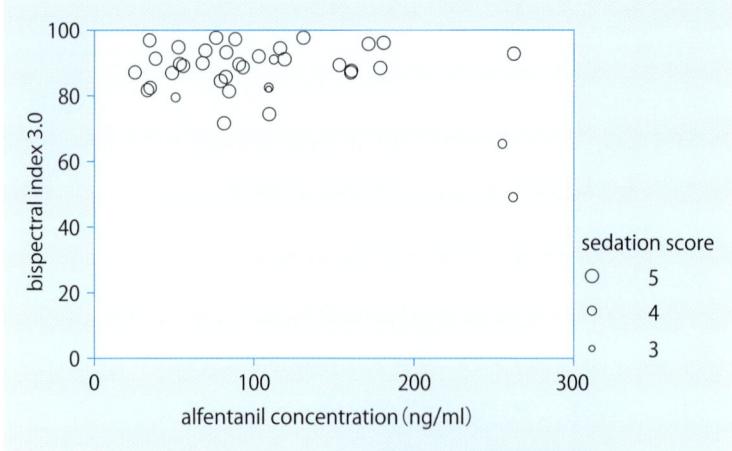

図1 血中アルフェンタニル濃度とBISと鎮静度の関係
血中アルフェンタニル濃度が200ng/mlまでは鎮静はわずかでありBIS値も高い．200ng/mlを超えた2例でBIS値は40〜60に低下しているがOAA/Sスケールは3であり覚醒していた．
(Glass PS, Bloom M, Kearse L, et al. Bispectral analysis measures sedation and memory effects of propofol, midazolam, isoflurane, and alfentanil in healthy volunteers. Anesthesiology 1997；86：836-47より引用)

高濃度になるとθ波やδ波が主体となり，BIS値が30前後まで低下している．ただしここで認められたδ波は，チオペンタールやプロポフォールのボーラス投与後に一過性に認められるδ波と同様の波形であり，レミフェンタニルの効果部位濃度が平衡状態になったときにも同じような波形を示すのかどうか不明である．この結果から，レミフェンタニル単独投与での維持時の脳波波形がどのようになるかを知ることはできない．経験的にはこのような波形が認められるのは麻酔薬などが不均一に脳内に分布する過渡期である．一般的にオピオイドは単独では麻酔薬とはならず，脳波から鎮静度を判断することも難しいとされている．フェンタニルとレミフェンタニルは効果部位濃度が同じ場合，ほぼ同等の鎮痛効果が得られるとされており，レミフェンタニルの場合0.4〜0.5μg/kg/min以上の持続投与では効果部位濃度が10 ng/mlを超えるようになり脳波が変化する．ここでも先のアルフェンタニルの場合と同様，BIS値は低下してもそれに相当する鎮静度となっているとは限らない．

さて，先に臨床麻酔に使用される濃度のオピオイドは，脳波に影響しないとされていると述べた．厳密に言うとこれは正しくない．現実には低濃度でもわずかながら変化は認められる．ただある程度以上の濃度になって来ないと明瞭な変化として認められないということに過ぎない．著者がレミフェンタニルで試したところ，SEF95は低濃度から段階的に脳波を徐波化させSEF95はわずかずつながら低下していた．1〜4 ng/ml程度の濃度では目立たないのである．

ここまでをまとめると，オピオイドを単独で使用した場合濃度依存性に脳波は徐波化するが，それが有意ととらえられるようになるのは高濃度に使用された場合である．オピオイドによる脳波の徐波化に伴って麻酔の指標とされているBIS値やSEF95も低下するが，その値が適切に鎮静度を示すものではない．脳波モニターを用いる目的は，麻酔中の鎮静度を評価し，"術

中覚醒""術中記憶"を防止することである。「2 侵害刺激による脳波変化」で，GABA_A 受容体に作用する麻酔薬による麻酔の場合には脳波モニターから麻酔薬の効果を判定することが可能であり，そのためには適切な鎮痛が必須であると述べた。鎮痛として，硬膜外麻酔や神経ブロック，1～3 ng/ml 程度の効果部位濃度のフェンタニルが用いられている場合には，これらの鎮痛による脳波への影響は最小限でありかつ侵害刺激をブロックできるため，これらの併用では脳波モニターから適切な鎮静度を推定することが可能であると考えられる。

さて，2007 年からわが国でもレミフェンタニルが使用できるようになり状況は大きく変化した。実のところ著者は，レミフェンタニルが使用できるようになれば全静脈麻酔（total intravenous anesthesia：TIVA）は簡単になると考えていた。適切な鎮痛が簡単に得られるようになるからである。しかしながら現実はそれほど単純なものではなかった。レミフェンタニルを使用しはじめて気づいたが，TIVA でレミフェンタニルを使用するとフェンタニルのときよりも脳波の振幅が小さくなり，脳波波形の判読が難しくなる症例が増加した。実際に検討してみたところ，同じプロポフォール濃度の設定でもレミフェンタニル併用前と併用後では併用したときのほうが振幅は小さくなっていた（図 2-a，b）。パワースペクトルでも 10 Hz 前後の睡眠紡錘波のパワーが小さくなっていた（図 2-c，d）。一般に成人の場合 0.1～0.3 μg/kg/min 程度で術中管理は可能であるが，先にも解説したように 0.2 μg/kg/min 以上で維持した場合には，レミフェンタニルもある程度脳波を徐波化させることになる。Veselis ら[16]は，フェンタニルは記憶に関与しないと報告している。レミフェンタニルが脳波を徐波化させた部分は記憶に影響しないならば，セボフルランやプロポフォールによる鎮静をいくらか過大評価する可能性もある。一方でオピオイドを先に投与しておくと，応答消失する麻酔薬の濃度は低下することが知られている。ただし，応答が消失した時点での BIS 値[17]や聴性誘発電位のパラメータである AepEX[18]はオピオイドを併用しない場合よりも高く，脳の活動性があまり抑制されていない時点で応答消失が生じている。Manyam ら[17]は，OAA/S スケールが 1 未満（軽く刺激したり，ゆすっても応答がない）という条件と，50 mA の電気刺激で体動がない，という 2 つを基準にセボフルランとレミフェンタニルの組み合わせについて検討している。これはつまり MAC-awake と MAC をみていることになる。彼らはこの研究の結果から，適切な組み合わせは呼気セボフルラン濃度 1.0％とレミフェンタニルの効果部位濃度で 5.0 ng/ml（0.2 μg/kg/min での平衡時の濃度）であるとした。そしてこの状態では BIS 値が 60 を超えているが，それでも適切であると結論している。しかしながら先に述べたように，オピオイドを併用した場合には外見上応答が消失していても，脳の活動はそれに見合うだけ抑制されていない。また，MAC は麻酔薬の脳への作用を反映するものではないため，これをもって麻酔の可否を判断することに問題があると言わざるをえない。むしろ効果部位濃度で 5.0 ng/ml のレミフェンタニルがいくらか脳波を徐波化させ，それが必ずしも意識レベルの低下に関与しないと考えるならば，BIS 値が 60 を超えるというのは，脳の抑制度から考えた場合には鎮静としては非常に浅いと考えるほうが自然であると思われる。このような状況では"潜在性記憶"が残る可能性がある。"潜在性記憶"とは自ら自由に思い出せる記憶ではないが，催眠状態などにすることに

(a) レミフェンタニル(−)

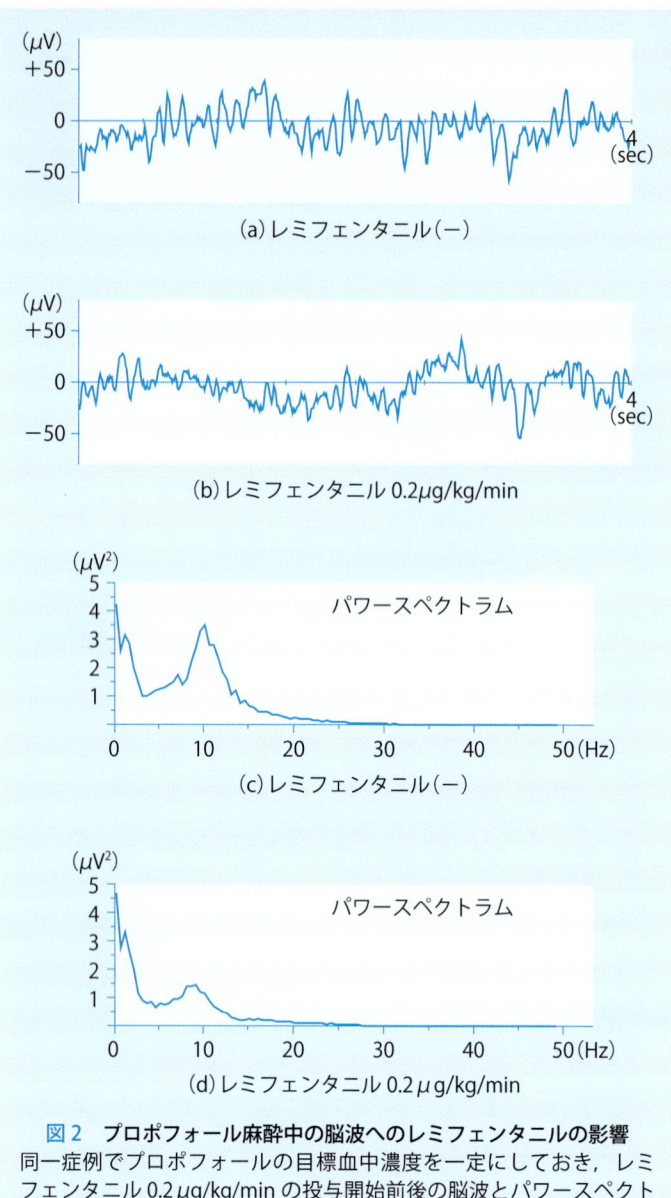

(b) レミフェンタニル 0.2μg/kg/min

(c) レミフェンタニル(−)

(d) レミフェンタニル 0.2μg/kg/min

図2 プロポフォール麻酔中の脳波へのレミフェンタニルの影響
同一症例でプロポフォールの目標血中濃度を一定にしておき，レミフェンタニル 0.2μg/kg/min の投与開始前後の脳波とパワースペクトラムを示した．
(a)(c) 投与前，(b)(d) 投与後

よって想起が可能な記憶のことである。著者は，レミフェンタニルを併用した場合にも，原則として硬膜外麻酔やフェンタニルを併用したときと同程度の濃度の麻酔薬を使用すべきと考えている。セボフルランであれば通常呼気濃度で 1.2 ～ 1.4％程度である。プロポフォールの場合はその感受性に大きな個人差が存在するため，特定の目標濃度に設定することは困難であり，個々に評価が必要である。さらに，レミフェンタニルによる心拍数の低下によって生じる心拍出量の低下にも注意しなければならない。Kurita ら[19]はブタを用いた実験で，β作動薬やβ遮断薬を投与することによって心拍出量を変化させたときの，プロポフォールの血中濃度を測定している。心拍出量の上昇とともにプロポフォールの血中濃度は低下し，心拍出量の低下とともにプロポフォールの血中濃度は上昇した。心拍出量の変動に伴ってプロポフォールの拡散速度や代謝率が変化したためと考えられる。このような薬物動態パラメータの変動は目標制御注入（target controlled infusion：TCI）ポンプでは考慮されていない。レミフェンタニルを中等度以上の濃度で併用した場合には，心拍出量低下によるプロポフォールの血中濃度の上昇による脳波パラメータの低下が生じることが考えられる。Koitabashi ら[20]は，プロポフォール麻酔においてレミフェンタニルの濃度上昇とともに BIS 値が低下することを報告しているが，この報告では同時に血圧や心拍数も低下しているため，BIS 値の低下が本当にレミフェンタニルの中枢への作用によるものであるのか，心拍出量低下によるプロポフォールの濃度上昇によるのかがはっきりとしない。Yufune ら[21]は，レミフェンタニル併用の有無による循環系の変動と血中プロポフォール濃度の実測値，インドシアニングリンの血中消失率について検討している。この結果ではレミフェンタニルは心係数を減少させ，血中プロポフォール濃度を上昇させたが，BIS 値には影響していない。対象となった患者は 40 歳前後と若く，BIS 値も 30 台での推移であったため，脳波の変化が生じていても BIS 値に反映されなかったことが推定される。一方 Koitabashi ら[20]は BIS 値が平均 55 付近の時点からレミフェンタニルの投与を開始しており，プロポフォールのわずかの濃度変化でも BIS 値が変化するレベルであった。これが 2 者の結果の異なった理由であると思われる。脳波モニターによって適切な鎮静度を得るためには適切な鎮痛が必須であるが，レミフェンタニルを使用した場合には脳波モニターを用いる場合にいくつかの注意が必要になっている。

4 レミフェンタニル併用時の脳波モニター活用法

著者は脳波モニター利用の戦略として，気管挿管後から執刀開始までの間にレミフェンタニルの投与速度を 0.05 μg/kg/min として，この間に脳波モニターで必要な麻酔薬の効果部位濃度を決めるようにしている。ただし気管挿管前にレミフェンタニルの濃度が高くなっていると，この設定にしてもなかなかレミフェンタニルの効果部濃度が低下してこない。しばらくレミフェンタニルの投与を停止したのちに，上記の速度で開始したほうがよいこともある。いずれにしても執刀開始前の侵害刺激のない状況を利用して，個々の患者に必要な麻酔薬濃度を脳波

モニターで見積もることが重要と考えている。セボフルランの場合には，これで決定した濃度を手術終了時まで維持する。プロポフォールの場合には，先に解説したレミフェンタニルによる心拍出量の低下の問題も絡むためセボフルランほど単純ではないが，原則としてここで決めた目標濃度を維持し，burst and suppression のような明らかな深麻酔のサインがみられた場合には設定を 0.3～0.5 μg/ml 程度低くする。レミフェンタニルは執刀開始の 5 分くらい前に 0.3 μg/kg/min 程度に上昇させておき，それ以後は 0.1～0.25 μg/kg/min 程度に調整する。もちろん必要があると判断された場合にはこれより高い設定にしてもよい。Good risk の患者の場合にはプロポフォールのみで導入を開始し，入眠時の効果部位濃度を記録しておくとある程度管理の参考にできる。この場合には TCI の最初の設定を 3.0 μg/ml 以下にしなければ誤差が生じる危険性がある。

おわりに

　フェンタニル時代にはフェンタニルによる脳波変化を考慮する必要はほとんどなかったが，レミフェンタニル時代になり脳波への影響を考慮しなければならなくなった。オピオイド併用により麻酔薬による応答消失の濃度は低下するが，それは必ずしも脳の活動性低下を意味するものではない。したがって，現時点ではセボフルランやプロポフォールとレミフェンタニルを組み合わせた麻酔において，Manyam ら[17]が主張するような低濃度の麻酔薬による維持は勧められない。レミフェンタニルが超短時間作用型であることを考慮すれば，手術終了後にはレミフェンタニルが残存することはない。適切な transitional opioid の投与が必須であり，この場合これまでのフェンタニル時代と同程度の麻酔薬濃度で維持しておけば迅速な覚醒を得ることも可能である。これまでどおりの麻酔薬濃度で管理しておくことが"術中覚醒"を防止しつつ術後には迅速な覚醒を得るためのよい戦略であると思われる。もちろん今後の研究結果によって，この方法は update される可能性もある。

【文　献】

1) Eger EI 2nd, Saidman LJ, Brandstater B. Minimum alveolar anesthetic concentration：a standard of anesthetic potency. Anesthesiology 1965；26：756-63.
2) Rampil IJ, Mason P, Singh H. Anesthetic potency（MAC）is independent of forbrain structures in the rat. Anesthesiology 1993；78：707-12.
3) Antognini JF, Schwartz K. Exaggerated anesthetic requirements in the preferentially anesthetized brain. Anesthesiology 1993；79：1244-9.
4) Borges M, Antognini JF. Does the brain influence somatic responses to noxious stimuli during isoflurane anesthesia? Anesthesiology 1994；81：1511-5.
5) Zbinden AM, Petersen-Felix S, Thomson DA. Anesthetic depth defined using multiple noxious stimuli during isoflurane/oxygen anesthesia. II. Hemodynamic responses. Anesthesiology 1994；80：261-7.
6) Segawa H, Mori K, Murakawa M, et al. Isoflurane and sevoflurane augment norepinephrine responses to surgical noxious stimulation in humans. Anesthesiology 1998；89：1407-13.

7) Franks NP. General anaesthesia : from molecular targets to neuronal pathways of sleep and arousal. Nat Rev Neurosci 2008 ; 9 : 370-86.
8) Glass, PS, Bloom M, Kearse L, et al. Bispectral analisys measures sedation and memory effects of propofol, midazolam, isoflurane, and alfentanil in healthy volunteers. Anesthesiology 1997 ; 86 : 836-47.
9) Rampil IJ. A primer for EEG signal processing in anesthesia. Anesthesiology 1998 ; 89 : 980-1002.
10) 上山博史, 萩平 哲, 高階雅紀. 麻酔深度モニターを理解しよう：第 3 回術中の脳波. LiSA 2005 ; 12 : 1266-72.
11) Hagihira S, Takashina M, Mori T, et al. Practical issues in bispectral analysis of electroencephalographic signals. Anesth Analg 2001 ; 93 : 966-70.
12) Hagihira S, Takashina M, Mori T, et al. Changes of electroencephalographic bicoherence during isoflurane anesthesia combined with epidural anesthesia. Anesthesiology 2002 ; 97 : 1409-15.
13) Hagihira S, Takashina M, Mori T, et al. Electro-encephalographic bicoherence is sensitive to noxious stimuli during isoflurane or sevoflurane anesthesia. Anesthesiology 2004 ; 100 : 818-25.
14) Scott JC, Ponganis KV, Stanski DR. Electroencephalographic quantification of opioid effect : comparative pharmacokinetics of fentanyl and alfentanil. Anesthesiology 1985 ; 62 : 234-41.
15) 横山武志, 矢田部智昭, 山下幸一. レミフェンタニルの催眠作用とその特徴：レミフェンタニル単独で麻酔導入は可能か？ LiSA 2007 ; 14 : 874-8.
16) Veselis RA, Reinsel RA, Feshchenko VA, et al. The comparative amnestic effects of midazolam, propofol, thiopental, and fentayl at equisedative concentrations. Anesthesiology 1997 ; 87 : 749-64.
17) Manyam SC, Gupta DK, Johnson KB, et al. When is a bispectral index of 60 too low? Rational processed electroencephalographic targets are dependent on the sedative—opioid ratio. Anesthesiology 2007 ; 106 : 472-83.
18) Schraag S, Flaschar J, Schleyer M, et al. The contribution of remifentanil to middle latency auditory evoked potentials during induction of propofol anesthesia. Anesth Analg 2006 ; 103 : 902-7.
19) Kurita T, Morita K, Kazama T, et al. Influence of cardiac output on plasma propofol concentration during constant infusion in swine. Anesthesiology 2002 ; 96 : 1498-503.
20) Koitabashi T, Johansen JW, Sebel PS. Remifentanil dose/electroencephalogram bispectral response during combined propofol/regional anesthesia. Anesth Analg 2002 ; 94 : 1530-3.
21) Yufune S, Takamatsu I, Masui K, et al. Effect of remifentanil on plasma propofol concentration and bispectral index during propofol anesthesia. Br J Anaesth 2011 ; 106 : 208-14.

（萩平　哲）

Ⅰ. 基　礎　　Ⅱ. 臨床

3　オピオイドのPK/PD

はじめに

PK/PDとはpharmacokinetics/pharmacodynamicsの略である。PK（薬物動態学）は薬物を投与したときに体内でその薬物の濃度がどのように変化していくかを考える学問であり、PD（薬力学）はある濃度の薬物がどのような効果をもたらすかを考える学問である。オピオイドの効果は、オピオイドの効果部位濃度（PK）と、その効果部位濃度に対する患者の感受性および痛み刺激の強さの組み合わせ（PD）により決定されるので、オピオイドのPKとPDをよく知って理解することは、薬物をうまく使いこなす助けになる。そこで、ここでは、PK/PDの基礎とオピオイドに関連する知識について解説する。

1　オピオイド濃度はどのように計算されるか？
―薬物動態モデル―（PKの基礎1）

麻酔の臨床で薬物濃度を利用するためには、薬物濃度が時差なく連続的もしくは間欠的に麻酔科医に提示される必要がある。麻酔中に使用される薬物で、経時的に濃度を測定できる薬物は、吸入麻酔薬と、臨床応用には至っていないプロポフォール[1]くらいであり、それ以外の薬物の薬物濃度をリアルタイムで利用するには薬物動態モデルの力を借りることになる。

1）コンパートメントモデルと生理学的モデル

薬物濃度の計算に使用される薬物動態モデルの代表的なものには、コンパートメントモデルと生理学的モデルがある[2]。名前のイメージからすると生理学的モデルのほうが正確なシミュレーションができそうな感じがするが、実際の臨床ではコンパートメントモデルが利用されている。これはなぜだろうか。

プロポフォールのコンパートメントモデルと生理学的モデルを比較した研究[3]では、生理学的モデルがコンパートメントモデルを有意に凌駕するという結果に至っていない。その理由として、生理学的モデルに含まれるパラメータの一つである心拍出量が測定値ではなく計算値に基づいており、時間経過に関係なく一定値となっていることなどが考えられ、測定値などによる心拍出量の変化をモデルのパラメータの数値に反映させれば予測濃度の精度は向上するかもしれない。しかし一方で、薬物動態モデルに限ったことではないが、モデルのパラメータはその数が多いほど、モデルを作成するために収集されたデータをうまく表現するモデルとなる

M・E・M・O

❶薬物動態モデルの意味：予測（prediction）と表現（description）

薬物動態モデルは，臨床では濃度を予測するものとして利用されているが，モデルにはモデルを作成したデータを表現するという解析学的な意義もある[4]。基本的には薬物動態モデルは，収集したデータをできるだけうまく表現するように作成されるため，パラメータ数が増えやすい。パラメータ数の過剰な増加を抑制するために，モデル作成時にはAkaike Information Criterion（AIC）[5]などが利用される。

❷微分方程式の解を求める方法

2または3コンパートメントを表す微分方程式は，投与速度が一定のときには一般解を求めることができる。また，一般解を求めずにRunge-Kutta法などの数値解析により近似解を求める方法もある。

ことは明らかである（MEMO ①）。と同時に，モデルから計算される予測値のふらつきが大きくなるということも明らかにされている。一般的には生理学的モデルは緻密であり，コンパートメントモデルよりパラメータが多いので，もし生理学的なパラメータをモデルに含めるとしても，適度にパラメータ数を抑制した比較的単純な生理学的モデルのほうが濃度の予測に適していると考えられる。

コンパートメントモデルは，"数学的なモデルで濃度の変化の数値を表現または予測できればよい"という目的で構築されたモデルである[4]。例えば，3コンパートメントモデルにはrapid peripheral compartmentとslow peripheral compartmentがあり，前者は"筋肉のような血流の多い組織を反映している"，などと説明されることが多い。この説明は正しいが，血流の多い組織を反映させようとしてrapid peripheral compartmentとslow peripheral compartmentを作ろうとしたわけではなく，薬物濃度の経時変化をきちんと表現しようとしたとき，peripheral compartmentが2つできたとき，それを便宜的にrapidもしくはslow peripheral compartmentと呼んでいるだけである。モデルを表現する微分方程式を図1に示す（MEMO ②）。パラメータの意味などの詳細についてはここでは割愛する[4]。

さて，最初の疑問であった"実際の臨床ではなぜコンパートメントモデルが利用されているか"という問いに戻ろう。基本的には，薬物濃度の経時的変化を予測するのには，それほど多くないパラメータ数（4ないし6程度）で足りるので，臨床使用においてコンパートメントモデルは便利に使える，というのがこの疑問に対する答えである。ただし，特殊な状況ではこの限りではない。この点に関しては，「1-4）PKモデルの外挿」，「2-2）予測濃度は実測濃度とは異なるが，役に立つのか？」の項で解説する。

$$\begin{cases} \dfrac{dQ_1}{dt} = Dose - (k_{10} + k_{12} + k_{13})Q_1 + k_{21}Q_2 + k_{31}Q_3 \\ \dfrac{dQ_2}{dt} = k_{12}Q_1 - k_{21}Q_2 \\ \dfrac{dQ_3}{dt} = k_{13}Q_1 - k_{31}Q_3 \\ \dfrac{dC_e}{dt} = k_{e0}(C_1 - C_e) \end{cases}$$

図1 3コンパートメントモデルと効果部位モデルを表す微分方程式
k：排泄速度定数（k_{10}/min）または平衡速度定数（/min），Q：コンパートメント内の薬物量（mg），C：コンパートメント内の薬物濃度（mg/ml），t：時間（min）2コンパートメントのときはk_{13}，k_{31}を0とすればよい．

2）効果部位濃度

　ヒトでのオピオイドの鎮痛作用は，基本的におそらく脊髄と脊髄上位中枢神経で発揮される．基本的な2ないし3コンパートメントモデルにはcentral compartmentがあり，このコンパートメントの濃度が血漿濃度，血清濃度もしくは血中濃度を表す（ここでは以下血漿濃度と表現する，MEMO ③）が，血漿濃度は，薬物が効果を発揮する場所の濃度ではない．そこで，effect compartment（効果部位コンパートメント）というものが作られた．central compartmentとeffect compartmentは，ある一定の時間が経過すると濃度の差が半分になるというモデルである（図1の4番目の式で表される）．このモデルと基本的なコンパートメントモデル（3コンパートメントモデルは，図1の1～3番目の式で表される）を組み合わせた薬物動態モデルから効果部位濃度（MEMO ④）が計算されている．計算方法の詳細については割愛する[4]．

3）オピオイドのPKモデル

　フェンタニルのPKモデルとしてはShaferら[6]の作成したモデル，レミフェンタニルのPKモデルとしてはMintoら[7]の作成したモデルが，麻酔器や自動麻酔器に同梱されている薬物動態シミュレーションソフト，海外で臨床使用されている目標制御注入（target controlled infusion：TCI）ポンプやTIVA trainerなどのパーソナルコンピュータ用薬物動態シミュレーションソフトによる予測濃度の計算に広く使われている（表1）．
　フェンタニルのPKモデルには，体重・年齢などの患者情報のうち体重のみが影響する．具体的には，中枢コンパートメントの容量（V_1）が体重あたり105 mlとなっている．これは何を意味するかを，AさんとBさんにフェンタニルを投与したときを例に考えてみる．Aさんにx μg，体重がAさんの2倍のBさんに2×x μgのフェンタニルを同時に投与すると，任意の時間のAさんとBさんのフェンタニル予測濃度は同じである．一方，レミフェンタニルの

M・E・M・O

❸ 血漿濃度？血清濃度？血中濃度？

　麻酔関連の論文では，（おそらく慣習的に）薬物濃度を plasma concentration と表現することが多く，central compartment の濃度は血漿濃度である．正確には血漿濃度とは言いつつも，通常は血清（serum）を分離して濃度を測っている．血球を含んだサンプルをそのまま測定するのではクロマトグラフィの回路に大きな負担がかかることから，血清を用いることが多い．一方，血球を壊して薬物の全血濃度を測定している研究者もいる．血漿濃度と血中濃度の区別は，臨床使用上一般的には必要ないと考えられる．

❹ PK？PD？

　時折混同されることがあるが，効果部位濃度の計算は PK の範疇であり，PD ではない．PD は濃度と効果の関係を扱うが，効果部位濃度の計算は薬物の濃度がどのように変化していくかを見るものであり PK が扱う範囲である．ただし，効果部位濃度の計算に用いる K_{e0} は，PD モデルを作成するときに同時に計算される．

　PK モデルには年齢と除脂肪体重（lean body mass：LBM），すなわち性別・身長・体重が影響する．レミフェンタニルの V_1 は体重に影響されるが，体重あたりの容量は一定ではないので，体重が2倍の人に2倍の投与を行っても，予測濃度は同じにはならない（図2）[8]．

　Minto らのモデルには LBM が使われているが，これは高度肥満患者で問題となる．例えば，170 cm の男性で LBM が 62.0 となる体重は 86.5 kg と 161.9 kg である（!!）[9]．わが国では高度肥満患者が少ないので，通常問題にならないが，体型指数（body mass index）が男性で 43.0 もしくは女性で 36.1 のときに LBM は最大値となり，それより体重が多くなると LBM は減少していく．このため，LBM を含んでいる薬物動態モデルを内蔵している TCI ポンプでは，LBM が男性で 42 もしくは女性で 35 を超えたときに，LBM を含んだモデルを使うことはできないように設定されている[10]．Minto らのモデルの LBM には James equations が用いられているが，これを Janmahasatian equations に置き換えるという方法も試されている[11]．高度肥満患者のレミフェンタニル濃度は Egan ら[12] が検討しており，総体重あたりでレミフェンタニルを投与すると濃度が極めて高くなってしまうので，理想体重などで投与したほうがよいと結論付けている．Obara らは LBM を含まないレミフェンタニルの PK モデルを作成し，その外的妥当性についてもともに検討しており，将来はこちらのモデルが利用されるようになるかもしれない．

　LBM の問題は将来的には解決されるべきであるが，Servin らはよほど高度な肥満を除いては有害になるほどの問題はないとしている．レミフェンタニルでは予測濃度自体は低くなるものの，予測濃度と実測濃度はおおむね平行に経時変化するであろうと予想される．予測濃度が高めに表示されたとしても，薬物の投与は効果を評価しながら行うのであれば，予測濃度と実

表1 フェンタニルとレミフェンタニルの薬物動態モデル

	フェンタニル	レミフェンタニル
モデル作成の対象	21 patients	65 volunteers
	mean ± SD	range
年齢（yr）	58 ± 11	20〜85
体重（kg）	69 ± 17	45〜106
身長（cm）	not applicable	156〜193
k_{10} (/min)	0.0827	$\dfrac{2.6-0.0162\cdot(Age-40)+0.019\cdot(LBM-55)}{5.1-0.0201\cdot(Age-40)+0.072\cdot(LBM-55)}$
k_{12} (/min)	0.471	$\dfrac{2.05-0.0301\cdot(Age-40)}{5.1-0.0201\cdot(Age-40)+0.072\cdot(LBM-55)}$
k_{13} (/min)	0.225	$\dfrac{0.076-0.0113\cdot(Age-40)}{5.1-0.0201\cdot(Age-40)+0.072\cdot(LBM-55)}$
k_{21} (/min)	0.102	$\dfrac{2.05-0.0301\cdot(Age-40)}{9.82-0.0811\cdot(Age-40)+0.108\cdot(LBM-55)}$
k_{31} (/min)	0.00600	$\dfrac{0.076-0.0113\cdot(Age-40)}{5.42}$
k_{e0} (/min)	0.120*	$0.595-0.007\cdot(Age-40)$
V_1	0.105 [l/kg]	$5.1-0.0201\cdot(Age-40)+0.072\cdot(LBM-55)$ [l]

LBM (Lean Body Mass) = $\begin{cases} 1.1\cdot Weight-128\cdot(Weight/Height)^2 & \text{for male} \\ 1.07\cdot Weight-148\cdot(Weight/Height)^2 & \text{for female} \end{cases}$

*：Shaferの論文ではフェンタニルのk_{e0}は求められていない．0.120はTIVA trainer©の$t_{1/2}k_{e0}$=5.8minからk_{e0}=ln(2)/5.8として計算した．

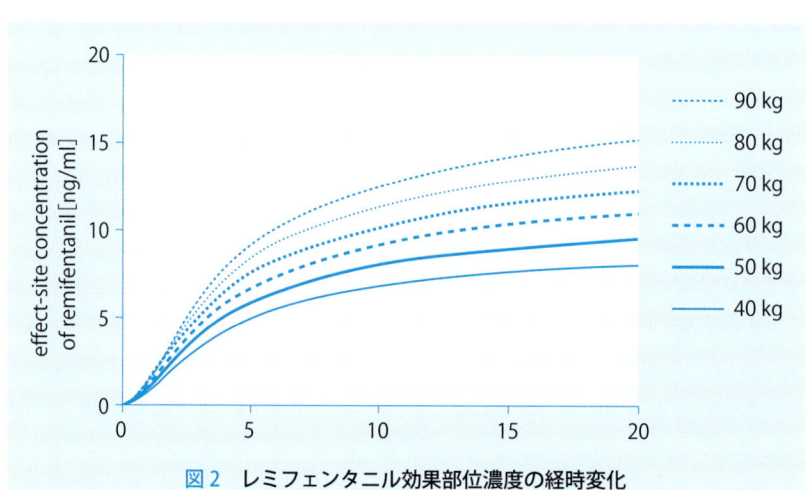

図2 レミフェンタニル効果部位濃度の経時変化

レミフェンタニルを160cm，40kgの男性に0.5μg/kg/minで持続投与した時の効果部位濃度．（高度肥満でなければ）体重が多いほど濃度が高くなる．
（増井健一，風間富栄．レミフェンタニル投与の血中濃度シミュレーション．麻酔 2007；56：1287-95より引用）

測濃度が平行に動いてさえくれれば問題はない，ということである。

小児については，個々の薬物動態解析がなされている研究[13]はあるが，PKモデルは今のところ作成されていない。

4）PKモデルの外挿（extrapolation）

モデルの外挿とは，モデルを作成したときの背景（対象の体重や身長，投与条件など）の範囲に収まらない対象で，そのモデルを用いることである。補外ともいう。例えば，成人の対象から作成したモデルを小児に用いたり，肥満者を含まない対象からのデータを基に作製したモデルを高度肥満患者に用いたり，ボーラス投与時のデータのみから作成したモデルを持続投与時に用いたりすることが外挿にあたる。モデルを外挿した場合，予測濃度が実測濃度を良く反映するかどうかは，実際に検討しなければ分からない。うまく反映される場合，そのモデルは外的妥当性（external validity）がある，といえる。フェンタニルもレミフェンタニルも肥満患者に対する外的妥当性が検討されており，いずれもそのままのモデルを使用するのは問題であろうということを示唆している[12,14]。しかし現状では，この問題については一定の結論は得られていない。

2　予測濃度の数値は何を意味する？（PKの基礎2）

予測濃度は実測濃度ではないので，予測にはなんらかのエラーがある[15]。つまり，予測濃度の数値を利用するときには，なんらかの解釈が必要となる。

1）Populationモデルから計算される予測濃度

理想的には，予測濃度に使うモデルは，その患者からとったデータを基に構築されたその患者専用のPKモデルであることが望ましい。しかし，通常これは不可能であるので，代わりにpopulation PKモデル，つまり，ある母集団を想定して収集されたデータによって構築されたPKモデルを用いることとなる。populationモデルを用いて計算された予測濃度は，以下のように計算される。予測濃度を計算しようとするある患者Aは，体重60 kg，身長160 cmだったと仮定する。Populationモデルの構築のためにデータを収集した母集団においてAと同じ条件，つまり体重60 kg，身長160 cmの患者での平均的な実測濃度は，populationモデルを用いて計算することができる。この計算された濃度が，患者Aの予測濃度となる。

2）予測濃度は実測濃度とは異なるが，役に立つのか？

　予測濃度が役に立つかどうかを考えるために，予測濃度と実測濃度の関係や，実測濃度に影響する因子について調べた研究を見てみよう。

　フェンタニルのモデルの予測妥当性を検討した Shibutani ら[14]の論文の結果からは，肥満ではない患者においては，Shafer らが構築した体重補正をしていないフェンタニル PK モデルは妥当であると判断できる。ただし，Shafer ら[6]の論文には複数の PK モデルが結果として表示されており，現在一般的に使われているフェンタニルの PK モデルは，表1に示したとおり，体重補正をしているモデルである。したがって厳密には，本稿で提示したモデルの妥当性は Shibutani らの結果だけではいえないが，彼らの研究における肥満ではない患者の体重は 69 ± 8 kg，Shafer らがモデルを作成するときに対象とした患者は 69 ± 17 kg であった。

　レミフェンタニルでは，実測濃度に対する他薬物や出血の影響を調べた研究がある。Bouillon ら[16]は，プロポフォールがレミフェンタニルの薬物動態に影響し，プロポフォールがレミフェンタニルの 2 コンパートメントモデルにおいて central compartment の容量と distribution clearance をともに減少させることを示した。プロポフォールが存在すると，レミフェンタニルの濃度が上昇するということである。また，Johnson ら[17]はヒツジを用いて等張性の出血性ショック時のレミフェンタニルについて調べ，出血性ショック時には出血していないときに比べて，実測濃度が上昇することを示した。

　Minto ら[7]の PK モデルはレミフェンタニル単独投与のデータから構築されているので，プロポフォールを併用しているときには，計算上の予測濃度が低めに計算されるというバイアスがあるということになる。また，ヒトでのデータはないが，等張性出血のときに濃度が低めに計算される可能性がある。

　これらの研究結果から考えると，状況によっては，オピオイドの濃度の予測に偏りがあるということになるが，そもそも予測に偏りがなくても予測濃度は実測濃度より高いこともあり，低いこともある。

　予測濃度が役に立つとすれば，それは次のような要件を，予測濃度を計算する PK モデルが満たすときである。

　①実測濃度のおおむねの経時変化を予測濃度が示せること。
　②予測濃度の数値と実測濃度の数値の比が，一人の患者で短時間のうちに急激に変わらないこと。
　③未来の濃度変化がある程度予測できること。

　以下，具体的な例を挙げる。

　フェンタニルをボーラス投与したとき，どのくらいの時間が経過したら効果部位濃度のピークがきて濃度が下がっていくかを予測濃度が示せること（予測濃度のピークの時間が，実測濃度のピークの時間とぴったり合う，といった時間の精度の高さを求めることは不可能だが，数〜十数分を一つの単位としてみれば，おおむね濃度の上昇と低下については予測できる）。

レミフェンタニルを持続投与しているとき，投与開始後5分での予測濃度が実測濃度の1.2倍だったとき，投与開始後20分での予測濃度が実測濃度の1.4倍などと，両者の濃度比が急激に変わらないこと（持続投与開始直後，30秒後，1分後など，投与開始後短時間での両者の濃度比が大きく変化することがプロポフォールの研究[18]では明らかになっており，オピオイドでも同様の現象が起こると予想されるが，投与開始後5分，10分など濃度変化が穏やかなところを観察すれば，濃度比の変化は投与開始直後と比べて，それほどには大きくないと考えられる）。③については次項で考える。

上記の要件をオピオイドのPKモデルが満たすかどうかは，残念ながら検討されていない。しかし，モデルの構築に使われているデータの中に，ボーラス投与時に見られるような急激な濃度上昇とそれに続く急激な濃度減少のデータを含んでいれば，そのPKモデルは①の要件を満たすと考えられる。レミフェンタニルのPKモデルの作成データには急激な濃度変化を含んでいる。一方，フェンタニルのPKモデルの作成データにどのような濃度変化が含まれているかの詳細については記載がないが，提示されている一部のデータには急激な濃度上昇が含まれている。

Population PKモデルでレミフェンタニルの濃度変化をシミュレーションすると，一定速度の持続投与のときには，数十分ほど経過すれば定常状態に達して濃度がおおむね一定になることが分かる。また，投与速度を増加もしくは減少させたときも，同様に濃度がおおむね一定になるまでは数十分であることがほとんどである。そして，予測濃度と実測濃度が一定になれば，上記②の要件を満たす。

過去の研究と，薬物動態の知見を基に予測濃度が役に立つかどうかを考えてきたが，十分な検討がなされていないので，科学的には一定の結論を出すことは難しい。しかし，予測濃度が計算される背景をよく知って利用すれば，予測濃度は臨床でオピオイドを投与する際に役立つと考えられる。

3 未来のオピオイド濃度変化の予測
（PKの基礎からPKの臨床へ）

本項では，予測濃度を計算するPKモデルが「2-2）予測濃度は実測濃度とは異なるが，役に立つのか？」①と②の要件を満たしているとして，話を進める。

1）今現在の効果部位濃度の情報はどのようにして役立てるか？

次のようなケースを考えてみよう。麻酔導入時，そろそろ挿管しようかと考えているが，大きな腹部大動脈瘤のある手術患者なので挿管刺激で血圧を上げたくない。血圧は110/75で術前の140/80よりは低いが対処は必要なく，今現在のレミフェンタニル効果部位濃度は2.0 ng/

ml である．さて，このケースでそのまま挿管するだろうか．挿管時の心血管反応を 50％もしくは 95％の確率で抑えることのできるレミフェンタニル効果部位濃度は 4.6 もしくは 6.0 ng/ml である[19]．この知識を伴うと，レミフェンタニルの濃度が上昇するまでもう少し待とうと判断するだろう．

　上記は，population PD の情報を有効に使用する例である．濃度の数値は，数値だけでは意味をなさないが，PD の情報を濃度の数値に付加すると，意味が出てくる．

　他のケースを考えてみよう．今現在，なんらかの刺激に対する反応（例えば心拍数の上昇）があり，それが痛み刺激によると考えられるのであれば，今現在のオピオイド濃度は不足かもしれないという判断をして，オピオイドの濃度を上昇させようとボーラス投与や持続投与速度を増加させるであろう．この判断に予測濃度は必要であるかといえば，"否" である．では，この痛み刺激に反応したときの効果部位濃度の数値を役立てることはできないのだろうか．痛み刺激に対してある効果部位濃度では効果が不十分であった，という情報は，その後の麻酔でどの程度の効果部位濃度が必要になるかを考えるための一つの情報となる．状況によっては効果部位濃度の数値は，その場ではあまり役に立たないかもしれないがその後の役に立つ，ということである．

2）未来の濃度予測—シミュレーションの利用—

　未来の濃度予測をできることは，予測濃度を使う大きな利点である．レミフェンタニルは超短時間作用性とはいえ，持続投与で濃度が一定になるまでは数十分かかる．フェンタニルを間欠的にボーラス投与しているときには，濃度は常に上下する．オピオイドの効果を決定する一つの因子は効果部位濃度であるから，未来の効果部位濃度の変化が分かれば，投与計画が立てやすい．TCI で効果部位濃度を一定にするようにしてオピオイドを投与すれば，術中の濃度変化については考えなくてもよくなるが，投与を中止した後どのくらいの時間で濃度が減少していくかを知りたいときには，未来の濃度予測が必要である．

　シミュレーションソフトを用いれば，未来の予測濃度を計算するのは簡単である．最近では自動麻酔記録装置に付属しているものもある．

3）Context sensitive decrement time（CSDT）と Context insensitive decrement time

　半減期という言葉があるが，薬物を投与したときの半減期とは何を意味するのであろうか．半減期は "薬物濃度が半分になる時間" ではあるが，一般的に正確には "ボーラス投与した薬物の濃度が，最高血中濃度からその半分になるまでの時間" である．では，フェンタニルを繰り返し間欠的にボーラス投与したとき，ボーラス投与後にフェンタニル濃度が最高血中濃度からその半分になるまでの時間は常に一定の時間かといえば，そうではない．シミュレーション

してみると認識できるが，実際には投与を繰り返すごとに濃度が半分になる時間は長くなっていく。これは，フェンタニルの体内への蓄積を反映しており，このような現象を認識できる一つの指標が context sensitive half time（CSHT）[20]である。薬物を一定濃度で持続投与したときに，投与中止してからその濃度が半分になる時間を CSHT という。CSHT は血漿濃度が半分になる時間を指すのが元来の定義だが，ここでは効果部位濃度が半分になる時間とする（CSHT が世に出たころ，効果部位濃度は一般的ではなかった）。

さて，オピオイドの CSHT を示す前に，CSHT そのものについてもう少し考えてみよう。CSHT は，薬物を一定濃度で投与しているときに，投与中止からその薬物濃度が半分になる時間を示すが，実際に薬物を投与しているときに，濃度が半分になる時間の情報がどれほど必要であろうか。例えば，フェンタニルでは，手術が終わったときに，術後の鎮痛にスムーズにつながりかつ呼吸抑制を来さない濃度にしたいと思うかもしれない。では，目指したいフェンタニル濃度は，投与中の濃度の半分か，というとそうではなく，その時々で異なる。そこで，CSHT を拡張した指標として，CSDT[21]がある。CSHT では濃度が半分になる時間であるが，CSDT ではある条件まで濃度が減少する時間，例えば投与中の濃度から 30％だけ濃度が減少する時間や 75％減少する時間などを示す。したがって，CSDT は CSHT を含む（図 3）。シミュレーションができれば，CSDT は必要ないと思うかもしれない。しかし，薬物投与中の効果部位濃度シミュレーションを見ているだけでは，フェンタニル，レミフェンタニルがどの程度蓄積するか，もしくは蓄積しないかは分かりにくい。薬物の蓄積性をグラフで確認できることが，CSDT の存在価値であるといえる。

なお，レミフェンタニルはある程度以上投与時間が長くなっても CSDT は変化しないので，context insensitive decrement time といってもよいかもしれない。

4）投与開始の何時間後まで濃度を予測できるか？

PK モデルを用いたシミュレーションは，モデルが作成されたときのデータ採取の時間内であれば，実際の薬物濃度に影響するような特殊な状況が存在するケースを除けば，通常問題ないといえる。しかし，例えば，モデル作成時のデータ採取の時間が 4 時間であった場合，20 時間の濃度予測をできるかというと，できるかどうかを確認（validation）しない限り分からない。PK モデル作成時のデータ採取時間であるが，フェンタニルの PK モデルでは最長約 18 時間[6]，レミフェンタニルの PK モデルでは最長で約 4 時間[7]である。

なお，レミフェンタニルの効果部位濃度は，投与中止から数十分で 0 になるので，長い時間のシミュレーションに大きな問題はないと考えられる。

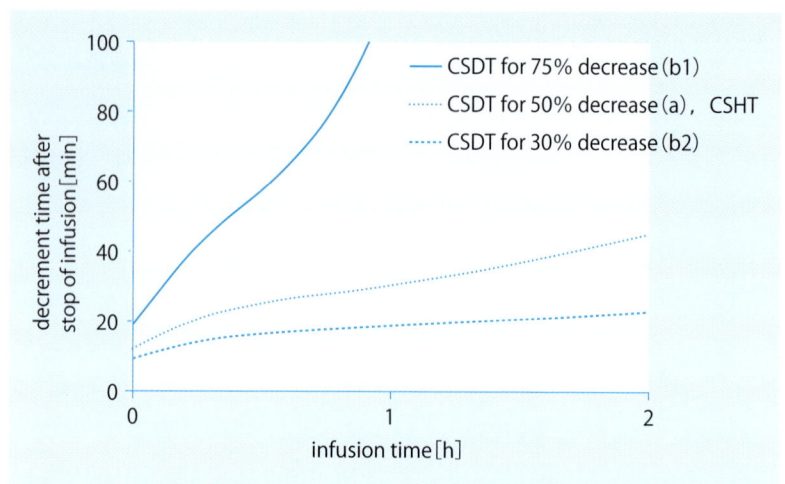

図3 フェンタニルの Context sensitive half time（CSHT）と context sensitive decrement time（CSDT）
薬物を一定濃度で投与していて投与を中止してからその濃度が半分になる時間を CSHT（a），ある濃度まで減少する時間を CSDT（b1，b2）という．b1 は濃度が投与時の濃度から 30％ 減少するときの CSDT，b2 は 75％ 減少するときの CSDT である．CSHT は，濃度が 50％ 減少するときの CSDT である．この図はフェンタニルの CSDT を示しているが，フェンタニルでは投与時間が増加すると CSDT が長くなる．

4 濃度と効果の関係（PD の基礎）

1）Sigmoid Emax モデル（Hill equation）

　このモデルは，母集団（population）における濃度と効果の関係を表現する．このモデルは，縦軸に効果を表すパラメトリックな数値，横軸に薬物濃度をもつ．効果を表すパラメトリックな数値の良い例は，筋弛緩薬の四連刺激に対する 1 発目の反応（T_1）である．筋弛緩薬が効いていない状態での高さを 100％ として標準化（normalized）した数値を縦軸とし，筋弛緩薬の効果部位濃度を横軸にすることで，sigmoid Emax モデルを構築できる．

　オピオイドを単独投与したときに，オピオイドの効果を客観的であるパラメトリックな数値で表すことは難しいので，厳密には sigmoid Emax モデルを使うことは困難である．Minto ら[7]のレミフェンタニルの PD モデルには sigmoid Emax モデルを用いているが，ここではレミフェンタニルの効果を脳波パラメータの変化としてとらえてモデルを構築している．

2）Probit モデル，Logit モデル

　このモデルも母集団（population）における濃度と効果の関係を表現する．このモデルは，縦軸に効果が生じるかどうかの確率（probability），横軸に薬物濃度をもつ．このモデルの式

には正規分布やログ正規分布の累積分布関数（cumulative distribution function）が使われている。

　薬物の効果をパラメトリックな数値で評価することが難しい場合でも，効果があったかなかったかで評価することはできる。例えば，全身麻酔薬を投与したときに，呼びかけに対する反応消失した場合を効果あり，と評価するようなケースが該当する。オピオイドであれば，ある一定の痛み刺激に対して，20％の心拍数上昇といったある基準を満たした反応が起こるか否かを評価指標とすれば，probit モデルもしくは logit モデルを利用することができる。probit モデルは数学的には扱いにくく，logit モデルは probit モデルの近似として利用される。

　probit モデル，logit モデルも sigmoid Emax モデルも，縦軸の単位に％が使われることがあるが，前二者では確率，後者では標準化した結果としてのパラメトリックな数値を表し，意味が異なることに注意する必要がある。

3）EC_{50}，EC_{95} とは？

　薬物の効果を表すのに，EC_{50} や EC_{95} などを用いることがある。EC は effective concentration の略で，EC_{50}，EC_{95} は，母集団の 50％，95％に対して効果を示す薬物濃度を表す。EC の後ろにある数値は 50 や 95 ではなくてもよい。オピオイドでは，効果は血漿濃度ではなく効果部位濃度で規定されるので，EC_{50} などは効果部位濃度で示されるべきである。

4）個人の濃度と効果の関係を知るには？

　オピオイドに限ったことではないが，効果部位濃度の数値は，その数値が「2-2）予測濃度は実測濃度とは異なるが，役に立つのか？」①と②の要件，すなわち，①実測濃度のおおむねの経時変化を予測濃度が示せること，②予測濃度の数値と実測濃度の数値の比が，一人の患者で短時間のうちに急激に変わらないこと，を満たしている状態で，オピオイドを投与している個人における"効果部位濃度と効果の関係"が判明したとき，とても役に立つ。例えば，今現在の痛み刺激に対して，効果部位濃度 2.0 ng/ml のレミフェンタニルを投与していて，痛み刺激に対する反応と判断される心血管反応があったとする。その痛み刺激が継続するので，レミフェンタニルの効果部位濃度を徐々に上昇させると，2.5 ng/ml で痛み刺激に対する反応が消失した。このような情報があれば，その後の痛み刺激は，今の刺激より小さいと予想されれば，2.5 ng/ml もしくはそれより低いレミフェンタニル濃度にしておけばよいという判断ができる。つまり，今現在の効果部位濃度の情報は，未来の薬物投与に役立てられることで存在意義が生じるのである。

I. 基礎

5 論文から見たオピオイドのPK/PD（PDの臨床1）

1) オピオイドのPK/PD

　以下に，論文からの知見をいくつか簡単に紹介するが，母集団解析に基づいた結果であり，個々の効果を知るためには母集団解析の結果を参考にしながら効果を評価し，常に投与濃度を調節することが必要不可欠であることを決して忘れてはならない。

　レミフェンタニルは高齢ほど血漿濃度が高く，また効きやすくなる[7]。PKは肝機能低下，腎機能低下に影響を受けない[22, 23]が，肝機能低下患者では有意に強い呼吸抑制がある[22]。前述しているが，総体重あたりでレミフェンタニルを投与すると濃度が極めて高くなってしまうため，理想体重などで投与したほうがよいとされている[12]。フェンタニルとは基本的に作用部位が同じなので理論的には相加作用を示し，同力価を示す濃度はフェンタニルの0.82倍であるとしている論文[24]があるが，過去の論文の結果との比較であることや，全身麻酔中に鎮痛効果を正確にとらえる方法はないことから，実際の力価の差が明確になっているとは言い難い。また，挿管時の心血管反応を50％もしくは95％の確率で抑えることのできるレミフェンタニル効果部位濃度は4.6もしくは6.0 ng/mlである[19]。

　発生頻度からの観点での主な副作用は，低血圧や徐脈である。低血圧の頻度はフェンタニルに比べて有意に高い[25]。また，高濃度投与による術後の急性耐性や痛覚過敏はできる限り避けるべき重大な副作用である[26]。

　フェンタニルによる有意な呼吸抑制は2 ng/ml以上の濃度で起こるとされている[27]。しかし，当然ではあるが，呼吸抑制を起こす濃度は患者の痛みの状態やフェンタニルに対する感受性などの要因により，個々で異なる。

2) オピオイドと他薬物のPK/PD相互作用

　プロポフォールはレミフェンタニルのボーラス投与時のPKを変化させ，レミフェンタニルの必要量を減らすが，臨床的には麻酔維持時の持続投与速度を有意に変化させない[28]。また，同じ研究でレミフェンタニルはプロポフォールのPKを変化させないと結論されている。しかし，レミフェンタニルはプロポフォールの濃度を増加させるという研究もある[29]。

　レミフェンタニルとプロポフォールもしくはセボフルランは声掛けや喉頭鏡の刺激などに対する反応消失を評価指標とした場合には相乗作用を示す[16, 30, 31]。しかし，全身麻酔時に必要な無意識や無記憶に関しては，薬力学的な相乗作用を示すかどうかは検討されていない。無意識や無記憶を達成するのが全身麻酔薬のみであるのであれば，オピオイド投与時の全身麻酔薬の（投与速度ではなく）投与濃度はそのままにすべきである。例えば，もしプロポフォールの投与速度が一定のときに，レミフェンタニルがプロポフォールの濃度を減少させるのであれば，

少しだけプロポフォールの投与速度を減らすのが適切である，と考えられる．

おわりに
〈PK/PDの知識に基づく臨床でのオピオイド投与の考え方（PDの臨床2）〉

　レミフェンタニルは，投与を中止すればすみやかに濃度が減少するので，術中にはかなりの高濃度で投与して痛み刺激に対する反応を十分に抑制するとよい，という考え方について少し論じてみたい．

　オピオイドをかなりの高濃度で投与すれば，侵害刺激に対する反応を抑制できることが多いかもしれない．レミフェンタニルは濃度の減少が早いのでフェンタニルと比べて，高濃度での投与には懸念が少ないかもしれない．しかし，レミフェンタニルには急性耐性による痛覚過敏を起こすことがある[26]．術中の低血圧も起こりやすくなるであろう．術中の低血圧には昇圧薬を使えばよいかもしれないが，投与する薬物の種類が多くなることが良いことだとは考え難い．高濃度のオピオイドが必要であり術後の疼痛も強い手術であれば，フェンタニルを術中に併用して投与しておいたほうが，術後鎮痛に移行しやすい．フェンタニルを術中に使用するのであれば，レミフェンタニルの投与濃度を抑えることができる．フェンタニルはレミフェンタニルよりも低血圧になりにくい[25]．

　レミフェンタニルの投与のしやすさから，術中に投与するオピオイドの中心としてレミフェンタニルが据えられることが多くなっているが，術後鎮痛にオピオイドを使うのであれば，フェンタニルをメインのオピオイドとして投与し，術中の侵害刺激に対する反応抑制にフェンタニルだけでは不十分な場合にレミフェンタニルを追加して投与する，という考え方のほうが，フェンタニル濃度が術直後から安定しやすく，術後鎮痛にスムーズに移行できる．

　オピオイドのPK/PDについてよく理解し，フェンタニルやレミフェンタニルをバランス良く適切な濃度で投与することを，われわれ麻酔科医は目指すべきであろう．

【文　献】

1) Takita A, Masui K, Kazama T. On-line monitoring of end-tidal propofol concentration in anesthetized patients. Anesthesiology 2007；106：659-64.
2) 杉山雄一，山下伸二，加藤基浩．ファーマコキネティクス—演習による理解．東京：南山堂；2003.
3) Masui K, Upton RN, Doufas AG, et al. The performance of compartmental and physiologically based recirculatory pharmacokinetic models for propofol：a comparison using bolus, continuous, and target-controlled infusion data. Anesth Analg 2010；111：368-79.
4) 増井健一，風間富栄．薬物動態シミュレーションと薬物動態モデル．臨床麻酔 2010；34：445-55.
5) Akaike H. A new look at the statistical model identification. IEEE Trans Autom Contr 1974；19：716-23.
6) Shafer SL, Varvel JR, Aziz N, et al. Pharmacokinetics of fentanyl administered by computer-controlled infusion pump. Anesthesiology 1990；73：1091-102.
7) Minto CF, Schnider TW, Egan TD, et al. Influence of age and gender on the pharmacokinetics and pharmacodynamics of remifentanil. I. Model development. Anesthesiology 1997；86：10-23.

8) 増井健一, 風間富栄. レミフェンタニル投与の血中濃度シミュレーション. 麻酔 2007；56：1287-95.
9) 増井健一. 今日から実践できる TIVA〈2〉. 木山秀哉編. 東京：真興交易医書出版部；2008.
10) Coetzee JF. Total intravenous anaesthesia to obese patients：largely guesswork? Eur J Anaesthesiol 2009；26：359-61.
11) La Colla L, Albertin A, La Colla G, et al. Predictive performance of the 'Minto' remifentanil pharmacokinetic parameter set in morbidly obese patients ensuing from a new method for calculating lean body mass. Clin Pharmacokinet 2010；49：131-9.
12) Egan TD, Huizinga B, Gupta SK, et al. Remifentanil pharmacokinetics in obese versus lean patients. Anesthesiology 1998；89：562-73.
13) Ross AK, Davis PJ, Dear Gd GL, et al. Pharmacokinetics of remifentanil in anesthetized pediatric patients undergoing elective surgery or diagnostic procedures. Anesth Analg 2001；93：1393-401.
14) Shibutani K, Inchiosa MA, Jr, Sawada K, et al. Accuracy of pharmacokinetic models for predicting plasma fentanyl concentrations in lean and obese surgical patients：derivation of dosing weight（"pharmacokinetic mass"）. Anesthesiology 2004；101：603-13.
15) Fisher DM.（Almost）everything you learned about pharmacokinetics was（somewhat）wrong! Anesth Analg 1996；83：901-3.
16) Bouillon TW, Bruhn J, Radulescu L, et al. Pharmacodynamic interaction between propofol and remifentanil regarding hypnosis, tolerance of laryngoscopy, bispectral index, and electroencephalographic approximate entropy. Anesthesiology 2004；100：1353-72.
17) Johnson KB, Kern SE, Hamber EA, et al. Influence of hemorrhagic shock on remifentanil：a pharmacokinetic and pharmacodynamic analysis. Anesthesiology 2001；94：322-32.
18) Masui K, Kira M, Kazama T, et al. Early phase pharmacokinetics but not pharmacodynamics are influenced by propofol infusion rate. Anesthesiology 2009；111：805-17.
19) Albertin A, Casati A, Federica L, et al. The effect-site concentration of remifentanil blunting cardiovascular responses to tracheal intubation and skin incision during bispectral index-guided propofol anesthesia. Anesth Analg 2005；101：125-30.
20) Hughes MA, Glass PS, Jacobs JR. Context-sensitive half-time in multicompartment pharmacokinetic models for intravenous anesthetic drugs. Anesthesiology 1992；76：334-41.
21) Bailey JM. Technique for quantifying the duration of intravenous anesthetic effect. Anesthesiology 1995；83：1095-103.
22) Dershwitz M, Hoke JF, Rosow CE, et al. Pharmacokinetics and pharmacodynamics of remifentanil in volunteer subjects with severe liver disease. Anesthesiology 1996；84：812-20.
23) Hoke JF, Shlugman D, Dershwitz M, et al. Pharmacokinetics and pharmacodynamics of remifentanil in persons with renal failure compared with healthy volunteers. Anesthesiology 1997；87：533-41.
24) Lang E, Kapila A, Shlugman D, et al. Reduction of isoflurane minimal alveolar concentration by remifentanil. Anesthesiology 1996；85：721-8.
25) Joshi GP, Warner DS, Twersky RS, et al. A comparison of the remifentanil and fentanyl adverse effect profile in a multicenter phase IV study. J Clin Anesth 2002；14：494-9.
26) Guignard B, Bossard AE, Coste C, et al. Acute opioid tolerance：intraoperative remifentanil increases postoperative pain and morphine requirement. Anesthesiology 2000；93：409-17.
27) Peng PW, Sandler AN. A review of the use of fentanyl analgesia in the management of acute pain in adults. Anesthesiology 1999；90：576-99.
28) Bouillon T, Bruhn J, Radu-Radulescu L, et al. Non-steady state analysis of the pharmacokinetic interaction between propofol and remifentanil. Anesthesiology 2002；97：1350-62.
29) Yufune S, Takamatsu I, Masui K, et al. Effect of remifentanil on plasma propofol concentration and bispectral index during propofol anaesthesia. Br J Anaesth 2011；106：208-14.
30) Kern SE, Xie G, White JL, et al. A response surface analysis of propofol-remifentanil pharmacodynamic

interaction in volunteers. Anesthesiology 2004 ; 100 : 1373-81.
31) Manyam SC, Gupta DK, Johnson KB, et al. Opioid-volatile anesthetic synergy : a response surface model with remifentanil and sevoflurane as prototypes. Anesthesiology 2006 ; 105 : 267-78.

（増井　健一）

4 脊髄におけるオピオイド鎮痛の基礎

はじめに

　脊髄は痛覚伝導路のうち，末梢から一次求心性神経線維（Aδ線維，C線維）を伝わってきた侵害刺激が初めて中枢神経系に入力する部位である．脊髄に入った一次求心性神経線維は，脊髄後角に細胞体を有する二次侵害受容ニューロンとシナプスに接続する．脊髄後角の表層部にはオピオイド受容体が豊富に発現しており（図1），脊髄のシナプス伝達においてオピオイドは，シナプス前性，シナプス後性の両方に作用し，鎮痛効果を発揮する[1,2]．シナプス前の一次求心性神経線維終末のオピオイド受容体が刺激されると，電位依存性カルシウムチャネルが抑制されることにより，グルタミン酸などの興奮性神経伝達物質の放出が抑制される[3〜5]．また，シナプス後の脊髄後角ニューロンのオピオイド受容体が刺激されるとカリウムチャネルが開口し，後角ニューロンが過分極することで上位中枢への興奮伝達が抑制される[6]．

　脊髄におけるオピオイドの鎮痛作用は，Kitahataら[7]のモルヒネによる脊髄後角ニューロンの抑制を踏まえ，1976年にYakshら[8]がラットの脊髄くも膜下腔にモルヒネを投与し鎮痛作用を観察したことで明らかとなった．1979年にはWangら[9]が脊髄くも膜下腔へのモルヒネ投与，Beharら[10]は硬膜外腔へのモルヒネ投与を行った．そして現在では，オピオイドを用いた脊髄鎮痛法は，術後痛や分娩時の疼痛管理，癌性疼痛に対する極めて有効な手段として確立されている．なお，臨床でくも膜下投与可能なオピオイド製剤は，塩酸モルヒネとクエン

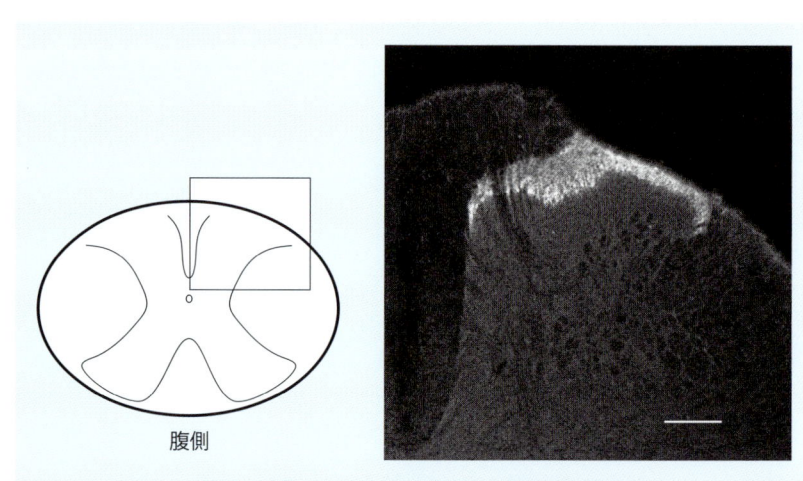

図1　脊髄におけるμオピオイド受容体の局在
ラット腰部脊髄の抗μオピオイド受容体（MOR）抗体による免疫組織化学的染色像．MORは脊髄後角の表層部に豊富に発現している．スケール 200μm．

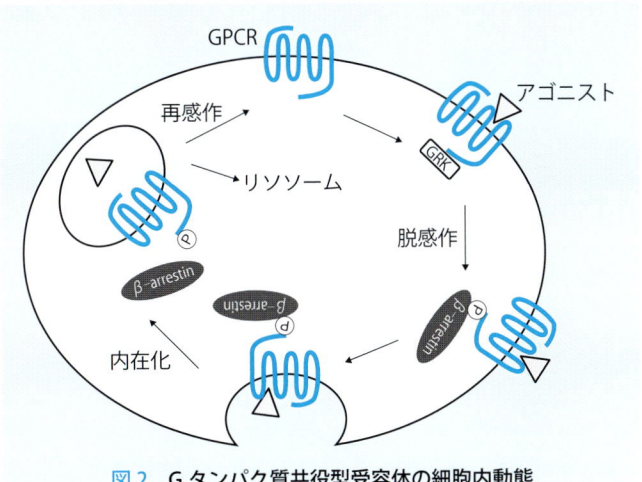

図2 Gタンパク質共役型受容体の細胞内動態
Gタンパク質共役型受容体のアゴニスト結合後の脱感作−内在化−再感作機構．
GPCR：Gタンパク質共役型受容体，GRK：G protein-coupled receptor キナーゼ．

酸フェンタニルのみであり，本稿で解説するのは基礎研究のデータであってただちに臨床応用できるものではない点に留意いただきたい．

1 脊髄におけるオピオイド受容体の細胞内動態と鎮痛効果

　オピオイドによる鎮痛効果は，μ，δ，κオピオイド受容体のうち，主としてμオピオイド受容体（μ-opioid receptor：MOR）によって仲介されている[11]。MORは，Gタンパク質共役型受容体（G-protein coupled receptor：GPCR）スーパーファミリーに属しており，GPCRは一般に，脱感作−内在化−再感作という一連の細胞内動態を示す。つまり，GPCRはアゴニストが結合するとGPCRキナーゼによりリン酸化され，続いてβアレスチンが結合することで脱共役現象（uncoupling）を生じる。βアレスチンが結合した受容体はクラスリン被覆小胞へ集合し，ダイナミンにより細胞膜から遊離して，エンドソームへ運ばれる。エンドソームへ運ばれた受容体はリソソームで分解されるか，細胞膜へリサイクルされ再感作される（図2）。MORにおいてもこの一連の細胞内動態は，[D-Ala^2, N-MePhe^4, Gly-ol^5]-enkephalin（DAMGO）などのオピオイドペプチドでは明らかである。しかし，*in vitro* での報告が多く，*in vivo* で鎮痛効果とともに細胞内動態を検討したものは少ない。ここでは，脊髄における各種オピオイドの鎮痛効果について，MORの細胞内動態との関係を現在解明されている範囲で述べる。

1）DAMGO

　選択的 MOR 作動薬である DAMGO をラットのくも膜下腔に投与することにより，用量依存的な鎮痛効果と脊髄後角ニューロンにおける MOR 内在化を生じる。鎮痛効果と MOR 内在化との間には，正の相関関係が認められる[12]。

2）フェンタニル

　フェンタニルをラットのくも膜下投与すると，用量依存的に鎮痛効果を発揮する。鎮痛効果を発揮する用量のフェンタニルは脊髄後角ニューロンにおいて MOR の内在化を生じる[12]。フェンタニルによる MOR 内在化は用量依存的であるが，DAMGO によるものほどの相関関係は認められない。

3）モルヒネ

　ラットのくも膜下腔に投与されたモルヒネは，用量依存的に鎮痛効果を発揮する。しかし，鎮痛効果を発揮している場合においてもモルヒネは，脊髄後角ニューロンの MOR 内在化を引き起こさないことが明らかとなっている[12〜14]。また著者ら[12]は，単独では MOR 内在化を生じないモルヒネを，鎮痛効果も内在化も生じない低用量の DAMGO やフェンタニルと混合投与することによって，モルヒネによる MOR 内在化が引き起こされ，同時に鎮痛効果が増強されることを報告している。

4）レミフェンタニル

　レミフェンタニルは超短時間作用型のオピオイド鎮痛薬であり，持続投与を必要とする。臨床麻酔で使用される製剤は，添加物としてグリシンを含んでいるため，くも膜下投与および硬膜外投与には使用できない。著者らはラットにレミフェンタニルの持続静脈内投与を行い，鎮痛効果を発揮している時点において脊髄後角の MOR 内在化が生じていることを確認している（未発表データ）。このことは，全身投与されたレミフェンタニルが脊髄レベルにも作用して鎮痛効果を発揮していることを示している。

5）ブプレノルフィン

　ブプレノルフィンは MOR の部分作動薬である。ブプレノルフィンもレミフェンタニルと同様，臨床において脊髄投与は行われない。著者らはラットを用いて，くも膜下投与したブプレノルフィンは鎮痛効果を発揮する用量においても脊髄後角ニューロンの MOR 内在化を生じな

いことを確認している（未発表データ）。

　上述からも分かるように，μオピオイド作動薬は，同じMORを作用起点として鎮痛効果を発揮する一方で，おのおの異なったMOR細胞内動態を示すことが明らかとなっている。現在のところ，MOR内在化の意義については不明な点が多い。つまり，MOR内在化がオピオイドの鎮痛効果や耐性形成に及ぼす影響についての統一された見解はない。しかし，MOR内在化によりモルヒネによる耐性形成を抑制したという報告[14]もあることから，MORの細胞内動態を介して鎮痛効果や耐性形成をコントロールできる可能性がある。

2 脊髄におけるオピオイドと他の薬物との相互作用

　脊髄においてはオピオイドばかりではなく，局所麻酔薬をはじめとしたさまざまな薬物が鎮痛効果を発揮することが知られている。脊髄レベルでの鎮痛効果においてオピオイドと相互作用を有する薬物について，基礎研究での報告を以下に紹介する（表1）。

1）局所麻酔薬

　ラットのくも膜下腔，あるいは硬膜外腔へのモルヒネと局所麻酔薬（リドカイン，ブピバカイン）の混合投与は，相乗的な鎮痛効果を発揮することが多数報告[15〜19]されている。この相乗効果は，体性痛〔tail flick（TF）テスト，hot plate（HP）テスト，paw pressure（PP）テスト〕，内臓痛〔colorectal distension（CD）テスト〕の両者に対して認められ，また混合投与により鎮痛効果の持続時間も延長する。

　内因性オピオイドペプチドであるエンドモルフィン-1とリドカインのくも膜下腔への混合投与は，炎症性疼痛モデルであるフォルマリンテストにおいて相乗的な鎮痛効果を示した[20]。

2）α_2アドレナリン受容体作動薬

　α_2アドレナリン受容体作動薬としては，クロニジンやメデトミジンおよびその活性右旋体（D体）であるデクスメデトミジンなどが検討されている。

　くも膜下腔へのモルヒネとクロニジンの混合投与では，体性痛（TFテスト，PPテスト）[21,22]のみならず，神経障害性疼痛を引き起こす神経結紮モデル[23]やフォルマリンテスト[24]においても，相乗的鎮痛効果が認められている。

　モルヒネ，フェンタニルあるいはメペリジンとメデトミジンの組み合わせでは，くも膜下投与の場合はTFテストにおいて相乗的な鎮痛効果を示すのに対して，静脈投与では相加的な効果しか認めない[25]。

表1 脊髄におけるオピオイドと他の薬物との相互作用

薬　物	対象	侵害試験	相互作用	文献
<局所麻酔薬>				
モルヒネ＆リドカイン	ラット	TFテスト，CDテスト	相乗的	15
モルヒネ＆リドカイン（硬膜外）	ラット	TFテスト，CDテスト	相乗的	16
モルヒネ＆ブピバカイン，リドカイン	ラット	HPテスト，PPテスト	増強	17
モルヒネ＆リドカイン	ラット	HPテスト，CDテスト	相乗的	18
モルヒネ＆ブピバカイン，リドカイン	マウス	TFテスト，HPテスト	増強	19
エンドモルフィン-1＆リドカイン	ラット	フォルマリンテスト	相乗的	20
<α_2アドレナリン受容体作動薬>				
モルヒネ＆クロニジン	ラット	TFテスト，PPテスト	相乗的	21
モルヒネ，メペリジン＆クロニジン	ラット	TFテスト	相乗的	22
モルヒネ＆クロニジン	ラット	神経結紮モデル，tail immersionテスト	相乗的	23
モルヒネ＆クロニジン	ラット	フォルマリンテスト	相乗的	24
モルヒネ，フェンタニル，メペリジン＆メデトミジン	ラット	TFテスト	相乗的（i.v.では相加的）	25
モルヒネ＆デクスメデトミジン	ラット	C fiber-evoked responseの抑制	相乗的	26
エンドモルフィン-1＆デクスメデトミジン	ラット	TFテスト	相乗的	27
モルヒネ＆ST-91	ラット	HPテスト	相乗的	28
<COX阻害薬>				
モルヒネ＆選択的COX-2阻害薬	マウス	acetic acid writhingテスト	相乗的	29
モルヒネ＆非選択的COX阻害薬	マウス	acetic acid writhingテスト	相乗的	30
モルヒネ＆ケトロラック	ラット	フォルマリンテスト	相乗的	31
トラマドール＆非選択的COX阻害薬	マウス	acetic acid writhingテスト	相乗的	32
<Caチャネル遮断薬>				
モルヒネ＆Caチャネル遮断薬	ラット	TFテスト	相乗的	33
モルヒネ＆ニモジピン	ラット	TFテスト	相乗的	34
モルヒネ＆ジコノタイド	ラット	フォルマリンテスト，PPテスト	相加的 相乗的	35
モルヒネ＆N型電位依存性Caチャネル遮断薬	ラット	TFテスト，PPテスト	相乗的	36
モルヒネ＆選択的N型Caチャネル遮断薬	マウス／ラット	acetic acid writhingテスト／フォルマリンテスト	増強	37
モルヒネ＆N-, P/Q-, L型Caチャネル遮断薬	マウス	TFテスト，tail pressureテスト	増強	38

<ガバペンチン>					
モルヒネ&ガバペンチン	ラット	TFテスト		増強	39
モルヒネ&ガバペンチン	ラット	膵炎モデル		増強	40
トラマドール&ガバペンチン	ラット	フォルマリンテスト		相乗的	41
<ネオスチグミン>					
モルヒネ&ネオスチグミン	ラット	radiant heat		相加的	42
モルヒネ&ネオスチグミン	ラット	HPテスト		相乗的	43
<ミダゾラム>					
モルヒネ&ミダゾラム	ラット	TFテスト		相乗的	44
モルヒネ&ミダゾラム	ラット	TFテスト,HPテスト		相乗的	45
<オピオイド>					
κ作動薬&δ作動薬	ラット	Randall-Selitto paw withdrawal テスト		相乗的	46
μ作動薬&δ作動薬	ネコ	radiant heat		相乗的	47
μ作動薬&δ作動薬	ラット	HPテスト		相乗的	48
<その他>					
モルヒネ&マプロチリン	ラット	thermal withdrawal テスト		相乗的	49
モルヒネ&ウアバイン	ラット	TFテスト		相乗的	50
モルヒネ&AMPA受容体拮抗薬	ラット	HPテスト		相乗的	51
モルヒネ&カルバコール	ラット	radiant heat		相乗的	52
モルヒネ&ザプリナスト	ラット	フォルマリンテスト		相乗的	53
モルヒネ&mGluR2/3拮抗薬	ラット	フォルマリンテスト		相乗的	54
モルヒネ&ガラニン	ラット	フォルマリンテスト		相乗的	55

薬物の投与経路は,特に記載がない場合はくも膜下投与.相互作用については報告の表現に準じて記載.
COX:cyclooxygenase, TF:tail flick, CD:colorectal distension, HP:hot plate, PP:paw pressure, AMPA:α-amino-3-hydroxy-5-methyl-4-isoxazole-propionic acid, mGluR:metabotropic glutamate receptor.

　デクスメデトミジンに関しては,モルヒネ[26]やエンドモルフィン-1[27]との組み合わせにおいて相乗的な鎮痛効果が認められている.

　モルヒネとST-91（$α_2$作動薬）の混合投与では,HPテストにおいて相乗的な鎮痛効果を認める[28]。

3）シクロオキシゲナーゼ（COX）阻害薬

　くも膜下投与された選択的COX-2阻害薬（ニメスリド,メロキシカム,パレコキシブ）とモルヒネは,マウスの内臓痛モデル（acetic acid writhingテスト）において相乗的な鎮痛効果を示す[29]。また同じモデルにおいて,非選択的COX阻害薬（ナプロキセン,ピロキシカム,

メタミゾール，ジクロフェナク，ケトプロフェン）とモルヒネの組み合わせによっても相乗的鎮痛効果が認められている [30]。

ラットのフォルマリンテストにおいて，モルヒネとCOX阻害薬であるケトロラックのくも膜下腔への混合投与は相乗的な鎮痛効果を示すものの，κアゴニストとケトロラックの組み合わせによる鎮痛効果は相加的なものとなる [31]。

μオピオイド作動作用とノルアドレナリンとセロトニン再取り込み抑制作用を有するトラマドールについては，非選択的COX阻害薬であるナプロキセンと組み合わせることによって内臓痛に対し相乗的な鎮痛効果を示すが，選択的COX-2阻害薬であるレフェコキシブとの組み合わせでは相乗的な効果は認めない [32]。

4）カルシウムチャネル遮断薬

L型カルシウムチャネル遮断薬であるベラパミル，ジルチアゼム，ニカルジピン [33] およびニモジピン [34] とモルヒネのくも膜下腔への投与は，TFテストにおいて相乗的な鎮痛効果を認めることが示されている。

N型カルシウムチャネル遮断薬であるジコノタイドとモルヒネをくも膜下腔に投与すると，フォルマリンテストにおける鎮痛効果は相加的であるが，PPテストにおける鎮痛効果は相乗的である [35]。また，オメガコノトキシンGVIAとモルヒネを組み合わせて用いてもTFテスト，PPテストにおいて相乗的な鎮痛効果が認められている [36]。オメガコノトキシンSO-3はモルヒネの化学刺激に対する鎮痛効果を増強させる [37]。

L型やN型に限らずP/Q型カルシウムチャネル遮断薬においても，モルヒネの鎮痛効果（TFテスト，tail pressureテスト）を増強させる [38]。

5）ガバペンチン

ガバペンチンのくも膜下腔への投与は，TFテスト [39] や，ラットの膵炎モデル [40] において，モルヒネの鎮痛効果を増強することが示されている。

くも膜下投与されたトラマドールとガバペンチンは，フォルマリンテストにおいて相乗的な鎮痛効果を示す [41]。

6）ネオスチグミン

くも膜下投与されたネオスチグミンとモルヒネは，後肢へのradiant heat刺激に対しては相加的な鎮痛効果を示すのみである [42] が，HPテストにおいては相乗的な鎮痛効果を認める [43]。

7) ミダゾラム

くも膜下投与された低用量のミダゾラムとモルヒネはTFテストで相乗的な鎮痛効果を示すが，高用量のミダゾラムとモルヒネではそのような効果は認められない[44]。なお，ミダゾラムは脳室内投与された場合，モルヒネのTFテストにおける鎮痛効果には影響せず，HPテストにおいてはモルヒネの鎮痛効果を阻害する[45]。

8) オピオイド

選択的κアゴニストと選択的δアゴニストをくも膜下腔に同時に投与するとラット後肢に対する機械刺激（Randall-Selittoテスト）において相乗的な鎮痛効果を示す[46]。選択的μアゴニストと選択的δアゴニストのくも膜下腔への同時投与は熱刺激（radiant heat刺激, HPテスト）において相乗的な鎮痛効果を認めることが示されている[47, 48]。

9) その他

そのほかにも，以下のようなさまざまな薬物がオピオイドと組み合わされて脊髄投与され，その鎮痛効果が検討されている。四環系抗うつ薬であり，ノルアドレナリン再取り込み阻害作用を有するマプロチリンとモルヒネをくも膜下投与すると，thermal withdrawalテストにおいて相乗的な鎮痛効果を認める[49]。この効果はヨヒンビン（非選択的α_2アドレナリン拮抗薬）およびナロキソン（非選択的オピオイド拮抗薬）で拮抗されることから，α_2アドレナリン受容体およびオピオイド受容体を介していると考えられる。選択的セロトニン再取り込み阻害薬であるシタロプラムではこの効果は認められていない。イオンポンプであるNa^+, K^+-ATPase阻害薬のウアバインとモルヒネの組み合わせは，TFテストにおいて相乗的な鎮痛効果を示す[50]。α-amino-3-hydroxy-5-methyl-4-isoxazole-propionic acid（AMPA）受容体拮抗薬とモルヒネの組み合わせは，HPテストにおいて相乗効果を示すが，N-メチル-D-アスパラギン酸（N-methyl-d-aspartic acid：NMDA）受容体拮抗薬とモルヒネの組み合わせでは相乗効果を認めない[51]。コリン作動薬であるカルバコールとモルヒネの組み合わせは，ラット後肢へのradiant heat刺激に対して相乗的な鎮痛効果を示す[52]。PDE5型阻害薬であるザプリナストとモルヒネ[53]，代謝型グルタミン酸受容体2/3アンタゴニストとモルヒネ[54]，また，ガラニンとモルヒネ[55]の組み合わせは，フォルマリンテストにおいて相乗的な鎮痛効果を発揮する。

以上，脊髄におけるオピオイドと他の薬物との鎮痛効果に関する相互作用について述べたが，抗アロディニア効果に関する相互作用を神経障害性疼痛モデルや術後痛モデルなどにおいて検討している報告[56〜59]もある。

おわりに

　オピオイドは，脊髄投与によって効率のよい鎮痛効果を発揮する。全身投与においても，脊髄への作用がその鎮痛効果に大きく寄与している。また，オピオイドと他の薬物との相互作用を利用することで，鎮痛効果の増強，副作用の軽減が期待できるなど，脊髄は痛みをコントロールするうえで応用性の高い標的である。今後，臨床に生かせる研究の進歩が期待される。

【文　献】

1) Aicher SA, Sharma S, Cheng PY, et al. Dual ultrastructural localization of μ-opiate receptors and substance p in the dorsal horn. Synapse 2000；36：12-20.
2) Hohmann AG, Briley EM, Herkenham M. Pre- and postsynaptic distribution of cannabinoid and μ opioid receptors in rat spinal cord. Brain Res 1999；822：17-25.
3) Ikoma M, Kohno T, Baba H. Differential presynaptic effects of opioid agonists on Aδ- and C-afferent glutamatergic transmission to the spinal dorsal horn. Anesthesiology 2007；107：807-12.
4) Kohno T, Kumamoto E, Higashi H, et al. Actions of opioids on excitatory and inhibitory transmission in substantia gelatinosa of adult rat spinal cord. J Physiol 1999；518（Pt 3）：803-13.
5) Ueda M, Sugimoto K, Oyama T, et al. Opioidergic inhibition of capsaicin-evoked release of glutamate from rat spinal dorsal horn slices. Neuropharmacology 1995；34：303-8.
6) Yoshimura M, North RA. Substantia gelatinosa neurones hyperpolarized in vitro by enkephalin. Nature 1983；305：529-30.
7) Kitahata LM, Kosaka Y, Taub A, et al. Lamina-specific suppression of dorsal-horn unit activity by morphine sulfate. Anesthesiology 1974；41：39-48.
8) Yaksh TL, Rudy TA. Analgesia mediated by a direct spinal action of narcotics. Science 1976；192：1357-8.
9) Wang JK, Nauss LA, Thomas JE. Pain relief by intrathecally applied morphine in man. Anesthesiology 1979；50：149-51.
10) Behar M, Magora F, Olshwang D, et al. Epidural morphine in treatment of pain. Lancet 1979；1：527-9.
11) Matthes HW, Maldonado R, Simonin F, et al. Loss of morphine-induced analgesia, reward effect and withdrawal symptoms in mice lacking the μ-opioid-receptor gene. Nature 1996；383：819-23.
12) Hashimoto T, Saito Y, Yamada K, et al. Enhancement of morphine analgesic effect with induction of μ-opioid receptor endocytosis in rats. Anesthesiology 2006；105：574-80.
13) Trafton JA, Abbadie C, Marek K, et al. Postsynaptic signaling via the μ-opioid receptor：responses of dorsal horn neurons to exogenous opioids and noxious stimulation. J Neurosci 2000；20：8578-84.
14) He L, Fong J, von Zastrow M, et al. Regulation of opioid receptor trafficking and morphine tolerance by receptor oligomerization. Cell 2002；108：271-82.
15) Saito Y, Kaneko M, Kirihara Y, et al. Interaction of intrathecally infused morphine and lidocaine in rats（part I）：synergistic antinociceptive effects. Anesthesiology 1998；89：1455-63.
16) Kaneko M, Saito Y, Kirihara Y, et al. Synergistic antinociceptive interaction after epidural coadministration of morphine and lidocaine in rats. Anesthesiology 1994；80：137-50.
17) Penning JP, Yaksh TL. Interaction of intrathecal morphine with bupivacaine and lidocaine in the rat. Anesthesiology 1992；77：1186-2000.
18) Maves TJ, Gebhart GF. Antinociceptive synergy between intrathecal morphine and lidocaine during visceral and somatic nociception in the rat. Anesthesiology 1992；76：91-9.
19) Akerman B, Arwestrom E, Post C. Local anesthetics potentiate spinal morphine antinociception. Anesth Analg 1988；67：943-8.

20) Hao S, Takahata O, Iwasaki H. Isobolographic analysis of interaction between spinal endomorphin-1, a newly isolated endogenous opioid peptide, and lidocaine in the rat formalin test. Neurosci Lett 1999；276：177-80.
21) Loomis CW, Milne B, Cervenko FW. A study of the interaction between clonidine and morphine on analgesia and blood pressure during continuous intrathecal infusion in the rat. Neuropharmacology 1988；27：191-9.
22) Ossipov MH, Harris S, Lloyd P, et al. An isobolographic analysis of the antinociceptive effect of systemically and intrathecally administered combinations of clonidine and opiates. J Pharmacol Exp Ther 1990；255：1107-16.
23) Ossipov MH, Lopez Y, Bian D, et al. Synergistic antinociceptive interactions of morphine and clonidine in rats with nerve-ligation injury. Anesthesiology 1997；86：196-204.
24) Przesmycki K, Dzieciuch JA, Czuczwar SJ, et al. Isobolographic analysis of interaction between intrathecal morphine and clonidine in the formalin test in rats. Eur J Pharmacol 1997；337：11-7.
25) Ossipov MH, Harris S, Lloyd P, et al. Antinociceptive interaction between opioids and medetomidine：systemic additivity and spinal synergy. Anesthesiology 1990；73：1227-35.
26) Sullivan AF, Kalso EA, McQuay HJ, et al. Evidence for the involvement of the μ but not δ opioid receptor subtype in the synergistic interaction between opioid and α 2 adrenergic antinociception in the rat spinal cord. Neurosci Lett 1992；139：65-8.
27) Horvath G, Joo G, Dobos I, et al. The synergistic antinociceptive interactions of endomorphin-1 with dexmedetomidine and/or S (+)-ketamine in rats. Anesth Analg 2001；93：1018-24.
28) Monasky MS, Zinsmeister AR, Stevens CW, et al. Interaction of intrathecal morphine and ST-91 on antinociception in the rat：dose-response analysis, antagonism and clearance. J Pharmacol Exp Ther 1990；254：383-92.
29) Pinardi G, Prieto JC, Miranda HF. Analgesic synergism between intrathecal morphine and cyclooxygenase-2 inhibitors in mice. Pharmacol Biochem Behav 2005；82：120-4.
30) Miranda HF, Prieto JC, Pinardi G. Spinal synergy between nonselective cyclooxygenase inhibitors and morphine antinociception in mice. Brain Res 2005；1049：165-70.
31) Malmberg AB, Yaksh TL. Pharmacology of the spinal action of ketorolac, morphine, ST-91, U50488H, and L-PIA on the formalin test and an isobolographic analysis of the NSAID interaction. Anesthesiology 1993；79：270-81.
32) Satyanarayana PS, Jain NK, Singh A, et al. Isobolographic analysis of interaction between cyclooxygenase inhibitors and tramadol in acetic acid-induced writhing in mice. Prog Neuropsychopharmacol Biol Psychiatry 2004；28：641-9.
33) Omote K, Sonoda H, Kawamata M, et al. Potentiation of antinociceptive effects of morphine by calcium-channel blockers at the level of the spinal cord. Anesthesiology 1993；79：746-52.
34) Gupta H, Verma D, Ahuja RK, et al. Intrathecal co-administration of morphine and nimodipine produces higher antinociceptive effect by synergistic interaction as evident by injecting different doses of each drug in rats. Eur J Pharmacol 2007；561：46-53.
35) Wang YX, Gao D, Pettus M, et al. Interactions of intrathecally administered ziconotide, a selective blocker of neuronal N-type voltage-sensitive calcium channels, with morphine on nociception in rats. Pain 2000；84：271-81.
36) Omote K, Kawamata M, Satoh O, et al. Spinal antinociceptive action of an N-Type voltage-dependent calcium channel blocker and the synergistic interaction with morphine. Anesthesiology 1996；84：636-43.
37) Yan LD, Liu YL, Zhang L, et al. Spinal antinociception of synthetic ω-conotoxin SO-3, a selective N-type neuronal voltage-sensitive calcium channel blocker, and its effects on morphine analgesia in chemical stimulus tests in rodent. Eur J Pharmacol 2010；636：73-81.

38) Fukuizumi T, Ohkubo T, Kitamura K. Spinally delivered N-, P/Q- and L-type Ca^{2+}-channel blockers potentiate morphine analgesia in mice. Life Sci 2003；73：2873-81.
39) Shimoyama M, Shimoyama N, Inturrisi CE, et al. Gabapentin enhances the antinociceptive effects of spinal morphine in the rat tail-flick test. Pain 1997；72：375-82.
40) Smiley MM, Lu Y, Vera-Portocarrero LP, et al. Intrathecal gabapentin enhances the analgesic effects of subtherapeutic dose morphine in a rat experimental pancreatitis model. Anesthesiology 2004；101：759-65.
41) Granados-Soto V, Arguelles CF. Synergic antinociceptive interaction between tramadol and gabapentin after local, spinal and systemic administration. Pharmacology 2005；74：200-8.
42) Naguib M, Yaksh TL. Antinociceptive effects of spinal cholinesterase inhibition and isobolographic analysis of the interaction with μ and α 2 receptor systems. Anesthesiology 1994；80：1338-48.
43) Abram SE, Winne RP. Intrathecal acetyl cholinesterase inhibitors produce analgesia that is synergistic with morphine and clonidine in rats. Anesth Analg 1995；81：501-7.
44) Rattan AK, McDonald JS, Tejwani GA. Differential effects of intrathecal midazolam on morphine-induced antinociception in the rat：role of spinal opioid receptors. Anesth Analg 1991；73：124-31.
45) Luger TJ, Hayashi T, Weiss CG, et al. The spinal potentiating effect and the supraspinal inhibitory effect of midazolam on opioid-induced analgesia in rats. Eur J Pharmacol 1995；275：153-62.
46) Miaskowski C, Taiwo YO, Levine JD. κ- and δ-opioid agonists synergize to produce potent analgesia. Brain Res 1990；509：165-8.
47) Omote K, Kitahata LM, Collins JG, et al. The antinociceptive role of μ- and δ-opiate receptors and their interactions in the spinal dorsal horn of cats. Anesth Analg 1990；71：23-8.
48) Malmberg AB, Yaksh TL. Isobolographic and dose-response analyses of the interaction between intrathecal μ and δ agonists：effects of naltrindole and its benzofuran analog（NTB）. J Pharmacol Exp Ther 1992；263：264-75.
49) Pettersen VL, Zapata-Sudo G, Raimundo JM, et al. The synergistic interaction between morphine and maprotiline after intrathecal injection in rats. Anesth Analg 2009；109：1312-7.
50) Zeng W, Dohi S, Shimonaka H, et al. Spinal antinociceptive action of Na^+-K^+ pump inhibitor ouabain and its interaction with morphine and lidocaine in rats. Anesthesiology 1999；90：500-8.
51) Nishiyama T, Yaksh TL, Weber E. Effects of intrathecal NMDA and non-NMDA antagonists on acute thermal nociception and their interaction with morphine. Anesthesiology 1998；89：715-22.
52) Abram SE, O'Connor TC. Characteristics of the analgesic effects and drug interactions of intrathecal carbachol in rats. Anesthesiology 1995；83：844-9.
53) Yoon MH, Choi JI, Kim SJ, et al. Synergistic antinociception between zaprinast and morphine in the spinal cord of rats on the formalin test. Eur J Anaesthesiol 2006；23：65-70.
54) Yoon MH, Choi J, Bae HB, et al. Antinociceptive effects and synergistic interaction with morphine of intrathecal metabotropic glutamate receptor 2/3 antagonist in the formalin test of rats. Neurosci Lett 2006；394：222-6.
55) Hua XY, Hayes CS, Hofer A, et al. Galanin acts at GalR1 receptors in spinal antinociception：synergy with morphine and AP-5. J Pharmacol Exp Ther 2004；308：574-82.
56) Hwang JH, Hwang KS, Choi Y, et al. An analysis of drug interaction between morphine and neostigmine in rats with nerve-ligation injury. Anesth Analg 2000；90：421-6.
57) Hwang JH, Hwang GS, Cho SK, et al. Morphine can enhance the antiallodynic effect of intrathecal R-PIA in rats with nerve ligation injury. Anesth Analg 2005；100：461-8.
58) Tuboly G, Mecs L, Benedek G, et al. Antinociceptive interactions between anandamide and endomorphin-1 at the spinal level. Clin Exp Pharmacol Physiol 2009；36：400-5.
59) Obata H, Kimura M, Nakajima K, et al. Monoamine-dependent, opioid-independent antihypersensitivity effects of intrathecally administered milnacipran, a serotonin noradrenaline reuptake inhibitor, in a

postoperative pain model in rats. J Pharmacol Exp Ther 2010;334:1059-65.

〔橋本　龍也，齊藤　洋司〕

II 臨床

1 オピオイドと吸入麻酔薬との相互作用

はじめに

　Woodbridge[1]が全身麻酔の四要素として挙げた意識の消失，無痛，筋弛緩，有害反射の抑制を単一の薬物で安全かつ効率的に行うことは困難である。それゆえ現在では，複数の薬物を併用することでこの目的を達成する。現在使用されているような薬理学特性の優れたオピオイドがない時代には，吸入麻酔薬は，全身麻酔薬として長い間主役の地位を占めてきた。吸入麻酔薬は，単独で使用しても十分でないが，その時代の臨床的要求に応えられる程度には，全身麻酔の要素を満たすことができていたと考えられる。わが国では，ハロタンは，1959年に臨床使用を開始されて以来，1990年イソフルラン，セボフルランが臨床使用されるまで全身麻酔の主要薬物として使用されていた。ハロタンは，現在主流のセボフルランと比較すれば鎮痛作用が強いかもしれないが，臨床使用される濃度では十分な鎮痛が得られないために，亜酸化窒素を併用することが普通に行われていた。フェンタニルは使用可能であったが，ハロタンは，血液・ガス分配係数が大きくフェンタニルによる呼吸抑制が起きると著しく麻酔からの覚醒が遅れることがあるので，慎重にフェンタニル併用を行う必要があった。このため，麻薬を併用しない吸入麻酔薬だけの全身麻酔が一般的に行われていた。

　吸入麻酔薬は全身麻酔の各要素に対して他の吸入麻酔薬と同程度の効果があるのではない。例えば最小肺胞濃度（minimum alveolar concentration：MAC）を吸入麻酔薬の力価の基準とするならば，亜酸化窒素は，ハロタン，セボフルラン，イソフルランなどの揮発性麻酔薬よりも鎮痛作用が強いとされている。セボフルラン，イソフルランは，そのMAC-awake（50%の患者が口頭命令に従えない麻酔薬濃度）がMACを基準にすればエーテル，ハロタンや亜酸化窒素より低いことから鎮静作用の強い麻酔薬といえる[2]。一方で，セボフルラン，イソフルランは，意識がなくならない程度の低い濃度では，ほとんど鎮痛作用がない。したがって，セボ

フルラン，イソフルラン，デスフルランなどの吸入麻酔薬に強力な鎮痛作用をもつ麻薬などの薬物を併用することは，理にかなっていると考えられる。

　オピオイドはその強力な鎮痛作用により，無痛状態あるいはそれに近い状態を作り出すことができる。しかしオピオイドだけでは確実な無意識状態や健忘状態を得ることはできないし，フェンタニルのような作用時間の長いオピオイドを長時間，大量に使用した場合には術後呼吸抑制が問題となる。レミフェンタニルは短時間作用性であり，術後の呼吸抑制の問題はないので，麻酔中に高濃度を長時間維持可能である。しかしレミフェンタニルだけで意識を取り去ることは臨床的にはあまり実際的ではない。ここに，鎮静催眠作用は強力であるが鎮痛作用が弱い吸入麻酔薬と，鎮痛作用は強いが催眠鎮静作用が弱いオピオイドを併用する合理性が出てくるのである。

　全身麻酔するために要求されることとして，"眠っていること"，"執刀時に動かないこと"，"アドレナリンの反応がなく血行動態が安定していること"，"気管挿管できること"など，いろいろなエンドポイントがあり，これらに対してそれぞれMAC-awake[3]，MAC，MAC-blocking adrenergic responses（BAR）[4]，MAC-tracheal intubation（TI）[5]など，吸入麻酔薬の力価の基準を定義することができる。重要なことは，それぞれのエンドポイントについて，オピオイドと吸入麻酔薬との薬物相互作用は異なっていることである。同じ麻酔薬の組み合わせでも，エンドポイントの違いにより最適な薬物の併用バランスが異なってくることになる。手術中は循環動態が安定しており，手術終了後すみやかに覚醒し，術後の呼吸抑制もなく，術後疼痛もないようにオピオイドを吸入麻酔薬に併用するためには，吸入麻酔薬とオピオイドの薬物相互作用を理解する必要がある。

1 気管挿管における吸入麻酔薬とオピオイドの併用

　気管挿管時に，麻酔科医が関心をもつエンドポイントには，体動，声門の開口など筋弛緩の状態，挿管中および挿管後の血行動態の変動などがある。筋弛緩薬が十分量投与されていれば体動は起きないが，筋弛緩薬を使用しないで気管挿管する場合には，深い麻酔が必要である。吸入麻酔薬だけで気管挿管を行っても，50％の患者で体動を起こさないために必要な吸入麻酔薬濃度がMAC-TIである。セボフルランのMAC-TIは，3.52％から4.53％と報告されており，外科的皮膚切開時の体の動きを指標としたMACより高い濃度であり，気管挿管時の体動を抑えるためには，皮膚切開時よりもより高濃度の吸入麻酔薬が必要となることを示している。

　オピオイドは，筋弛緩を使用しないで挿管するときに必要とされる吸入麻酔薬の濃度を，効果的に減らすことが知られている。気管挿管の4分前にフェンタニルをボーラスで1，2，そして4 μg/kg投与すると，セボフルランMAC-TIは，フェンタニルを投与しないときの値3.52％からそれぞれ2.07％，1.45％，そして1.37％に低下する。2および4 μg/kg投与時のMAC-TIの低下は有意に差はなく，フェンタニルによるセボフルランMAC-TIの低下に関して天井効

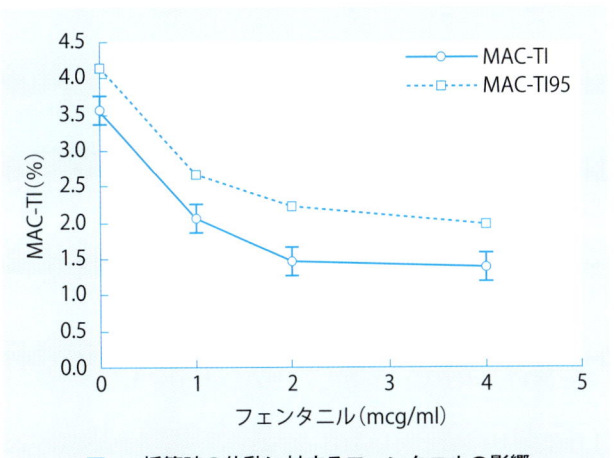

図1 挿管時の体動に対するフェンタニルの影響
(Katoh T, Nakajima Y, Moriwaki G, et al. Sevoflurane requirements for tracheal intubation with and without fentanyl. Br J Anaesth 1999；82：561-5 より引用)

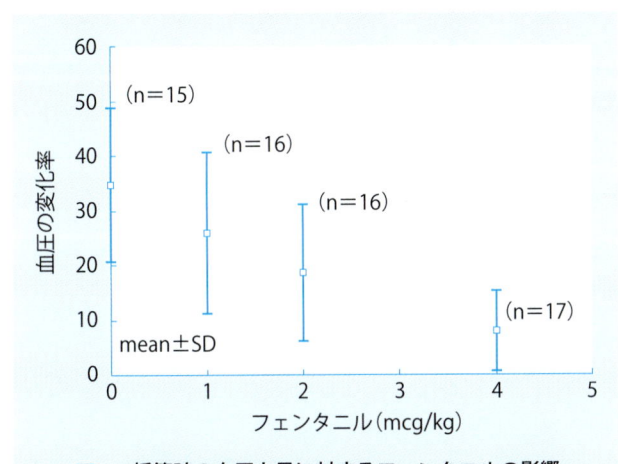

図2 挿管時の血圧上昇に対するフェンタニルの影響
(Katoh T, Nakajima Y, Moriwaki G, et al. Sevoflurane requirements for tracheal intubation with and without fentanyl. Br J Anaesth 1999；82：561-5 より引用)

果があることを示していると考えられる（図1）。麻酔科医にとって気管挿管時の心血管系の反応は，もう一つの関心事である。気管挿管時に同程度に体動を抑えることができる複数のフェンタニルとセボフルランの用量の組み合わせは，気管挿管時の心血管反応（心拍数および平均血圧の変化）を同程度に抑えられるであろうか。図2に見られるように，気管挿管時に体動を抑えるというエンドポイントでは，同じ力価である組み合わせが挿管時の心拍数および平均血圧の変化という異なるエンドポイントでは明らかに異なった力価を示す[6]。

　レミフェンタニルは，セボフルラン-亜酸化窒素での麻酔導入後の筋弛緩なしでの気管挿管を容易にする。挿管1分前にレミフェンタニルをボーラスで1あるいは2 μg/kg投与すると，

挿管時の咳の発生率はそれぞれ11％，39％，理想的な挿管状態になるのはそれぞれ89％，54％であった。多くのレミフェンタニルを投与することで筋弛緩薬なしでの挿管状態は良くなるが，血圧の低下は大きくなる[7]。小児の気管挿管時にもレミフェンタニルは効果的に必要なセボフルラン濃度を低下させる。3～8歳の小児でレミフェンタニルを0.1，0.2，0.3 μg/kg/minを挿管前に持続投与すると，筋弛緩薬なしで気管挿管するのに必要となるセボフルランの終末呼気濃度は，レミフェンタニルなしの場合の5.6％からそれぞれ3.77％，2.18％，1.19％に低下する[8]。

2 不動化における吸入麻酔薬とオピオイドの相互作用

　セボフルランに限らず，イソフルラン，デスフルランなどの吸入麻酔薬のMACは，オピオイドを併用すると低下する[9, 10]。フェンタニルの血中濃度が3 ng/mlまではセボフルランのMACは急激に低下するが6 ng/ml以上では天井効果が出現し，フェンタニル濃度が増加してもあまり低下しない[11]（図3）。同様にイソフルランのMACは，レミフェンタニルを併用することで低下する[12]（図4）。この低下のパターンは吸入麻酔薬のあいだでほとんど違いはない。静脈麻酔薬のCp$_{50}$（50％の患者で皮切開時に体動を抑制するのに必要な血中濃度）は，吸入麻酔薬のMACに相当する値である。フェンタニルはプロポフォールのCp$_{50}$も吸入麻酔薬のMACとほぼ同様のパターンで低下させる。さらにアルフェンタニル，スフェンタニルなどのフェンタニル以外の麻薬も，吸入麻酔薬のMACや静脈麻酔薬のCp$_{50}$をほぼ同じパターンで減少させる。これら吸入麻酔薬や静脈麻酔薬と麻薬の皮切開時の体動を抑制するというエンドポイントにおける薬物相互作用より，麻薬の少量の使用で吸入麻酔薬を大幅に節約できることを示しており，見方を変えれば，皮切開時の体動を抑制するために，オピオイドを大量に投与することは合理的でなく，低濃度の吸入麻酔薬を併用することでオピオイドの投与量を節約できることになる。このような，フェンタニルと吸入麻酔薬の相互作用のパターンより，臨床的にはフェンタニルとして1～3 ng/mlの血中濃度の併用が合理的であると考えられる。

3 催眠鎮静における吸入麻酔薬とオピオイドの相互作用

　MAC-awakeは，50％患者が，口頭命令に応じることができるときの吸入麻酔薬濃度であり，吸入麻酔薬の鎮静催眠作用の強さを示すものと考えられる。ハロタン，エーテルなどのMAC-awake/MACは，0.5～0.6であり，イソフルラン，セボフルラン，デスフルランでは，0.3～0.4である[2, 11]。セボフルラン，イソフルランは，意識がなくならない程度の低い濃度ではほとんど鎮痛作用がない[13, 14]。これらの吸入麻酔薬は，鎮静作用は強いが鎮痛作用は弱いものと考えられる。フェンタニルは，吸入麻酔薬のMAC-awakeをあまり低下させないようである。

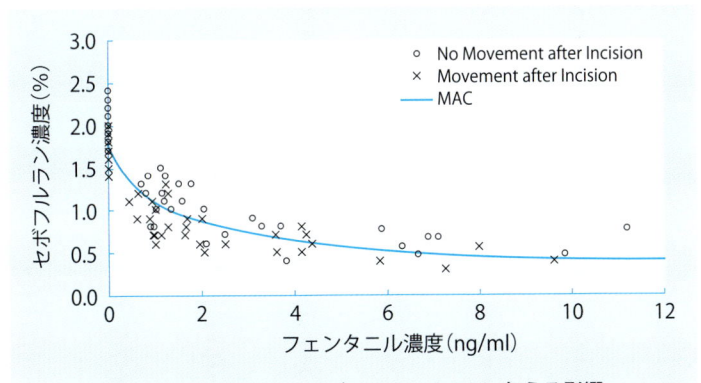

図3 フェンタニルのセボフルラン MAC に与える影響
(Katoh T, Ikeda K. The effects of fentanyl on sevoflurane requirements for loss of consciousness and skin incision. Anesthesiology 1998 ; 88 : 18-24 より引用)

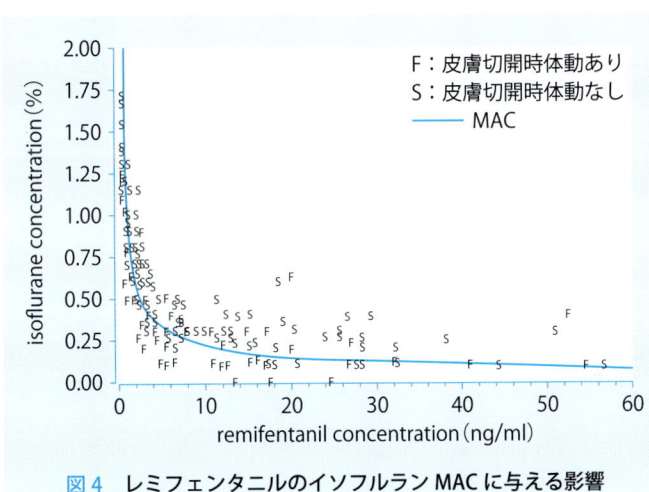

図4 レミフェンタニルのイソフルラン MAC に与える影響
(Lang E, Kapila A, Shlugman D, et al. Reduction of isoflurane minimal alveolar concentration by remifentanil. Anesthesiology 1996 ; 85 : 721-8 より引用)

血中濃度 2 ng/ml 以下では，MAC-awake を軽度に低下させるのみである[15]（図5）。これは，フェンタニルを併用しても，麻酔からの覚醒はそれほど遅くならないことを示していると考えられる。フェンタニルの血中濃度が 2 ng/ml では，呼吸抑制が顕著となるので，手術終了後，抜管時には 1.5 ng/ml 以下になるようにしなければならない。これらのことより，手術終了時に強い呼吸抑制がなければ，覚醒に影響するほどフェンタニルの血中濃度は高くないものと考えられる。手術中はフェンタニル濃度を 1 ～ 3 ng/ml に保つことが合理的であるが，この程度の血中濃度では，フェンタニルは強い催眠作用をもたず，MAC-awake は MAC が低下するほど低下しないので，吸入麻酔薬濃度を低下させ過ぎる術中覚醒の危険性が増加する可能性がある[11]。

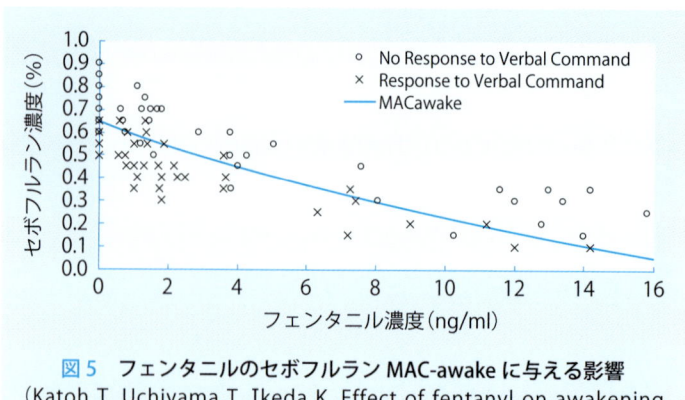

図5 フェンタニルのセボフルラン MAC-awake に与える影響
(Katoh T, Uchiyama T, Ikeda K. Effect of fentanyl on awakening concentration of sevoflurane. Br J Anaesth 1994；73：322-5 より引用)

Jhaveri ら[16]は，レミフェンタニルを2分間かけて持続静脈内投与した場合の ED_{50} は，12 µg/kg であることを示した．さらに，意識消失時の 20 µg/kg 投与した群でも5人中3人が意識を失うことがなかった．さらに50％患者で意識消失を得るためには，53.8 ng/ml の血中濃度が必要であることを示した．したがって，確実に意識を消失させるためには，臨床常用量をはるかに超えるレミフェンタニルが必要となることになる．これとは逆に，切開，圧迫，牽引などの手術侵襲に対する体動や交感神経の反応は，高濃度の揮発性麻酔薬だけでもある程度抑止できるが，この方法では過剰な血行動態の抑制や麻酔からの覚醒が遅延するなど，他の副作用を引き起こす可能性がある．

4 交感神経反応における吸入麻酔薬とオピオイドの相互作用

吸入麻酔薬だけで皮切に対する血行動態の反応を抑制するのは困難である．たとえ2MAC程度の高濃度を投与しても，半数で血圧あるいは心拍数が15％以上増加する．オピオイドは，皮切に対する血行動態の反応を強く抑制するため，少量のオピオイド併用により吸入麻酔薬のMAC-BAR は，大きく低下する（図6）．フェンタニルによるセボフルランの MAC-BAR の低下は，MAC の低下よりも急峻で，フェンタニルの血中濃度が 1 ng/ml で MAC は37％低下するのに対して，MAC-BAR は57％低下する．フェンタニルによる MAC-BAR の低下も，MAC の低下と同様にフェンタニルの血中濃度が 3 ng/ml までは急激に低下するが 6 ng/ml 以上では天井効果が表れる．このように，MAC および MAC-BAR は，フェンタニルの血中濃度が 2 ng/ml 以下の低濃度領域で最も効果的に低下する[17]．

この低下のパターンは，吸入麻酔薬の間でほとんど違いはない．さらに力価の違いを考慮すれば，アルフェンタニル，レミフェンタニルなどのフェンタニル以外の麻薬も，ほぼ同じパターンで MAC-BAR を減少させる．60％亜酸化窒素存在で，デスフルランの MAC-BAR 6.25％は，レミフェンタニル血中濃度 1 ng/ml，3 ng/ml でそれぞれ 2.70％，2％に低下する．同様にセ

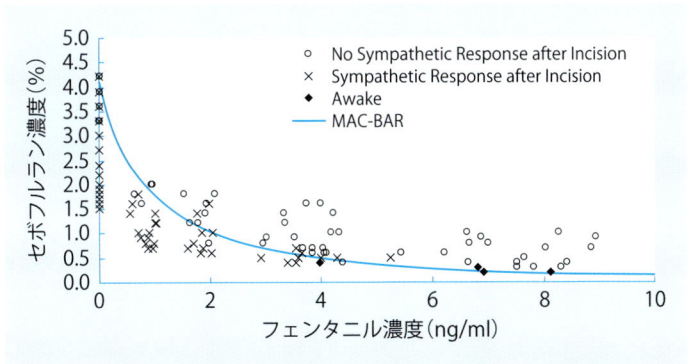

図6 フェンタニルのセボフルラン MAC-BAR に与える影響
(Katoh T, Kobayashi S, Suzuki A, et al. The effect of fentanyl on sevoflurane requirements for somatic and sympathetic responses to surgical incision. Anesthesiology 1999；90：398-405 より引用)

ボフルランの MAC-BAR は，2.80％からそれぞれ 1.10％，0.20％に低下する[18]。

5 応答曲面

　オピオイドと催眠鎮静薬の薬物相互作用の研究では，一連の前もって決めた濃度の薬物に，いくつかの濃度で別の薬物を加えてその影響を観察することで評価されてきた。例えば，吸入麻酔薬とフェンタニルの不動化に関する薬物相互作用を調べる場合には，複数の濃度のフェンタニル存在下で吸入麻酔薬を前もって決めた濃度で投与して，その不動化に関する効果を観察した。これらの薬物相互作用に関するデータは，アイソボログラムや用量応答曲線のシフトにより解析されてきた。すでに示したように，オピオイドと催眠鎮静薬の薬物相互作用を特徴づけるように計画された多くの研究は，薬力学的相互作用は相乗的であることを示している。アイソボログラムでは，一つのレベルでの効果で相互作用を調べることができる。最小肺胞濃度はその1例であり，例えば，セボフルランとフェンタニルを併用して50％の患者が皮膚切開に対して体動を起こさない濃度の組み合わせを得ることができる（図3）。しかし臨床の場面では，セボフルラン濃度とフェンタニル血漿濃度の組み合わせは，数限りなくある。最近では，反応曲面法が麻酔薬相互作用に関する研究に適用されるようになった。これは催眠鎮静薬および鎮痛薬の組み合わせをX軸，Y軸の2つの座標軸で示し，さらに刺激に対する応答確率をZ軸として三次元的に形成される応答曲面によって表現するものである。X軸に吸入麻酔薬濃度，Y軸にオピオイド濃度，Z軸に皮膚切開に対する応答確率を取るとき，Z＝50％の平面と応答曲面の交線が MAC に関するアイソボログラムとなる。
　応答曲面の形状により，2つの薬物の相互作用が相乗的か，相加的か，拮抗的であるかが分かる。応答曲面を得ることにより，あらゆる吸入麻酔薬濃度とオピオイド濃度の組み合わせに対する応答確率を求めることができる。2つのエンドポイント，例えば呼名に対する応答と侵

表1 鎮静・催眠スコア（OAA/S）

臨床症状	スコア
通常の呼びかけに即座に応答できる	5（alert）
通常の呼びかけに対する応答が遅れる	4
大声や繰り返す呼びかけに対する応答がある	3
揺すったり軽い刺激後に応答がある	2
揺すったり軽い刺激後をしても応答できない	1
侵害刺激に対して反応がない	0

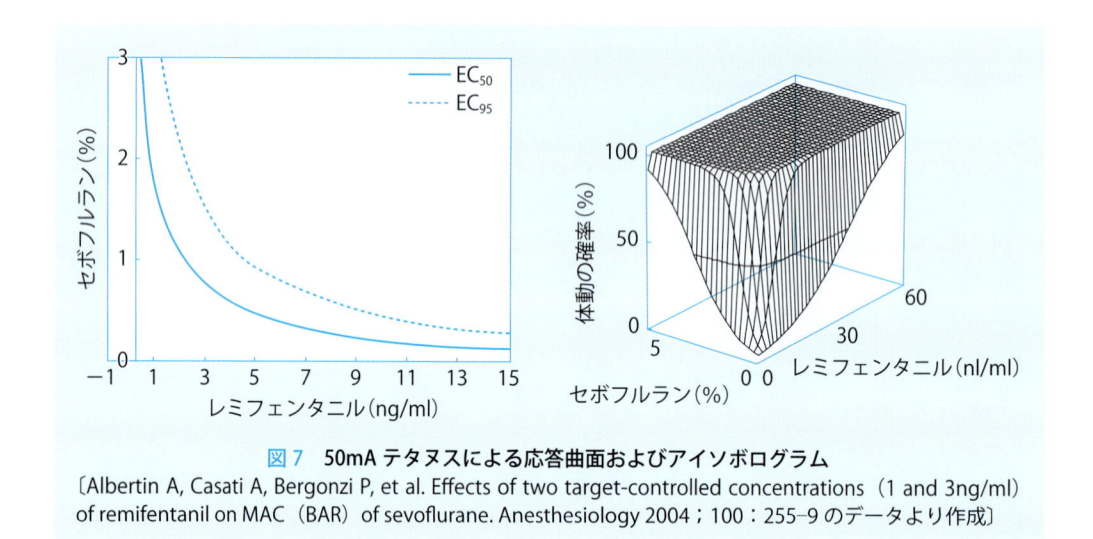

図7　50mAテタヌスによる応答曲面およびアイソボログラム
〔Albertin A, Casati A, Bergonzi P, et al. Effects of two target-controlled concentrations（1 and 3ng/ml）of remifentanil on MAC（BAR）of sevoflurane. Anesthesiology 2004；100：255-9のデータより作成〕

害刺激に対する交感神経反応に関する2つの応答曲面を得ることができれば，あらゆる吸入麻酔薬濃度とオピオイド濃度の組み合わせで，どの程度の確率で呼名応答し，交感神経反応があるか知ることができる。

　Manyamら[19]は，レミフェンタニルとセボフルランの薬物相互作用を鎮静催眠に関するエンドポイント，喉頭鏡刺激，手術侵害刺激の代わりの3種類の疼痛刺激（50ポンド/平方の圧力刺激，50mAのテタヌス刺激，50℃5秒間の熱刺激）に対する反応に関するエンドポイントについてボランティアでロジットモデルを使って反応曲面を決定した。これらすべてのエンドポイントに対する反応曲面は，セボフルランとレミフェンタニルの薬物相互作用が相乗的であることを示した。鎮静スコアOAA/S（表1）が1以下の鎮静状態およびテタヌス刺激に対して，体動や心拍数の上昇などの反応がなくなるエンドポイントのセボフルランとレミフェンタニル相互作用の反応曲面および応答確率が50％および95％のアイソボログラムを図7，8に示す。

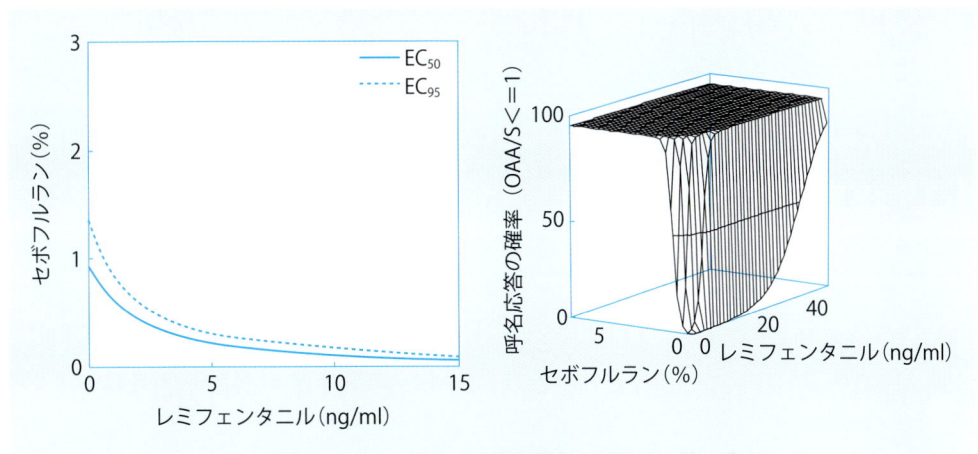

図8 鎮静スコアーに関する応答曲面およびアイソボログラム
〔Albertin A, Casati A, Bergonzi P, et al. Effects of two target-controlled concentrations（1 and 3ng/ml）of remifentanil on MAC（BAR）of sevoflurane. Anesthesiology 2004；100：255-9 のデータより作成〕

6 覚醒時間を最短にするためのセボフルランとオピオイドの組み合わせ

　セボフルランとレミフェンタニルで麻酔をしている場合，手術中は手術侵襲に見合う量のセボフルランとレミフェンタニルの組み合わせで麻酔することになる。手術終了後，セボフルランとレミフェンタニルの投与を中止すれば，薬物動態に従って，体内のセボフルランおよびレミフェンタニルは除去され，両薬物の効果部位濃度は低下する。そして覚醒に関するセボフルランとレミフェンタニルの応答曲面が分かっていれば，効果部位濃度から覚醒する確率を計算することができる。手術侵襲の代わりにテタヌス刺激に対して，95％の患者が反応をしないセボフルランとレミフェンタニルの組み合わせは，アイソボログラム上の無数の点の集合として表現される。

　鎮静スコア OAA/S が 4 以上になる確率が 80％以上になるセボフルランとレミフェンタニルの濃度の組み合わせを麻酔からの覚醒の目安とすると，手術終了後，セボフルランとレミフェンタニルの投与を中止すれば，ある時間が経過するセボフルランとレミフェンタニルの濃度が低下してこの覚醒の組み合わせに達する。この時間が覚醒時間になる（図9）。この覚醒時間は，手術中にどのようなセボフルランとレミフェンタニルを組み合わせて麻酔を維持していたか，また麻酔時間にも依存する。セボフルランとレミフェンタニルの薬力学的相互作用と薬物動態シミュレーションから，数多くのセボフルランとレミフェンタニルの維持濃度の組み合わせの中から，最も早く麻酔から覚醒する組み合わせを決めることができる（表2）。

　これらの解析から，概して麻酔時間が長くなれば，最短時間で麻酔から覚醒するセボフルランとレミフェンタニルの組み合わせは，レミフェンタニル濃度が高く，セボフルラン濃度が低い組み合わせに移行していく。しかし 7 時間以上の麻酔では，これらの移行は顕著ではなく

図9 セボフルラン・レミフェンタニルの washout

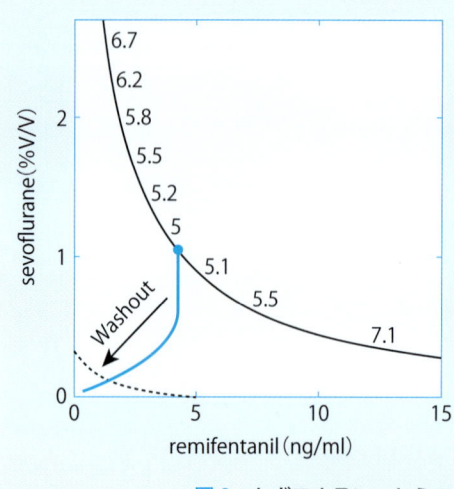

実線は95%の患者がテタヌス刺激に反応しないセボフルランとレミフェンタニルの組み合わせ，破線は鎮静スコアOAA/Sが4以上になる確率が80%以上になるセボフルランとレミフェンタニルの濃度の組み合わせである．実線上の数字は1時間の麻酔ののち，麻酔薬投与を中止し洗い出したとき効果部位のセボフルランとレミフェンタニルの見合わせが，破線上にくるまでの時間（分）
〔Albertin A, Casati A, Bergonzi P, et al. Effects of two target-controlled concentrations（1 and 3ng/ml）of remifentanil on MAC（BAR）of sevoflurane. Anesthesiology 2004；100：255-9 より引用〕

表2 セボフルラン-レミフェンタニル麻酔における麻酔時間ごとの最短覚醒時間になるセボフルラン-レミフェンタニル濃度の組み合わせ

麻酔時間 （時間）	覚醒時間 （分）	レミフェンタニル濃度 （ng/ml）	投与速度 （μg/kg/分）	セボフルラン濃度 （%）
0.5	4.5	4.1	0.15	1.10
1	5.0	4.3	0.16	1.05
2	5.8	4.9	0.18	0.93
4	6.7	5.2	0.19	0.88
7	7.2	6.1	0.22	0.75
10	7.4	6.1	0.22	0.75
15	7.5	6.2	0.23	0.74
20	7.6	6.1	0.22	0.75
24	7.7	6.1	0.22	0.75

各時間ごと麻酔した場合に，テタヌス刺激に対して，95%の患者が反応をしないセボフルランとレミフェンタニルの組み合わせの中で，麻酔終了後に最も早く鎮静スコアOAA/Sが4以上になる確率が80%以上になるセボフルランとレミフェンタニルの濃度の組み合わせとそのときの覚醒時間を表した．
〔Albertin A, Casati A, Bergonzi P, et al. Effects of two target-controlled concentrations（1 and 3ng/ml）of remifentanil on MAC（BAR）of sevoflurane. Anesthesiology 2004；100：255-9 より引用〕

訂正のお知らせとお詫び

本書"オピオイド 基礎を知って臨床で使いこなす"におきまして，下記のごとき誤りがございました。ここに訂正させていただきますとともに，謹んでお詫び申し上げます。

克誠堂出版

訂正箇所：70頁・表2および図9の出典

誤：〔Albertin A, Casati A, Bergonzi P, et al. Effects of two target-controlled concentrations（1 and 3ng/ml）of remifentanil on MAC（BAR）of sevoflurane. Anesthesiology 2004；100：255-9 より引用〕

正：（Manyam SC, Gupta DK, Johnson KB, et al. Opioid-volatile anesthetic synergy：a response surface model with remifentanil and sevoflurane as prototypes. Anesthesiology 2006；105：267-78 より引用）

なる。この現象は，セボフルラン濃度が 0.75％，レミフェンタニルが 6.1 ng/ml 近辺で起きる。このあたりのレミフェンタニル濃度では，セボフルランの MAC は，約 70％低下し，MAC-BAR は 80％低下する。これ以上オピオイドの濃度を増加させても，MAC や MAC-BAR の低下はわずかである。さらに 0.75％という濃度はセボフルランの MAC-awake に近く，それゆえ反応曲面は，オピオイドだけでは完全な麻酔にはならないことを示している。

7 麻酔後の呼吸抑制を考慮したセボフルランとオピオイドの組み合わせ

今，"皮膚切開に対して血行動態が安定している" かつ "術後すぐ抜管する" という 2 つのエンドポイントを満たすように麻酔をするとしたら，セボフルラン麻酔中にフェンタニルを使用する場合には，血中濃度を 2 ng/ml 程度に保つことで実現できることを前述した。フェンタニルの代わりに薬物動態特性の優れたレミフェンタニルを使用する場合には，フェンタニルとは異なった血中濃度が用いられるであろう。レミフェンタニルの鎮痛薬としての力価は，ほぼフェンタニルと同じであるとされている。すなわち血中濃度 1 ng/ml のフェンタニルとレミフェンタニルはほぼ同じ力価である。セボフルラン麻酔中にフェンタニルを使用する場合には，術後すぐ抜管することに影響する因子は主にフェンタニルの呼吸抑制である。覚醒させることはできるが自発呼吸が十分でないために抜管できないということがある。呼吸抑制を起こすような高い濃度でフェンタニルをセボフルランに併用しても，患者はしっかりと覚醒し命令にも応答できることは経験することである。

レミフェンタニルをセボフルランに併用する場合は，術後すぐ抜管することに影響する因子は主にセボフルランの鎮静催眠作用であろう。すなわちセボフルラン-レミフェンタニル麻酔の場合には，呼吸はするがまだ意識がないという状態を経験することになる。この場合レミフェンタニルの手術中の血中濃度を 4 ng/ml 程度に保つことにより，セボフルランの維持濃度を低下させることが可能となり，皮膚切開に対して血行動態の反応を同程度抑制するように麻酔を維持する場合，セボフルラン-フェンタニル麻酔の場合よりも早く覚醒させ抜管することが可能となる。同じ力価の薬物でも，薬物動態の特性により最適な組み合わせは異なるということになる。履歴依存性半減時間（context sensitive half-time）は，最終除去半減時間よりもある時間一定速度で投与したのちの薬物濃度の減少を臨床的によく反映する。履歴依存性半減時間は，既知の薬物動態パラメータを使用してコンピュータシミュレーションにより計算されたものである。レミフェンタニルの場合，3 時間の一定速度投与後の履歴依存性半減時間は，3 分とされている。Kapila ら[20] は，3 時間の持続投与後のレミフェンタニルの呼吸抑制に関する半減時間を測定し，同時に実測された血液内レミフェンタニルの半減期 3.2 分よりも長く，5.4 分であることを明らかにした。これは，薬物動態パラメータから計算された半減期を用いてレミフェンタニルを投与した場合，麻酔からの覚醒時には，予想外に呼吸抑制が残っていることが考えられる。事実，レミフェンタニル-セボフルランの麻酔でも，患者が覚醒していて

図10　エンドポイントの違いによるオピオイドの影響の差

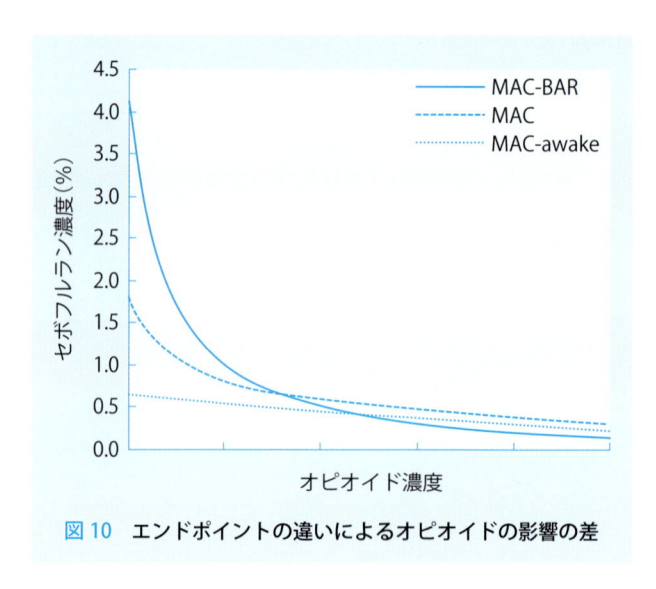

も自発呼吸が十分回復していないため気管チューブを抜去できないことを時々経験する。

8　手術中の意識の出現，記憶に配慮したセボフルランとオピオイドの併用

　麻酔科医は，血行動態の変動が少ないと麻酔が十分効いていると判断することが多い。しかしながら，血行動態の変動と体動は必ずしも相関しない。セボフルラン単独の麻酔では体動を起こした患者全員で，血圧あるいは心拍数が15％以上変動したが，体動を起こさなかった患者全員で血圧あるいは心拍数が変動しなかったわけではない。セボフルランにフェンタニルを併用した麻酔，特に高い濃度で併用した場合には，体動を起こした患者全員で，血圧あるいは心拍数が変動するとは限らないし，体動を起こさなかった患者全員で血圧あるいは心拍数が変動しなかったわけではない[17]。このように，血行動態の安定は必ずしも体動を抑えるのに十分麻酔が効いていることを意味しないことになる。

　オピオイドの濃度が高くなってくると，MAC-awake，MAC，MAC-BARの差がなくなり，血行動態の安定が必ずしも意識がないことを意味しない（図10）。麻薬を使用して麻酔をしていて，血圧や心拍が安定し交感神経の反応が全くなく一見よく眠っていると思われる患者が，手術中の出来事を明確に覚えていたということがあることが報告されている。これらの事実より，麻酔科医は麻薬を併用していないときに通常使用している十分な麻酔が効いていると考えている臨床徴候が，麻薬を使用しているときにも必ずしも同様に使用できないことを意味することを理解する必要がある。手術中に体動がなく，血行動態が安定していても患者は意識を保っている可能性がありうるのである。

　全身麻酔下での手術中の記憶が残らないことは，全身麻酔中の求められる要件である。自分で記憶していることを意識できている顕在性記憶は，一般的には意識の消失を起こすより低い

72　1. オピオイドと吸入麻酔薬との相互作用

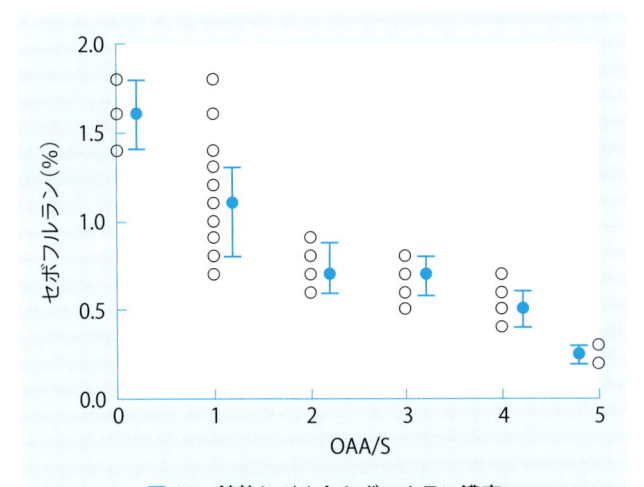

図11 鎮静レベルとセボフルラン濃度
(Katoh T, Suzuki A, Ikeda K. Electroencephalographic derivatives as a tool for predicting the depth of sedation and anesthesia induced by sevoflurane. Anesthesiology 1998；88：642-50 より引用)

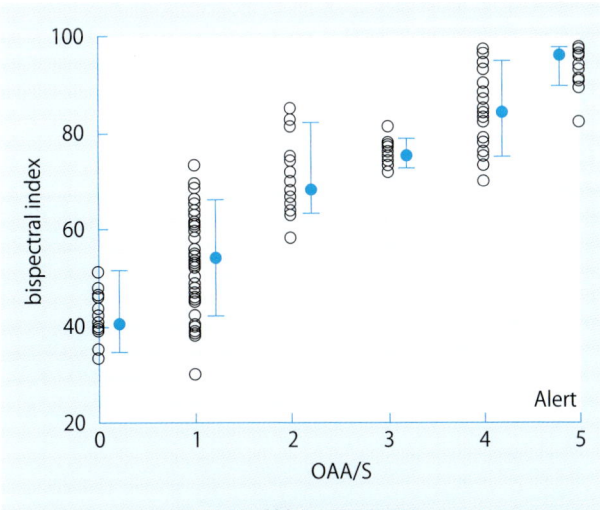

図12 鎮静レベルとBIS
(Katoh T, Suzuki A, Ikeda K. Electroencephalographic derivatives as a tool for predicting the depth of sedation and anesthesia induced by sevoflurane. Anesthesiology 1998；88：642-50 より引用)

麻酔薬濃度で抑制される．手術後に覚醒や呼名応答を確認後に気管チューブを抜去しても，ほとんどの患者はそれを記憶していない．しかし自分では思い出すことはできない潜在性記憶を抑制するためには，それ以上の麻酔深度が必要とされている．手術中のセボフルラン維持濃度を低下させればさせるほど，確かに理論的には早く覚醒する．しかしそれと同時に，術中の意識の出現や術中記憶の危険性も高くなってくるのである．例えば終末呼気セボフルラン濃度を1.2％に保った場合と1.0％に保った場合では，後者のほうが早く覚醒するであろう．ただし覚醒時間の短縮による時間の節約はたかだか数分に過ぎないであろう．この数分の節約のために，払う術中覚醒の潜在的な危険性の増大は見合うものではないと考えられる．手術中の記憶が麻酔終了後に残っているかは，麻酔中には知ることができない．

　全身麻酔の要素の一つである意識および記憶の消失と深い関係にある鎮静の深さを脳波のモニターで予測できるであろうか．セボフルランで鎮静した場合，セボフルラン終末呼気濃度とbispectral index（BIS）は，臨床徴候（鎮静スコア）とほぼ直線的な関係となりよく相関する（図11, 12）[21]．セボフルランの終末呼気濃度とBIS値を鎮静度を予測するindicatorと考えた場合，その予測能力を表すprediction probability（Pk）値は，0.2％から1.8％でセボフルランを投与し患者を鎮静させた場合にはそれぞれ0.966, 0.945となり，ともに高い値となる．しかし，セボフルランにレミフェンタニルを併用するとBISのPkは低下し，レミフェンタニルだけで麻酔した場合BISのPkはさらに低下する[22]．これはBISによる鎮静スコアの推定は，オピオイド濃度が高いときには信頼性に欠けることを意味する．セボフルランにレミフェンタニルを併用すると，意識の消失に必要なセボフルラン濃度が低下する．このセボフルランとレミフェンタニルの組み合わせのときのBIS値および中潜時聴性誘発電位（middle latency auditory evoked potential：MLAEP）から計算されたauditory evoked potentials index（AAI）値はレミフェンタニルを併用しないときよりも高くなる．Observer's assessment of alertness/sedation（OAA/S）スケールで示される臨床的な鎮静度が同じであるとき，AAI値は，レミフェンタニル併用時のほうが，併用しないときより高くなる[22]．この傾向は，レミフェンタニル濃度が高いセボフルランとレミフェンタニルの組み合わせほど強い．このことは，臨床的に同じ鎮静度であってもセボフルランにレミフェンタニルを併用している場合は，併用しているレミフェンタニル濃度が高いほど音声刺激に対して聴覚野が反応しやすくなっていることになり，たとえ意識がなくても音声刺激に対する情報処理が行われ，潜在性記憶が残る可能性を示している．

おわりに

　現在，わが国で全身麻酔に最もよく使用されているオピオイドはレミフェンタニルである．レミフェンタニルの登場により，鎮痛薬としてフェンタニルでは通常投与できない高用量を投与できるようになり，術中の循環動態の安定と早期の覚醒が容易に得られるようになった．レミフェンタニルは，超短時間作用性により高濃度を維持することが可能であり，フェンタニルでは容易には得られなかった麻薬による鎮静作用によりセボフルランなどの鎮静・催眠薬の投

与量も減少してきている。高用量のレミフェンタニルの使用により十分な鎮痛が得られれば疼痛という覚醒刺激が抑えられ，術中の鎮静薬の必要量は少なくなると考えられる一方で，低すぎる吸入麻酔薬濃度の使用により術中覚醒や潜在性記憶の可能性にも留意する必要がある。オピオイドと吸入麻酔薬の併用は，麻酔に考慮すべきエンドポイントにおいて多くは相乗的であり併用は合理的であるといえるが，各エンドポイントでの吸入麻酔薬とオピオイドの関与の割合は同一ではないことを配慮し，併用する麻酔薬との薬物相互作用を理解することで，各エンドポイントでの適切な併用が初めて可能となる。

【文　献】

1) Woodbridge PD. Changing concepts concerning depth of anesthesia. Anesthesiology 1957；18：536-50.
2) Gaumann DM, Mustaki JP, Tassonyi E. MAC-awake of isoflurane, enflurane and halothane evaluated by slow and fast alveolar washout. Br J Anaesth 1992；68：81-4.
3) Stoelting RK, Longnecker DE, Eger EI 2nd. Minimum alveolar concentrations in man on awakening from methoxyflurane, halothane, ether and fluroxene anesthesia：MAC awake. Anesthesiology 1970；33：5-9.
4) Roizen MF, Horrigan RW, Frazer BM. Anesthetic doses blocking adrenergic（stress）and cardiovascular responses to incision—MAC BAR. Anesthesiology 1981；54：390-8.
5) Yakaitis RW, Blitt CD, Angiulo JP. End-tidal halothane concentration for endotracheal intubation. Anesthesiology 1977；47：386-8.
6) Katoh T, Nakajima Y, Moriwaki G, et al. Sevoflurane requirements for tracheal intubation with and without fentanyl. Br J Anaesth 1999；82：561-5.
7) Joo HS, Perks WJ, Belo SE. Sevoflurane with remifentanil allows rapid tracheal intubation without neuromuscular blocking agents. Can J Anaesth 2001；48：646-50.
8) He L, Wang X, Zhang XF, et al. Effects of different doses of remifentanil on the end-tidal concentration of sevoflurane required for tracheal intubation in children. Anaesthesia 2009；64：850-5.
9) McEwan AI, Smith C, Dyar O, et al. Isoflurane minimum alveolar concentration reduction by fentanyl. Anesthesiology 1993；78：864-9.
10) Sebel PS, Glass PS, Fletcher JE, et al. Reduction of the MAC of desflurane with fentanyl. Anesthesiology 1992；76：52-9.
11) Katoh T, Ikeda K. The effects of fentanyl on sevoflurane requirements for loss of consciousness and skin incision. Anesthesiology 1998；88：18-24.
12) Lang E, Kapila A, Shlugman D, et al. Reduction of isoflurane minimal alveolar concentration by remifentanil. Anesthesiology 1996；85：721-8.
13) Tomi K, Mashimo T, Tashiro C, et al. Alterations in pain threshold and psychomotor response associated with subanaesthetic concentrations of inhalation anaesthetics in humans. Br J Anaesth 1993；70：684-6.
14) Galinkin JL, Janiszewski D, Young CJ, et al. Subjective, psychomotor, cognitive, and analgesic effects of subanesthetic concentrations of sevoflurane and nitrous oxide. Anesthesiology 1997；87：1082-8.
15) Katoh T, Uchiyama T, Ikeda K. Effect of fentanyl on awakening concentration of sevoflurane. Br J Anaesth 1994；73：322-5.
16) Jhaveri R, Joshi P, Batenhorst R, et al. Dose comparison of remifentanil and alfentanil for loss of consciousness. Anesthesiology 1997；87：253-9.
17) Katoh T, Kobayashi S, Suzuki A, et al. The effect of fentanyl on sevoflurane requirements for somatic and sympathetic responses to surgical incision. Anesthesiology 1999；90：398-405.
18) Albertin A, Casati A, Bergonzi P, et al. Effects of two target-controlled concentrations（1 and 3ng/ml）of

remifentanil on MAC (BAR) of sevoflurane. Anesthesiology 2004 ; 100 : 255-9.
19) Manyam SC, Gupta DK, Johnson KB, et al. Opioid-volatile anesthetic synergy : a response surface model with remifentanil and sevoflurane as prototypes. Anesthesiology 2006 ; 105 : 267-78.
20) Kapila A, Glass PS, Jacobs JR, et al. Measured context-sensitive half-times of remifentanil and alfentanil. Anesthesiology 1995 ; 83 : 968-75.
21) Katoh T, Suzuki A, Ikeda K. Electroencephalographic derivatives as a tool for predicting the depth of sedation and anesthesia induced by sevoflurane. Anesthesiology 1998 ; 88 : 642-50.
22) Manyam SC, Gupta DK, Johnson KB, et al. When is a bispectral index of 60 too low? : Rational processed electroencephalographic targets are dependent on the sedative-opioid ratio. Anesthesiology 2007 ; 106 : 472-83.

〔加藤　孝澄〕

2 オピオイドと静脈麻酔薬との相互作用

はじめに

　静脈麻酔薬は吸入麻酔薬とともに，全身麻酔時の維持に用いられている．静脈麻酔薬は強い鎮静作用を有するが，強い侵害刺激が加えられたときには単独ではその抑制は困難であり，循環系の反応を引き起こす．一方，オピオイドは単独では意識や記憶を抑制する効果は弱いが，静脈麻酔薬とオピオイドの適切な組み合わせにより，無意識と安定した循環動態を得ることができる．

　本稿では，静脈麻酔薬とオピオイドの相互作用について，プロポフォールとフェンタニルあるいはレミフェンタニルを中心に概説する．

1 薬物相互作用

　薬物の相互作用は，製剤上の相互作用，薬物動態上の相互作用，薬力学的相互作用の3つがある．製剤上の相互作用は，配合変化など化学的なものである．

　薬物動態上の相互作用は，ある薬物の投与により他の薬物の薬物動態が変化することにより生じる．プロポフォールとオピオイドの併用は，お互いの薬物動態に影響を与える可能性がある．Mertensら[1]は，プロポフォール投与がアルフェンタニルの血中濃度を高値にすることを報告している．この機序として，プロポフォールによる肝血流の低下によるクリアランスの減少が考えられている．

　レミフェンタニルは血圧や心拍数を減少させ，心拍出量を減少させる．心拍出量の減少は，プロポフォールの血中濃度を上昇させる可能性がある．Yufuneら[2]は，プロポフォールの血中濃度に対するレミフェンタニル投与の影響について検討し，0.5 μg/kg/minあるいは1 μg/kg/minのレミフェンタニル投与は血中プロポフォール濃度を有意に上昇させることを報告している．静脈麻酔薬とオピオイドの相互作用に関する研究の多くは，target controlled infusion（TCI）を用いて薬物を投与しており，薬物動態の変化は考慮されていない．静脈麻酔薬とオピオイドの相互作用には，薬物動態上の相互作用の可能性を考えておく必要がある．

　薬力学的相互作用は，オピオイドと吸入麻酔薬の併用の場合は，最小肺胞濃度（minimum alveolar concentration：MAC）が低下することで説明される．静脈麻酔薬にはMACの概念が適応できないことから，オピオイドとの薬力学的相互作用についてはより複雑である．

2 静脈麻酔薬の薬力学

薬物を静脈内投与すると，血液中の濃度が上昇する。静脈麻酔薬が作用するのは中枢神経であり，血中濃度の上昇に引き続いて起こる中枢神経（効果部位）濃度の上昇により患者の意識が消失する。

吸入麻酔薬の薬力学的特徴が MAC で示されるのに対して，静脈麻酔薬の薬力学は最大薬物効果の半分の効果を示す濃度（C_{50}）として示される。実際には，臨床上のエンドポイントに対して，反応を50％の患者で抑制する薬物濃度（Cp_{50}）として示されることも多い。この場合，刺激としては皮膚切開や挿管などが，反応としては体動や血圧上昇などがある。このように刺激と反応の組み合わせに対して，それぞれの Cp_{50} が測定されている。実際の臨床使用では50％では不十分であることから，90％あるいは95％の患者で高値を示す濃度，Cp_{90} あるいは Cp_{95} で示されることもある。

3 Isobologram と response surface

鎮静薬とオピオイドの相互作用は，アイソボログラム（isobologram）と呼ばれる概念図で示されることが多い。Isobologram はあるエンドポイントにおいて効果が同等となる，鎮静薬と鎮痛薬の組み合わせを示す。図1に術中の十分な麻酔と覚醒時という2つのエンドポイントにおける isobologram を示す。検討されているエンドポイントには，気管挿管，麻酔維持，皮膚切開，腹膜牽引などの手術操作があり，刺激に対する反応確率が50％，90％あるいは95％となる曲線として，それぞれ異なる isobologram が得られる（図2）。

刺激に対する反応は有無を元にして引かれるが，その反応内容は体動，血圧変動などがある。グラフの形状から，2つの薬物の関係を，相乗的，相加的あるいは拮抗的と判断できる（図3）。

さらに，近年では，薬物の相互作用は response surface analysis で示されることが多い。Response surface は isobologram をさらに拡張したもので，x 軸と y 軸がそれぞれ薬物 A と B の濃度を示し，x 軸は特定の組み合わせに対する反応を示している。Isobologram が反応を50％の患者で抑制する二次元で表現されるのに対して，response surface は isobologram を重層化し，反応抑制の程度を0〜100％の範囲に拡大して三次元的に表現する（図4）。

4 プロポフォールとオピオイドの薬力学的相互作用

プロポフォールは全身麻酔の導入・維持に最も使用される静脈麻酔薬であり，オピオイドとの相互作用はこれまでにいろいろな組み合わせ，エンドポイントで検討されている。意識消失

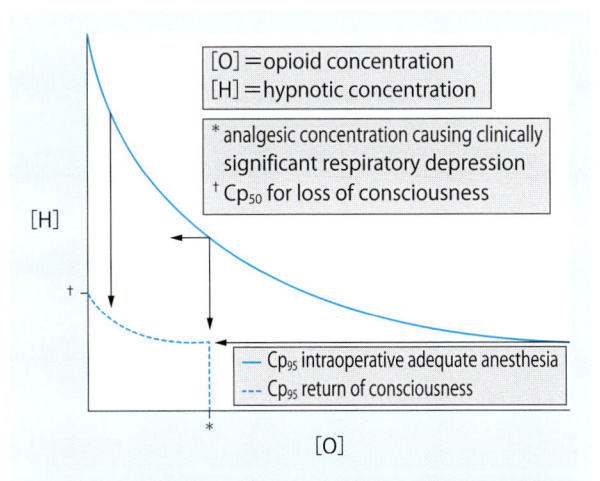

図1 術中と覚醒時に必要な鎮痛と鎮静の濃度関係の概念図
(Glass PS, Shafer SL, Reves JG. Intravenous drug delivery systems. Miller RD, editor. Miller's anesthesia. 7th ed. Philadelphia：Elsevier/Churchill Livingstone；2009. p.825–58 より引用)

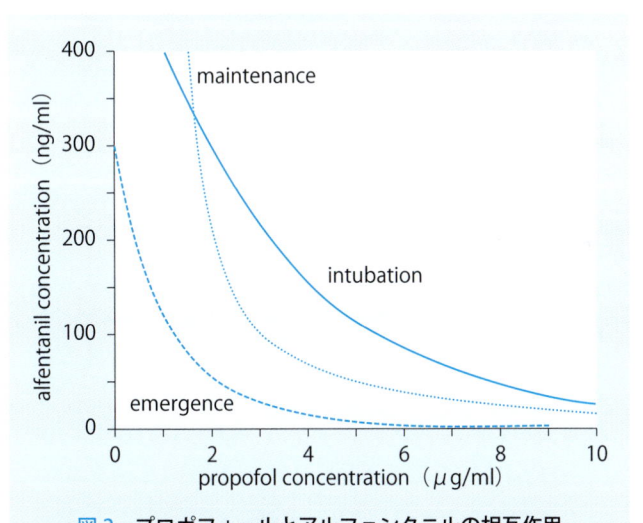

図2 プロポフォールとアルフェンタニルの相互作用
気管挿管，麻酔維持，覚醒時の isobologram.
(Glass PS, Shafer SL, Reves JG. Intravenous drug delivery systems. Miller RD, editor. Miller's anesthesia. 7th ed. Philadelphia：Elsevier/Churchill Livingstone；2009. p.825–58 より引用)

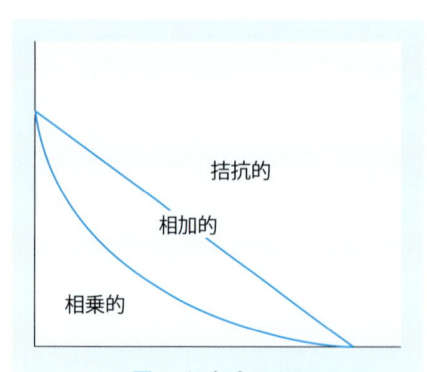

図3 Isobologram
2種類の薬物を投与する際，同一の効果を得るために必要な薬物濃度をプロットしたグラフである．グラフが直線であれば，相加的な関係となり，その上下は，拮抗的あるいは相乗的な関係となる．

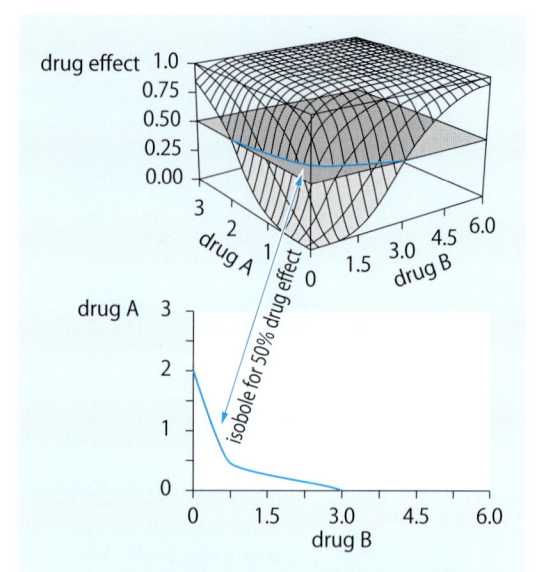

図4 Response surface と isobologram の関係
Isobologram が2つの薬物の，例えば50％の効果が得られる組み合わせを二次元で表現するのに対して，response surface は 0～100％の範囲に拡大して三次元的に表現する．
(Minto CF, Schnider TW, Short TG, et al. Response surface model for anesthetic drug interactions. Anesthesiology 2000；92：1603-16 より引用)

に必要なプロポフォールの Cp_{50} は 2.2～3.3 μg/ml である[3,4]．皮膚切開による体動を抑制する Cp_{50} は 15 μg/ml[3] であるが，これらはオピオイドの併用により低下する．

Smith ら[4] は，患者の呼名と皮膚切開のそれぞれに対する反応を抑制するプロポフォール濃度とフェンタニルの相互作用について検討した．呼名反応を抑制する Cp_{50} は 3.3 μg/ml であったが，フェンタニルの濃度を上昇させると Cp_{50} は低下し，3 ng/ml のフェンタニルは Cp_{50} を約 40％低下させた．皮膚切開を抑制するプロポフォールの Cp_{50} は 15.2 μg/ml であったが，0.63 ng/ml のフェンタニルで Cp_{50} は 50％低下し，3 ng/ml のフェンタニルでは 89％低下した．これ以上のフェンタニル濃度では Cp_{50} はほとんど変化せず，天井効果がみられた．この結果より，意識消失に対するプロポフォールとフェンタニルの相乗作用は小さいが，強い侵害刺激である皮膚切開に対しては強い相乗作用があることが分かる．これはフェンタニルの抗侵害作用によるものとして理解できる．意識消失または侵害刺激に対する抑制というそれぞれのエンドポイントによって，プロポフォールあるいはオピオイドの異なった組み合わせを考える必要があることを示唆している．

Kazama ら[5,6] も同様に，プロポフォールとフェンタニルの相互作用について検討している．意識消失に必要なプロポフォールの Cp_{50} は，4.4 μg/ml，テタヌス刺激では 9.3 μg/ml，喉頭展開では 9.8 μg/ml，皮膚切開では 10.0 μg/ml，気管挿管では 17.4 μg/ml であった．意識消失に必要なプロポフォールの Cp_{50} は 1 ng/ml のフェンタニルで 11％，3 ng/ml のフェンタニ

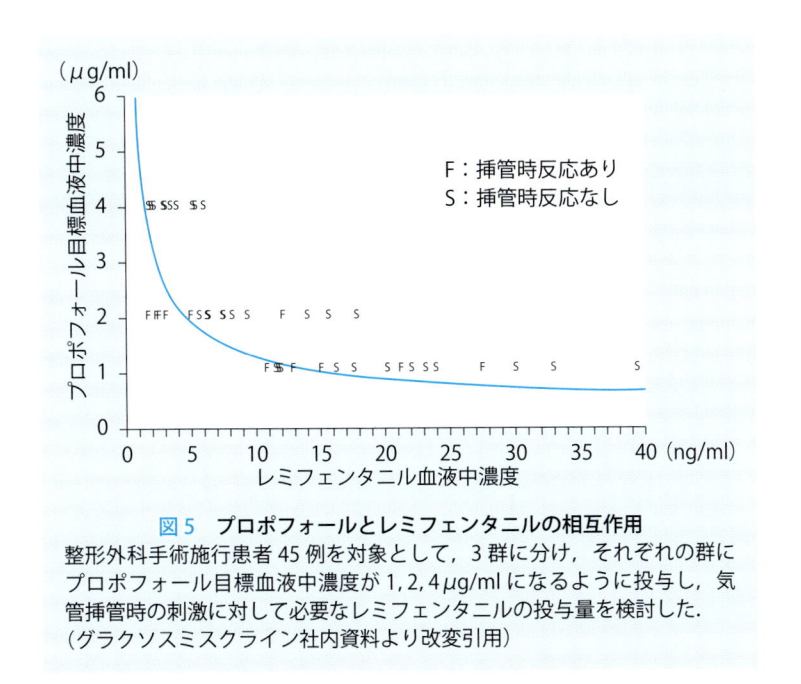

図5 プロポフォールとレミフェンタニルの相互作用
整形外科手術施行患者45例を対象として，3群に分け，それぞれの群にプロポフォール目標血液中濃度が1, 2, 4 μg/ml になるように投与し，気管挿管時の刺激に対して必要なレミフェンタニルの投与量を検討した．
（グラクソスミスクライン社内資料より改変引用）

ルで17％減少した．一方，テタヌス刺激，気管挿管，皮膚切開，気管挿管に対するプロポフォールの Cp_{50} は，1 ng/ml のフェンタニルで31〜34％，3 ng/ml のフェンタニルで50〜55％減少した．

Vuyk ら[7]は，アルフェンタニルとプロポフォールの併用による相互作用について検討した．アルフェンタニルの血中濃度を10〜150 ng/ml に増加させると，プロポフォールの意識消失に必要な Cp_{50} は 3.8〜0.8 μg/ml まで低下した．

レミフェンタニルも同様に，プロポフォールとの相互作用が報告されている．気管挿管に対する体動を抑制するプロポフォールの Cp_{50} は，プロポフォール単独で 6.25 μg/ml であるが，レミフェンタニル 5 ng/ml の併用で 2.0 μg/ml と減少し，相乗作用がみられた（図5）[8]。Bouillon ら[3]は20名のボランティアを対象に，プロポフォールとレミフェンタニルの相互作用について検討した．プロポフォール単独での意識消失時の Cp_{50} は 2.2 μg/ml であった．一方，レミフェンタニル単独での Cp_{50} は 19.0 ng/ml であった．レミフェンタニル単独での Cp_{50} は臨床使用濃度よりも高く，鎮静作用は弱いことが確認された．喉頭展開に対する反応を抑制するプロポフォールの Cp_{50} は 6.6 μg/ml であったが，レミフェンタニル 3.5 ng/ml の併用により，2 μg/ml に低下した．Cp_{95} で評価すると，意識消失にはプロポフォール単独で 8.6 μg/ml が必要であるが，レミフェンタニル 6 ng/ml の併用で 0.88 μg/ml と著明に低下した．喉頭展開に対しては，プロポフォール単独では 15 μg/ml が必要であるが，レミフェンタニル 6 ng/ml の併用で 2.5 μg/ml に低下した．レミフェンタニルはフェンタニルと同じ血中濃度でほぼ同等の効果が得られるが，フェンタニルよりも臨床使用濃度が高くプロポフォールの使用濃度の抑制効果が高いと考えられる．

M・E・M・O

❶ Context sensitive half-time（CSHT）

CSHTとは，ある薬物を一定の濃度で維持するように持続投与（TCI）し，投与中止後に濃度が投与中止前の半分の値になるまでの時間のことである．レミフェンタニルは投与時間によらず数分であるが，フェンタニルは持続投与時間が延長すると著明に延長する．

5　相互作用を臨床麻酔にどのように生かすか

1）覚醒時間を考慮した麻酔管理

Vuykら[9]はプロポフォールと4種類のオピオイド（フェンタニル，アルフェンタニル，スフェンタニル，レミフェンタニル）の組み合わせで，十分な鎮静が得られる効果部位濃度を維持した状態から投与を中止して覚醒するまでの時間を，isobologramとcontext sensitive half-time（CSHT）（MEMO ①）を応用したシミュレーションにより予測し，覚醒までの時間が早いプロポフォールとオピオイドの維持濃度の組み合わせについて検討した（図6）．60分間投与で最も早い覚醒を得るには，プロポフォール，フェンタニル濃度をそれぞれ3.4 µg/ml，1.3 µg/mlに維持すればよく（半数の覚醒まで12分），600分と長時間になった場合は3.8 µg/ml，1.1 µg/mlに維持することで最も迅速な覚醒（半数の覚醒まで24分）が得られる．プロポフォールとフェンタニルではプロポフォールのほうがCSHTが短いので，どちらかというとプロポフォールを高めに，フェンタニルを低めに維持する必要がある．

超短時間作用性のレミフェンタニルを併用する場合は，60分あるいは600分でもプロポフォール，レミフェンタニルの維持濃度はそれぞれ2.5 µg/ml，4.8 µg/mlであり，覚醒までは7分である．フェンタニルに比べて高濃度を使用できるレミフェンタニルでは，より低めのプロポフォール濃度で麻酔の維持が可能で，覚醒時間も早いことが分かる．

2）手術操作による違い

手術中のいろいろなエンドポイントにより得られるisobologramは異なることから，これらの差を考慮した麻酔管理を考える必要がある．

図7に皮膚切開時のプロポフォールとフェンタニルの体動（Cp_{50}，Cp_{95}），あるいは血圧上昇を指標とした相互作用を示す．両者のisobologramは異なることから，エンドポイントによってプロポフォールとフェンタニルの濃度の組み合わせを考慮する必要がある．特に血圧上昇を

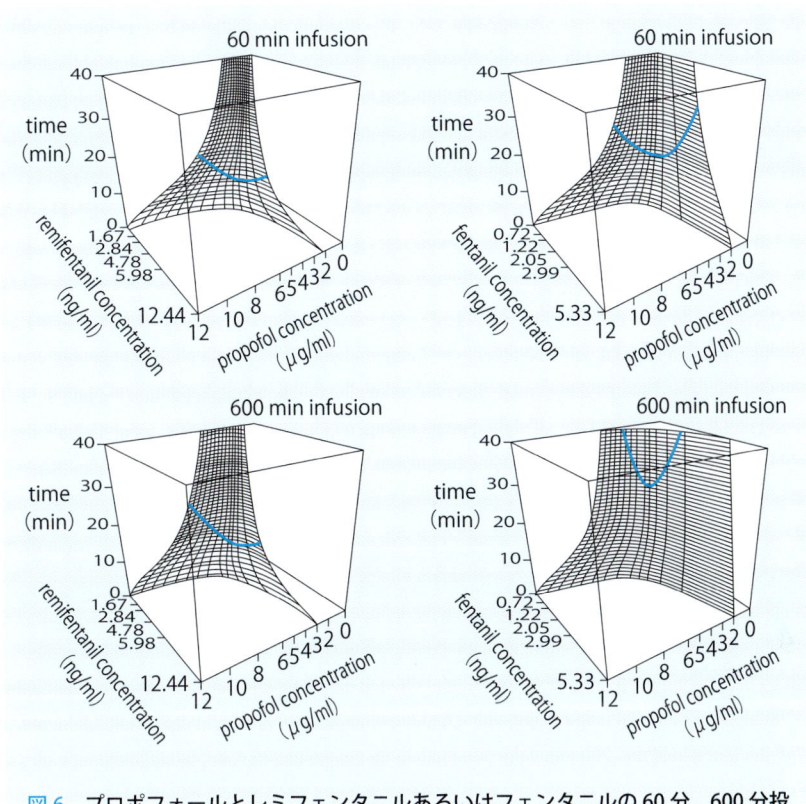

図6 プロポフォールとレミフェンタニルあるいはフェンタニルの60分, 600分投与後に, 半数が覚醒するまでの時間
(Vuyk J, Mertens MJ, Olofsen E, et al. Propofol anesthesia and rational opioid selection: determination of optimal EC50–EC95 propofol-opioid concentrations that assure adequate anesthesia and a rapid return of consciousness. Anesthesiology 1997; 87: 1549-62 より引用)

抑制するには，オピオイドがより効果的であることが分かる。

図8に腹膜切開，腹膜牽引のときのプロポフォールとフェンタニルの，体動あるいは血圧反応を指標とした相互作用を示す。腹膜切開あるいは腹膜牽引で血圧上昇を抑制するには，皮膚切開時よりもより高濃度のフェンタニルが必要である。一方，体動については腹膜切開時は皮膚切開時とほぼ同様であるが，腹膜牽引時にはより高濃度のプロポフォールが必要である。実際の麻酔管理ではこれら複数のエンドポイントを十分抑制できる，静脈麻酔薬とオピオイドの組み合わせを考えていく必要がある（MEMO ②）。

6 脳波モニターによる評価

これまで説明した静脈麻酔薬とオピオイドの相互作用は，体動や循環の変動を指標として評価したものであった。臨床の麻酔では，これらの指標に加えて脳波モニターにより麻酔深度を

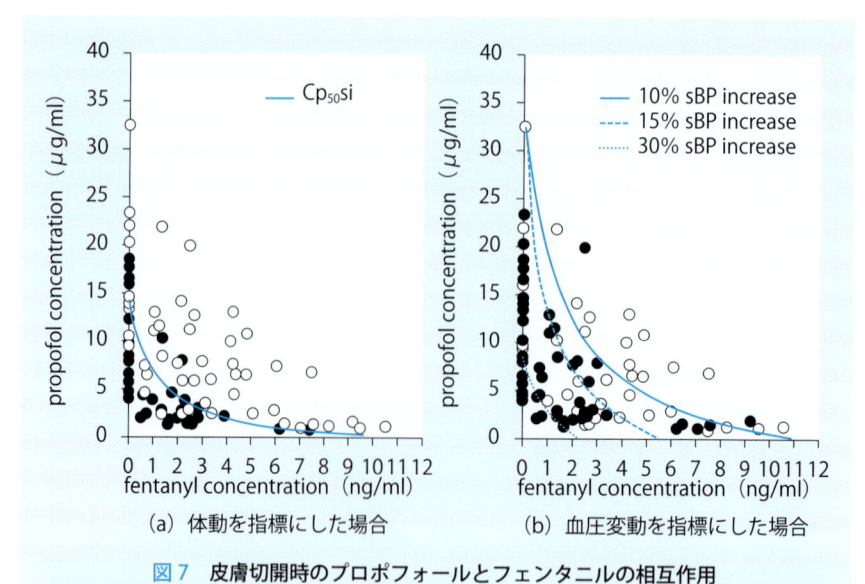

(a) 体動を指標にした場合　　(b) 血圧変動を指標にした場合

図7　皮膚切開時のプロポフォールとフェンタニルの相互作用
(Kazama T, Ikeda K, Morita K. The pharmacodynamic interaction between propofol and fentanyl with respect to the suppression of somatic or hemodynamic responses to skin incision, peritoneum incision, and abdominal wall retraction. Anesthesiology 1998；89：894-906 より引用)

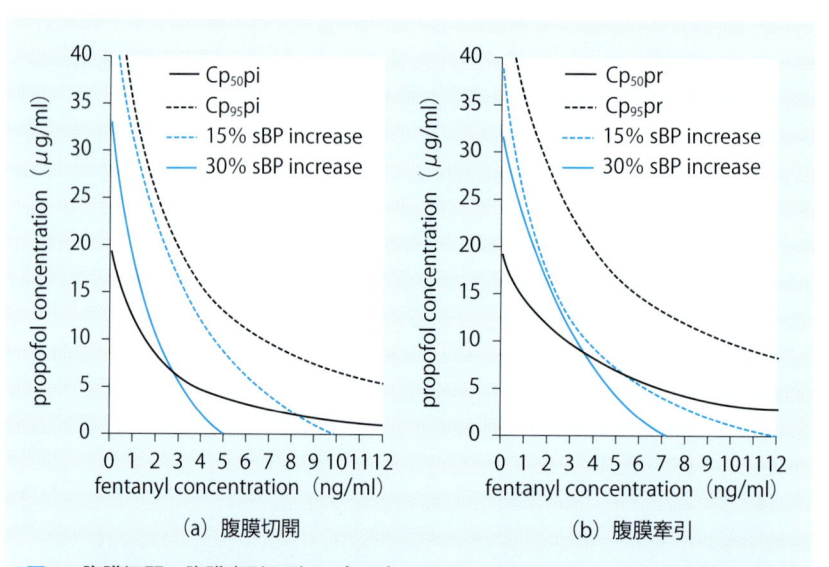

(a) 腹膜切開　　(b) 腹膜牽引

図8　腹膜切開, 腹膜牽引の時のプロポフォールとフェンタニルの, 体動あるいは血圧反応を指標とした相互作用
(Kazama T, Ikeda K, Morita K. The pharmacodynamic interaction between propofol and fentanyl with respect to the suppression of somatic or hemodynamic responses to skin incision, peritoneum incision, and abdominal wall retraction. Anesthesiology 1998；89：894-906 より引用)

M・E・M・O

❷ Isobologram から見たレミフェンタニルの利点

　レミフェンタニルは，高用量を用いても術後に呼吸抑制が遷延しないため，強い刺激が加わったときにその強さに応じて必要とされるだけ濃度を上げることができる。フェンタニルでは術後の呼吸抑制を考えるとその使用濃度に制限があったため，術中フェンタニルとプロポフォールのどちらの濃度を上げるべきかはよく考える必要があったが，レミフェンタニルではプロポフォール濃度を一定にして，レミフェンタニル濃度の調節だけで麻酔管理が可能である。

評価しながら麻酔薬濃度を調節することが多い。

　プロポフォール麻酔中の bispectral index（BIS）モニターに対するレミフェンタニルの影響については，一定の結果が得られていない。レミフェンタニルにより BIS 値は上昇[10]，不変[11]あるいは低下[12]する。

　Koitabashi ら[12]はプロポフォール投与下でレミフェンタニルを投与して，濃度依存性に BIS 値が低下することを報告し，レミフェンタニルがプロポフォールの鎮静作用を増強するのではないかと考察している。しかし，レミフェンタニルの投与により血圧，心拍数も低下しており，レミフェンタニルにより心拍出量が減少し，プロポフォールの濃度が上昇した可能性も否定できない。

　Yufume ら[2]はプロポフォール麻酔中にレミフェンタニルを 1.0 μg/kg/min 投与し，実際にプロポフォールの血中濃度の上昇を確認したものの，BIS 値は変化しなかった。これらのことから，プロポフォールとレミフェンタニルの相互作用を BIS モニターで評価するのは困難であり，プロポフォールの血中濃度や背景の手術侵襲の影響により結果は異なることが予想される。

7　臨床麻酔での注意点

　レミフェンタニルは超短時間作用性であることから，これまでのオピオイドよりも高用量を用いることが可能である。従来はフェンタニルを使用していたため，isobologram ではやや鎮静薬を高用量にして，低用量のフェンタニルで麻酔を行ってきたが，逆に高用量のオピオイドと少量の静脈麻酔薬で麻酔の維持が可能になった。しかし，このような高用量のオピオイドと少量の静脈麻酔薬による麻酔に問題がないわけではない。特に，少量の静脈麻酔薬で麻酔を維持することによる術中覚醒の危険が挙げられる。

　Isobologram によれば多めの静脈麻酔薬と少なめの鎮痛薬の組み合わせと，少なめの静脈麻酔薬と多めの鎮痛薬の組み合わせでは，同じエンドポイントが得られる。しかし，実際にまったく同一の麻酔効果が得られるかどうかは不明である。静脈麻酔薬には鎮静以外に記憶を抑制

する作用がある。一方，オピオイドには記憶の抑制作用がない。静脈麻酔薬とオピオイドの併用による記憶の抑制作用については，今のところ明らかではない。

レミフェンタニルは聴覚誘発電位を用いた麻酔深度モニターである AEPex には影響を与えないことが報告されている。Shraag ら[11]は下肢の整形外科手術患者を対象に，プロポフォールとレミフェンタニルの相互作用について検討した。レミフェンタニルを TCI 投与で，高用量（8 ng/ml），低用量（3 ng/ml），あるいは脊髄くも膜下麻酔でレミフェンタニルを用いない 3 群に分けた。高用量のレミフェンタニル投与で，患者の意識消失に必要なプロポフォールの効果部位濃度は低下した。しかし，意識消失時の AepEX は高用量レミフェンタニルの併用で高かった。このことは，プロポフォール単独で意識消失している状態と，高用量レミフェンタニルと低用量のプロポフォールで意識消失している状態とでは，同じように患者の反応がなくても，音刺激の中枢神経への伝達には差があることを示している。つまり，高用量レミフェンタニルと低用量のプロポフォール麻酔では，音刺激が中枢神経により伝達しやすい状態であるということができる。実際に，われわれの行った術中覚醒に関するアンケート調査[13]では，頭頸部手術で術中覚醒が多かった。頭頸部手術では，音刺激が麻酔中の覚醒因子となっていた可能性が考えられる。

これらを考慮すれば，静脈麻酔薬とオピオイドの相互作用にはまだまだ未解決の問題があり，全身麻酔中は高用量のオピオイドを併用していても，静脈麻酔薬単独で就眠する血中濃度以下で麻酔を維持するのは危険であるといえる。

もう一つ注意が必要なのは，これまで議論されているのは，あくまでも Cp_{50} からせいぜい Cp_{95} であり，逆にいえば 5％の患者は当てはまらないということである。また，手術侵襲は外科手術の種類によって異なり，患者個人間でも刺激に対する感受性には違いがある。したがって，isobologram も response surface analysis もあくまでバランス麻酔を理解するツールと考えて，実際の臨床では患者の状態や脳波モニターなどを用いて適切な麻酔深度を維持することが重要である。

おわりに

静脈麻酔薬とオピオイドの相互作用について概説した。鎮静と鎮痛を別々の薬物でコントロールする全静脈麻酔では，麻酔の各段階でのこれらの薬物の投与の組み合わせが重要になる。常に現在の麻酔が isobologram のどこにあるかを意識して，最適なバランス麻酔を実践していきたい。

ミニ知識
Isobologram の限界と術中覚醒

　Isobologram の限界は，作図の元になっているのが，体動や血圧変動といった外部からの刺激による反応であることである．現在のような高用量のオピオイドを併用する麻酔では，体動や血圧変動は抑制され，必ずしも患者の意識の有無とは関連しない．また，術中の筋弛緩薬の使用によっても体動は抑制される．実際に，われわれのアンケート調査では，術中覚醒例 11 例のうち 5 例では，手術中の体動と循環変動が認められていない．Ghoneim[14] らの報告でも，術中覚醒例のうち体動が認められたのは 1/7 の症例，頻脈と高血圧が認められたのは 1/5 の症例であった．このように，体動や循環変動など，これまでの麻酔深度の指標では術中覚醒の徴候を必ずしもとらえることはできないことは注意すべきである．プロポフォールの効果部位濃度や脳波モニターなどと合わせて，総合的に判断することが重要である．

【文　献】

1) Mertens MJ, Vuyk J, Olofsen E, et al. Propofol alters the pharmacokinetics of alfentanil in healthy volunteers. Anesthesiology 2001；94：949-57.
2) Yufune S, Takamatsu I, Masui K, et al. Effect of remifentanil on plasma propofol concentration and bispectral index during propofol anaesthesia. Br J Anaesth 2011；106：208-14.
3) Bouillon TW, Bruhn J, Radulescu L, et al. Pharmacodynamic interaction between propofol and remifentanil regarding hypnosis, tolerance of laryngoscopy, bispectral index, and electroencephalographic approximate entropy. Anesthesiology 2004；100：1353-72.
4) Smith C, McEwan AI, Jhaveri R, et al. The interaction of fentanyl on the Cp50 of propofol for loss of consciousness and skin incision. Anesthesiology 1994；81：820-28.
5) Kazama T, Ikeda K, Morita K. Reduction by fentanyl of the Cp50 values of propofol and hemodynamic responses to various noxious stimuli. Anesthesiology 1997；87：213-27.
6) Kazama T, Ikeda K, Morita K. The pharmacodynamic interaction between propofol and fentanyl with respect to the suppression of somatic or hemodynamic responses to skin incision, peritoneum incision, and abdominal wall retraction. Anesthesiology 1998；89：894-906.
7) Vuyk J, Engbers FH, Burm AG, et al. Pharmacodynamic interaction between propofol and alfentanil when given for induction of anesthesia. Anesthesiology 1996；84：288-99.
8) グラクソスミスクライン社内資料.
9) Vuyk J, Mertens MJ, Olofses E, et al. Propofol anesthesia and rational opioid selection：determination of optimal EC 50-EC 95 propofol-opioid concentrations that assure adequate anesthesia and a rapid return of consciousness. Anesthesiology 1997；87：1549-62.
10) Lysakowski C, Dumont L, Pellegrini M, et al. Effects of fentanyl, alfentanil, remifetanil and suffentanil on loss of cousciousness and bispectral index during propofol induction of anaesthesia. Br J Anaesth 2001；86：523-7.

11) Schraag S, Flaschar J, Schileyer M, et al. The contribution of remifentanil to middle latency auditory evoked potentials during induction of propofol anesthesia. Anesth Analg 2006；103：902-76.
12) Koitabashi T, Johansen JW, Sebel PS. Remifentanil dose/electroencephalogram bispectral response during combined propofol/regional anesthesia. Anesth Analg 2002；94：1530-3.
13) Morimoto Y, Nogami Y, Harada K, et al. Awareness during anesthesia：the results of a questionnaire survey in Japan. J Anesth 2011；25：72-7.
14) Ghoneim MM, Block RI, Haffarnan M, et al. Awareness during anesthesia：risk factors, causes and sequelae：a review of reported cases in the literature. Anesth Analg 2009；108：527-35.

〔森本　康裕〕

3 オピオイドのTCI

はじめに

　目標制御注入（target controlled infusion：TCI）とは，コンピュータによる薬物動態シミュレーションに基づき，目的臓器（血漿中または効果部位内）の薬物濃度を最短時間で設定濃度に到達させる静脈内薬物投与方法のことである。使用者は，患者の身体的条件と望む薬物濃度を入力するだけで自動的に設定した薬物濃度を得ることができる。1996年から英国でプロポフォール商用TCI投与システムが臨床的に用いられるようになった。近年，プロポフォール，レミフェンタニルを中心とした全静脈麻酔（total intra venous anesthesia：TIVA）が広く用いられるようになってきたのは，TCIシステムの臨床使用開始によるところが大きい。TCI以前の投与方法は，マニュアルでボーラス投与量や持続静注速度を設定する方法であり，薬物の濃度を推測して投与していたが，実際には薬物濃度は時間とともに大きく変動していた。TCIでは一定の濃度を維持することが容易となり，操作性，調節性が大幅に向上して，あたかも吸入麻酔薬の気化器のような操作感を得られるようになった。

1 TCIの歴史

　全身麻酔は，1845年にWellsが亜酸化窒素を，1846年にMortonがエーテルを使用して始まった。その後も全身麻酔は吸入麻酔法を中心に薬物の開発，研究が進められていく。1930年代には静脈麻酔薬として各種バルビツレートが開発されているが，麻酔の主流とはならなかった。吸入麻酔薬は体内でほとんど代謝されず，換気により"出し入れ"することが可能な薬物であり，調節性，安定性に優れている。一方，静脈麻酔薬は，血液に直接投与するため作用発現は早いものの，作用消失は患者の薬物代謝・排泄能力に依存しているため，短時間作用性の薬物が開発されるまでは調節性では吸入麻酔薬に劣っていた。

　静脈麻酔薬の血中濃度を一定に保つための薬物動態学的な理論構築は，1968年にKruger-Thiemer[1]やCaboaraら[2]により始められている。コンピュータに接続したポンプにより血漿中濃度を定常化するシステムに関しては，アルフェンタニルについてAusemsら[3]が，フェンタニルについてAlvisら[4,5]が1985年に報告している。Effect siteを想定して調節性をさらに高めようとする研究は，1979年にSheinerら[6]が筋弛緩薬d-ツボクラリンについて薬力学と薬物動態学を連結するSheinerモデルを発表して進んだ。このモデルに基づき，Scottら[7]がフェンタニル，アルフェンタニル投与時のパラメータを計算している。1990年にはWhite

とKennyが現在のディプリフューザーのプロトタイプを発表し，1996年にまずプロポフォールのTCIが臨床的に使用可能となった。

オピオイドに関しては，Shaferら[8)]が1990年にコンピュータに接続したポンプでの投与を行っている（Stanpump）。オピオイドをTCI投与する商用型ポンプとしては，2007年ごろよりopen TCI system（特定の薬物専用ポンプではなく，さまざまな薬物を選択できる）としてヨーロッパで使用可能となっている。いくつかのメーカーから発売されていて，プロポフォール，スフェンタニル，フェンタニル，レミフェンタニルの血漿中および効果部位をターゲットとしたTCIが可能である。わが国では，オピオイドの投与に関しては未認可であり，プロポフォールの血中濃度をターゲットとした投与方法（Marsh model）だけが臨床的に使用されている。

2 TCIの原理

1）血中濃度をターゲットとしたTCI（TCIplasma）

TCIplasmaは，吸入麻酔薬の気化器と同じような操作感となる。このTCIでは図1のようなコンパートメントモデルに基づいて，投与速度を計算している。中心コンパートメントに薬物が投与され，クリアランスを受けて薬物濃度は減少する。この中心コンパートメントの濃度を血中濃度とみなしている。中心コンパートメントの濃度を維持するには，セカンド，サードコンパートメントへの移動量と，クリアランスによる薬物の消失を考慮に入れて投与速度を設定する必要がある。TCIplasmaでは，この投与速度を単位時間ごとに計算してポンプに自動的に入力している。

2）効果部位をターゲットとしたTCI（TCIeffect）

効果部位とは，血中濃度と薬理作用では作用発現あるいは消失に時間的ずれが生じることを解消するために付け加えられた架空のコンパートメントである。効果部位の薬物濃度推移はk_{e0}という定数で決定される。すなわちk_{e0}が大きいほど薬理作用が早く発現し，k_{e0}が小さいと遅くなる。TCIplasmaでは，血中濃度が最短時間で設定濃度に達するように投与量が計算され，血中濃度が設定濃度を超えることはない。このとき効果部位濃度は血中濃度を超えることなく上昇し，やがて設定された血中濃度に収束して定常状態となる（図2-a）。TCIeffectでは，効果部位の薬物濃度が最短時間で設定濃度に達するように計算するため，血中濃度が設定濃度を超えること（overshoot）を容認する。そのため効果部位濃度はTCIplasmaと比べて速やかに上昇する。効果部位濃度が設定濃度に達した後は，設定濃度と血中濃度，効果部位濃度が一致するようになる（図2-b）

図1　3コンパートメントモデル

図2　TCIplasma と TCIeffect

(a) 血中濃度をターゲットとした TCI（TCIplasma）
(b) 効果部位濃度をターゲットとした TCI（TCIeffect）

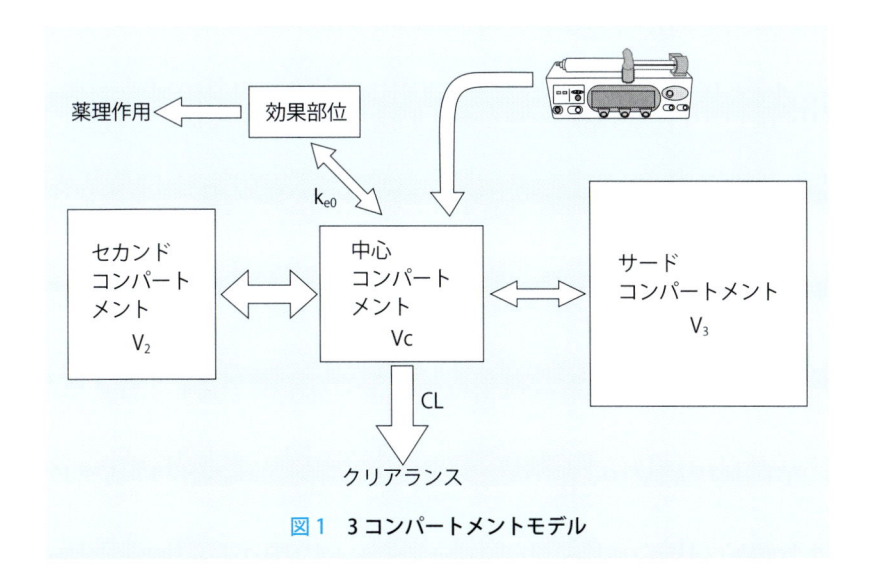

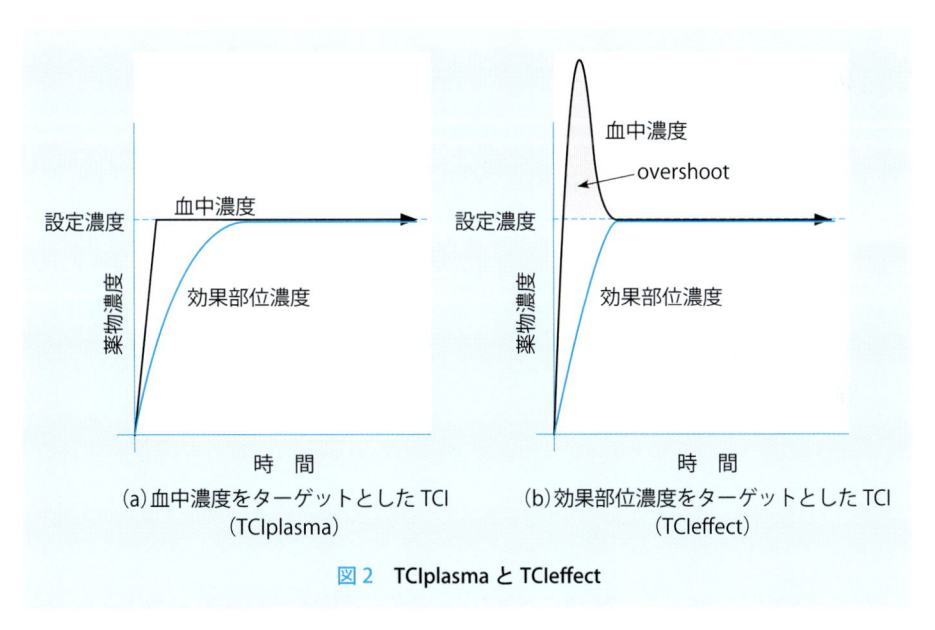

3）薬物動態パラメータの影響[9]（表1）[8, 10〜12]

①中心コンパートメント容積（V_c または V_1）（図1参照）

中心コンパートメント容積が大きいと，それだけ設定濃度に達するために必要とする薬物量が増加することになる。TCI の調節性の点では，中心コンパートメント容積が小さいほうが有利である。

②第2・第3コンパートメント容積（V_2 および V_3）

これらのコンパートメントは，中心コンパートメントに対して末梢コンパートメントと呼ばれる。末梢コンパートメントの容積が大きくなることは，薬物の蓄積性が高いことを示して

表1 オピオイドの薬物動態パラメータ

薬物名	フェンタニル	アルフェンタニル	スフェンタニル	レミフェンタニル
中心コンパートメント容積	6.09	6.66	14.60	4.744
第2コンパートメント容積	29.091	10.292	64.96	9.286
第3コンパートメント容積	236.25	9.986	257.2	5.42
定常時分布容積	268.941	26.938	336.7	19.45
k_{10}	0.0827	0.0535	0.0645	0.528
k_{12}	0.471	0.104	0.109	0.432
k_{21}	0.102	0.0673	0.0245	0.221
k_{13}	0.225	0.017	0.0229	0.016
k_{31}	0.006	0.0126	0.0013	0.014
k_{e0}	0.147	0.77	0.231	0.533
クリアランス（ml/kg/min）	8.394	5.93	15.7	41.74

40歳，男性，170cm，60kgとして計算．
（フェンタニルのパラメータとして，Shafer SL, Varvel JR, Aziz N, et al. Pharmacokinetics of fentanyl administered by computer-controlled infusion pump. Anesthesiology 1990；73：1091-102 より引用）
（アルフェンタニルのパラメータとして，Maitre PO, Vozeh S, Heykants J, et al. Population pharmacokinetics of alfentanil：the average dose-plasma concentration relationship and interindividual variability in patients. Anesthesiology 1987；66：3-12 より引用）
（スフェンタニルのパラメータとして，Gepts E, Shafer SL, Camu F, et al. Linearity of pharmacokinetics and model estimation of sufentanil. Anesthesiology 1995；83：1194-204 より引用）
（レミフェンタニルのパラメータとして，Minto CF, Schnider TW, Egan TD, et al. Influence of age and gender on the pharmacokinetics and pharmacodynamics of remifentanil. I. Model development. Anesthesiology 1997；86：10-23 より引用）

いる．したがって，これらのコンパートメントが大きい薬物は，投与時間が長くなると投与停止後の薬物濃度低下が遅くなることになり，調節性が悪くなる．

③クリアランス（CL）

クリアランスを中心コンパートメント容積で除した値を消失速度定数（k_{10} または kel）と呼ぶ．消失速度定数の逆数が排泄相半減期と比例する．消失速度定数の大きい薬物は，投与停止後の薬物濃度低下がすみやかである．

4）薬力学的パラメータの影響[9]

効果部位への薬物の移行を表す定数を k_{e0} と呼ぶ．k_{e0} が大きいほど，早く設定濃度に到達できるため，調節性が良いことになる．k_{e0} を求めるためには薬理作用が定量化できることが前提である．しかし，オピオイドの本来の作用である鎮痛作用についての定量は実用化されていないため，現在の k_{e0} はオピオイドが脳波に与える影響に基づいて算出されており，鎮痛作用とは異なった値である可能性が高い．将来的に鎮痛作用の定量が可能となった時点で，再評

価する必要がある。

5）シリンジポンプの影響

単位時間あたりの薬物投与量は，シリンジポンプの性能とシリンジ内の薬物濃度に依存する。多くのシリンジポンプは，最大流量が 1,200 ml/hr である（設定により最大流量を変更することが可能である）。これは 0.333 ml/sec となり，この値にシリンジ内の薬物濃度を乗じた値が単位時間あたりの最大投与量となる。逆に最小流量は 0.1 ml/hr のポンプが多く，それ以下の値は 0 もしくは切り上げで投与される（最小投与量）。特に効果部位をターゲットとした投与では初期に最大投与量で数秒間投与する状態となるが，最大投与量が小さいと設定濃度に達する時間が遅くなる。最大投与量を増やそうと濃度を高くすると，最小投与量も増えてしまい安定した濃度が得られないことがあるため，適切な濃度設定が必要である。フェンタニルでは 0.05 μg/ml，レミフェンタニルでは 0.02 μg/ml が選択されることが多いが，いずれにしろこの希釈濃度を確実にポンプに入力しなくてはならない。

6）TCI に適した薬物

わが国で静脈内投与可能な麻薬には，モルヒネ，フェンタニル，レミフェンタニルがある。この中でモルヒネは k_{e0} が 0.039 とフェンタニル，レミフェンタニルと比べて著しく小さく，投与から作用発現に非常に時間がかかる（ボーラス投与から血中濃度がピークに達するまでの時間が 24 分，フェンタニルでは 3.6 分，レミフェンタニルでは 1.8 分）ため，TCI には明らかに向いていない。ここでは，フェンタニルとレミフェンタニルを比較する。

a．濃度上昇時

図3にフェンタニルとレミフェンタニルに関して，持続投与，ボーラス投与＋持続投与，TCIplasma，TCIeffect で投与したときの効果部位濃度の時間的推移を示す（男性，170 cm，50 kg）。フェンタニルでは，TCIeffect を用いることにより非常に早く目標濃度に到達することができ，その後も一定の濃度を保つことができる。TCIplasma では，目標濃度の到達には時間を要するがその後の濃度は安定する。ボーラス投与（100 μg）に続いて 0.1 μg/kg/min で持続投与する方法は，濃度の上昇はすみやかであるが，効果部位濃度は上昇を続けるため調節が必要となる。単純な持続投与では，目標濃度に到達するには約 1 時間を要する。

レミフェンタニルは，消失速度定数（k_{10} または kel）がフェンタニルの 5 倍であり，1/5 の時間で定常状態に達する。そのため，いずれの投与方法でも濃度上昇はフェンタニルと比べるとすみやかであり，目標濃度到達後も濃度が安定する。その中でも，TCIeffect による方法では，約 1 分 20 秒で目標濃度に到達し，濃度上昇のすみやかさとその後の安定性では最も優れている。

図3 オピオイドの投与方法と効果部位濃度の上昇

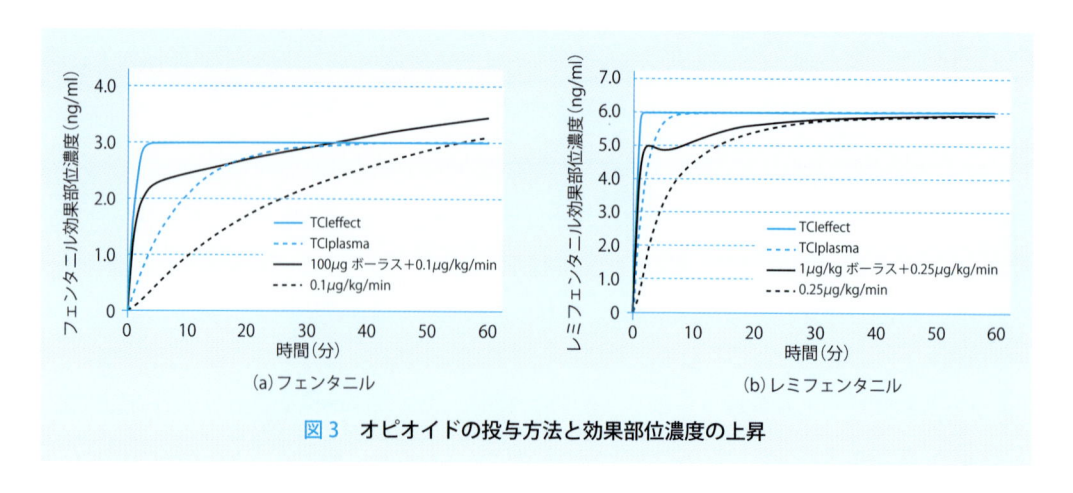

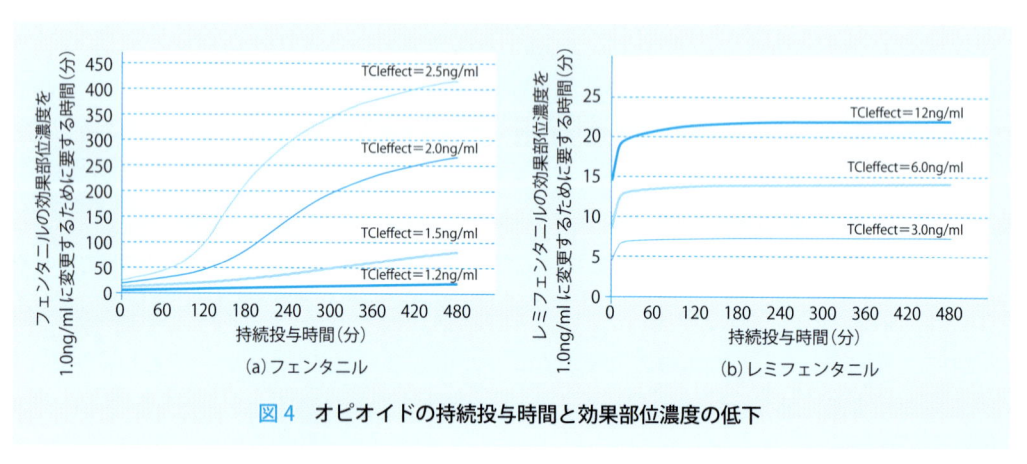

図4 オピオイドの持続投与時間と効果部位濃度の低下

b．濃度下降時

図4は，フェンタニル，レミフェンタニルをそれぞれ TCIeffect で一定の時間投与したのち，効果部位濃度を 1.0 ng/ml に変更し，効果部位濃度が 1.0 ng/ml まで減少するのに要する時間をプロットしたものである．フェンタニルでは，投与時間が長くなると 1.5 ng/ml から 1.0 ng/ml に変更するのにも 1 時間以上を要し，調節性が悪いことを示している．一方，レミフェンタニルでは，設定濃度に応じて必要な時間は変化するものの，投与時間が長くなってもその影響はほとんどみられない．

以上より，フェンタニルとレミフェンタニルの比較では，濃度上昇時，濃度下降時いずれの場合でもレミフェンタニルはすみやかであり，レミフェンタニルは TCI 投与に適した薬物であることが分かる．一方，フェンタニルの TCI では濃度上昇時はすみやかであるが，特に投与時間が長くなると濃度下降に必要な時間が長くなり，調節性が失われる．

c．レミフェンタニルの TCIeffect とボーラス投与＋持続投与方法の比較

図3-b より，レミフェンタニルの TCI を行う場合には，TCIplasma ではなく TCIeffect を実

図5 TCIplasma の正確性

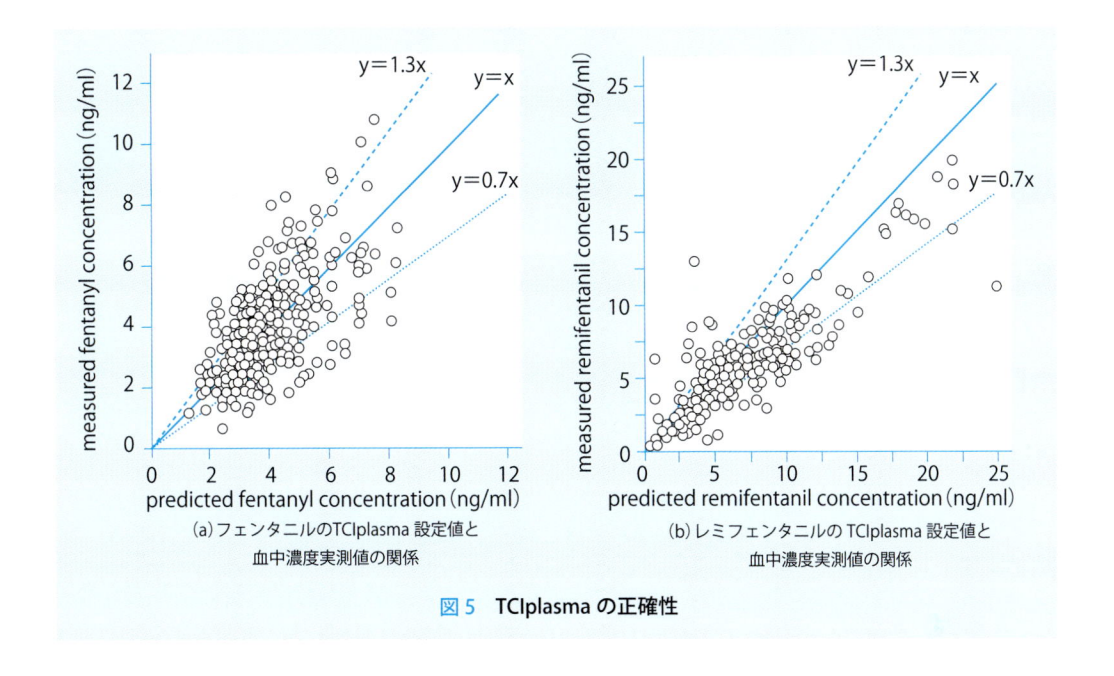

(a) フェンタニルのTCIplasma 設定値と血中濃度実測値の関係

(b) レミフェンタニルのTCIplasma 設定値と血中濃度実測値の関係

施しなければ，レミフェンタニルの利点を活かすことができない。一方で，ボーラス投与と持続投与の組み合わせ（マニュアル投与）でも早い濃度上昇と血中濃度の安定を得ることができる。基本的に持続投与時の濃度は，投与速度とクリアランスの比で決まるため，ボーラス投与だけでは，その後の効果部位濃度の持続的な上昇は期待できない。そのため，マニュアル投与では，安定的な濃度を得ることは難しい。実際には血圧上昇などのイベントに対してボーラス投与を行い，続いて持続投与速度を設定し直すことになる。

　TCIeffect では，新たな濃度を入力するだけで済むことから，操作の簡便化という観点からTCIeffect の投与のほうが優れている。

d．オピオイドTCIの正確さ

　図5に，フェンタニルとレミフェンタニルをTCIplasma で投与したときの設定値と測定値の関係を示す。理想的には y = x の直線となる[13, 14]。両薬物ともおおむね30%以内の誤差であり，実際の薬物濃度はTCIの設定値に良好に追随することが示されている。ただし血中濃度に対してどれだけの薬理作用が出現するかについては薬力学的個体差が大きいことから，臨床的に必要な濃度を判断してTCIの設定をしていくことが大切である。

3 臨床的な使用方法

1）準 備

a．プログラムの選択
　オピオイドにはプロポフォールのようなプレフィルドシリンジなどが存在しないため，open TCI system を使用する。このシステムでは。あらかじめ搭載されているパラメータセットの中から目的の薬物パラメータを選択する必要がある。プロポフォールに関しては Shafer のパラメータセットが，レミフェンタニルに関しては Minto のセットが搭載されていることが多い。Shafer のパラメータセットでは，体重から各コンパートメントの容積，クリアランスを計算する。Minto のパラメータセットでは，身長，年齢，体重を入力する必要がある。

b．薬液の準備
　正しい薬物を正しく希釈してポンプにセットする必要がある。この入力が間違っていると重大な事故に発展する可能性がある。ダブルチェックを行い確実にセットする。

c．投与ルート
　TCI では，シリンジから駆出された薬物がただちに体内に入り分布するものとして，各計算を行っているが，実際には輸液ルートの側管から投与されることが多い。一般的な輸液ルートの管内容積は約 2 ml/50 cm である（250 ml/hr の輸液速度なら 48 秒の誤差となる）。したがって，輸液ルートの流速が遅いと TCI の計算値と実際の濃度に大きな差が生じることになる。特に導入時には輸液速度をできるだけ速めること，薬物を投与する側管から体内までの距離を極力短くすることが望ましい。また，空になった輸液の交換を忘れて輸液が枯渇してしまうと，途端に薬液が体内に投与されなくなる。この状態では TCI の計算と実際の濃度にくるいが生じ，そのくるいを補正することはできないので，注意する必要がある。TIVA では術中覚醒記憶が多いことが指摘されているが[15]，その理由の一つとして，静脈麻酔では輸液ルートやシリンジへの入力，薬液の準備など人為的なミスが入る余地が吸入麻酔よりも多いことが挙げられる。

2）導入時

　オピオイドを TCIeffect で投与する際には，どれくらいの効果部位濃度が必要かを考える（表 2）[16]。レミフェンタニルを用いる場合，挿管に必要な濃度が 6 ng/ml であるとすると，この濃度を設定して投与開始のスイッチを押す。ここではポンプの流量を最大 1,200 ml/hr，レミフェンタニルの濃度を 0.02 mg/ml にしてある。レミフェンタニルの TCIeffect では，投与開始から 1 分 30 秒で 6 ng/ml に到達する（図 6）。TCIplasma では，6 ng/ml に設定しても

表2 必要なオピオイド血中濃度

	挿管時	皮膚切開時	侵襲の大きな手術	侵襲の小さな手術	自発呼吸出現	術後鎮痛
フェンタニル (ng/ml)		3〜6	4〜8	2〜5	＜1〜2	0.5〜1
アルフェンタニル (ng/ml)		200〜300	250〜450	100〜300	＜200〜250	10〜30
スフェンタニル (ng/ml)		1〜3	2〜5	1〜3	＜0.2	0.025〜0.05
レミフェンタニル (ng/ml)	3〜6	4〜8	4〜8	2〜4	＜1〜3	0.5〜1

(Fukuda K. Chapter 27：Opioids. In：Miller RD, editor. Miller's anesthesia. 7th ed. Philadelphia：Churchill & Livingstone；2010 より引用)

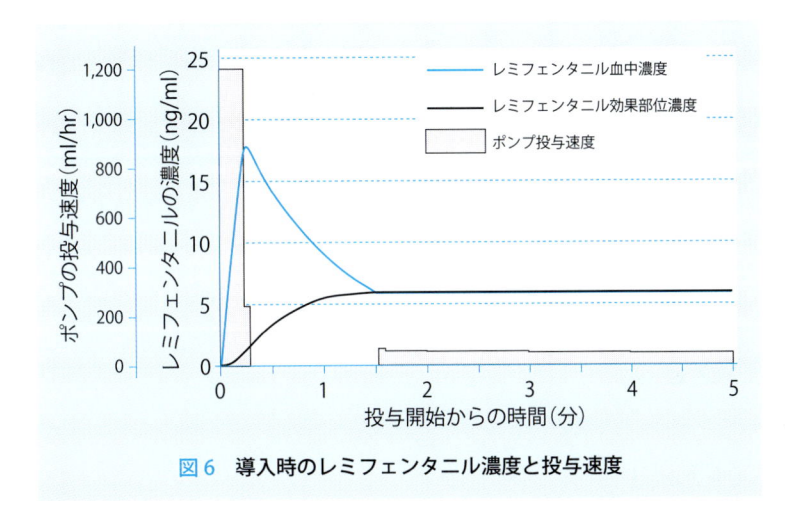

図6 導入時のレミフェンタニル濃度と投与速度

効果部位濃度が到達するためには5分必要となることから，TCIeffectを選択することが望ましい。フェンタニルではTCIeffectで3分30秒で，TCIplasmaでは約40分間で効果部位濃度が6 ng/mlに到達するが，その後濃度が1 ng/ml（自発呼吸が出現する）までに要する時間は延長してくるため，短時間の手術には適していない。

このとき必要なプロポフォールの濃度を約4 μg/mlとすると，現在使われているようなTCIplasmaでは，効果部位のプロポフォール濃度が4 μg/mlに到達するのには約4分も要するため，①ボーラスを併用する，②TCIeffectで投与する（1分40秒で到達），③6 μg/mlに設定して1分間投与してから4 μg/mlに減量する（1分で4 μg/mlに到達するが，overshootが発生する），などの方法を選択する必要がある。同様に，筋弛緩薬でも早い作用発現を目指す場合は，ロクロニウム1.2 mg/kg（約60秒で挿管可能となる）などの投与方法を用いる。

3）麻酔の維持

手術中は，循環動態から判断して投与濃度を設定していくことになる。しかし，鎮痛薬の濃度を高くして鎮静薬の濃度を低下させていくと，やがて循環動態には変動がみられないのに患者が覚醒する危険性があるため，鎮静薬の濃度を不用意に下げてはいけない。

鎮痛薬と鎮静薬の間には相乗作用がみられる場合が多い。セボフルラン，プロポフォールとフェンタニル，レミフェンタニルの間にも相乗作用が存在する。この相乗作用を利用することで，両薬物とも投与量を節約して，早い覚醒と十分な鎮痛・鎮静を両立することが可能となる（他稿参照）。

4）覚醒に向けて

フェンタニルは，投与時間が長くなると context sensitive half-time（CHST，他稿参照）が極端に延長するため，術後鎮痛に向けては早い段階から投与濃度を下げて，抜管時には自発呼吸の出現する 1ng/ml 以下の濃度にする必要がある。そのため，手術の後半には鎮痛が不十分となるリスクがある。一方レミフェンタニルは，抜管近くまで濃度を維持することが可能であるが，急速に濃度が低下するため，いわゆる transitional opioid を実施してスムーズな術後鎮痛への移行を心がけなければならない。

4 各 論

1）高齢者での TCI

レミフェンタニル（Minto）およびフェンタニル（Shafer）のパラメータの算出式を表3に示す。フェンタニルに関しては，年齢が分布容積は変化させないがクリアランスを減少させたとする報告[17]，定常時分布容積が減少するがクリアランスは変化しなかったとする報告[18]，薬物動態学的に差はみられなかったが薬力学的には EC_{50} が低下しているとする報告[19]があり，結論が出ていない。しかし，高齢者で必要量が減少していることは明らかであり，設定濃度を下げる必要がある。レミフェンタニルでは，年齢が高くなるにつれて分布容積が減少し，クリアランスが低下することが知られている（濃度が高くなりやすい）。また同時に薬力学的には k_{e0} が減少し（薬物の効果部位への移行が遅くなる），EC_{50} が低下する（感受性が高くなる）[12]。Minto のパラメータセットでは，性別，年齢，身長，体重が組み込まれていて，16歳以上であれば，患者のデータを入力することにより，特に年齢を意識することなく TCI を使用することが可能である[20]。

表3 フェンタニルとレミフェンタニルのパラメータ

パラメータ	フェンタニル(Shafer)[8]	レミフェンタニル（Minto）[12]
<容積>		
中心コンパートメント	0.105×TBW	5.1−0.021×(age−40)+0.072×(LBM−55)
セカンドコンパートメント	0.485×TBW	9.82−0.0811×(age−40)+0.108×(LBM−55)
サードコンパートメント	3.9375×TBW	5.42
<クリアランス>		
代謝クリアランス	0.00868×TBW	2.6−0.0162×(age−40)+0.0191×(LBM−55)
中心−セカンド間	0.049455×TBW	2.05−0.0301×(age−40)
中心−サード間	0.023625×TBW	0.076−0.00113×(age−40)
<薬力学>		
k_{e0}	0.14744	0.595−0.007×(age−40)
EC_{50}	29.1	13.1−0.148×(age−40)
γ	4	2.73

LBMmen：1.1×TBW−128×(TBW/Height)^2
LBMwomen：1.07×TBW−148×(TBW/Height)^2
LBM：lean body mass, TBW：total body weight
(Shafer SL, Varvel JR, Aziz N, et al. Pharmacokinetics of fentanyl administered by computer-controlled infusion pump. Anesthesiology 1990；73：1091-102, Minto CF, Schnider TW, Egan TD, et al. Influence of age and gender on the pharmacokinetics and pharmacodynamics of remifentanil. I. Model development. Anesthesiology 1997；86：10-23 より引用)

2) 肝・腎機能障害患者

　フェンタニルは肝で代謝される薬物であり，肝機能障害患者では薬物動態が影響を受ける可能性がある。フェンタニルの薬物動態を肝硬変患者で調べた研究では，肝機能正常者との差は認められなかった[21]。また，フェンタニルは腎代謝・排泄ではないが，慢性腎不全患者ではクリアランスが減少して作用時間が延長する可能性がある[22, 23]が，個体差が大きく明らかではない。一方，レミフェンタニルは組織のコリンエステラーゼで代謝されるため，肝・腎機能障害患者でも薬物動態，薬力学的な変化は認められない。したがってTCIの使用に際して，特に調節を必要としない。

3) 小 児

　小児，新生児に対するオピオイドのTCIは，確立していない。小児では薬物動態，薬力学的に明らかに成人とは異なっており，成人用のTCIパラメータでは通用しないため，薬物動態・薬力学的パラメータを求めるための研究が必要である。
　フェンタニルに関してはGinsbergら[24]が，2.7〜11歳の非心臓手術を受ける患者20名

表4 小児のフェンタニル薬物動態パラメータ

パラメータ	成人パラメータ（McClain）	小児のパラメータ Weight Proportional Model	Covariate Model
<容積>			
中心コンパートメント (l/kg)	0.356×weight	0.32×weight	0.43×(weight−19.8)+5.8
セカンドコンパートメント (l/kg)	0.639×weight	1.49×weight	6.2×(age−6.4)+34.4
サードコンパートメント (l/kg)	2.51×weight	NA	
<クリアランス>			
代謝クリアランス (l/kg/min)	0.0146×weight	0.019×weight	0.01×(weight−19.8)+0.35
中心−セカンド間 (l/kg/min)	0.0659×weight	0.036×weight	0.82
中心−サード間 (l/kg/min)	0.0502×weight		
<正確さ>			
MPE（％）	10.4	2	−1.1
MAPE（％）	21.9	23	17.4

MPE：median prediction error（バイアスの指標），MAPE：median absolute prediction error（正確さの指標），NA：not available
(Ginsberg B, Howell S, Glass PS, et al. Pharmacokinetic model-driven infusion of fentanyl in children. Anesthesiology 1996；85：1268-75 より引用)

にTCIplasma で投与し，成人のパラメータとの比較を行っている（表4）。この研究では，成人のパラメータとしてMcClain ら[25]の報告した値を用いてフェンタニルを投与し，同時にフェンタニルの濃度を測定している。この測定値に基づいて新たな小児用パラメータセットを算出し，実際の投与量と濃度から"この小児用パラメータを使った場合の予測値は実測値とどの程度ずれるか"で評価を行っている。成人用のパラメータでは平均誤差（MPE）が＋10％となっていて，予測値よりも実測値のほうが約10％高い値を示していたが，小児用パラメータではどちらもこのようなバイアスが軽減している。ただし，個体差としての平均絶対誤差（MAPE：ばらつきを示す）は約20％でこの値は変化していない。また，この研究では小児におけるCHSTが計算されていて，長時間の投与時でも成人の値より低くなっている（ただし，小児では2コンパートメントモデルが採用されているためかもしれない）。新生児では分布容積はこれらの小児用パラメータよりもさらに大きな値となるが，クリアランスはほぼ同等である[26]。

レミフェンタニルに関しては，0.5～4歳の心臓手術を受ける9名の小児患者に対してMintoの式を用いてレミフェンタニルを投与し，レミフェンタニルの実測値との挿管を調べた

表5 小児のレミフェンタニル薬物動態パラメータ（5μg/kgのボーラス投与後）

パラメータ	年齢					
	0〜2カ月	2カ月〜2歳	2〜6歳	7〜12歳	13〜16歳	16〜18歳
Cmax（ng/ml）	24.2±10.2	25.4±3.7	34.8±8.2	42.5±13.7	35.0±10.2	42.7±12.9
Vdss（ml/kg）	453±145	308±89	240±131	249±91	223±31	243±109
Clearance（ml/kg/min）	90.5±36.8	92.1±25.8	76.0±22.4	59.7±22.5	57.2±21.1	46.5±2.1
$T_{1/2\beta}$（min）	5.4±1.8	3.4±1.2	3.6±1.2	5.3±1.4	3.7±1.1	5.7±07

Cmax＝投与後の最高血中濃度，Vdss＝定常時分布容積
（Ross AK, Davis PJ, Dear Gd GL, et al. Pharmacokinetics of remifentanil in anesthetized pediatric patients undergoing elective surgery or diagnostic procedures. Anesth Analg 2001；93：1393-401 より引用）

研究があり[27]，この研究ではMintoのモデルのmedian prediction error（MPE），median absolute prediction error（MAPE）はいずれも256％であり，実測値は予測値よりも高く，ばらつきが多かった（人工心肺開始前で平均投与速度が0.35μg/kg/minで，平均血中濃度が13.8μg/mlもある）。やはり，小児に対してMintoのモデルを使うことには無理があり，小児用のパラメータセットが必要である。

TCIを用いた研究ではないが，Rossら[28]が年齢ごとのレミフェンタニル薬物動態の変化を調べている（表5）。この研究では，年齢が低いほどクリアランスが大きく，分布容積も大きくなっている。このことは年齢が低いほどレミフェンタニルの必要量が増加していることを示している。斜視の手術で，呼吸数からレミフェンタニルの作用を調べた研究では，3歳以下ではレミフェンタニルの必要量が増加している[29]。薬力学的パラメータに関する研究では，Jeleazcovらが1〜16歳の非心臓手術を受ける患者を対象としてbispectral index（BIS）を用いて薬力学的パラメータを算出している。レミフェンタニルの$T_{1/2}k_{e0}$が1.0分（成人では0.8〜1.6分），EC_{50}が20 ng/ml（成人では11〜20 ng/ml）であり，フェンタニルでは$T_{1/2}k_{e0}$が3.5分（成人では4.7分），EC_{50}が8.6 ng/ml（成人では7.8 ng/ml）であり，いずれも成人とほぼ同等であったことから，脳波の反応からは成人と変わらないことが示された。同時に測定されたプロポフォールk_{e0}は，年齢依存性に減少する（低年齢ほど作用発現が早い）ことが示されている。

4) 肥満者

わが国では欧米ほど極端な例は少ないが，肥満者にどのように薬物を投与するかは臨床的には重要な問題である。フェンタニルの薬物動態パラメータには体重しか入力項目がないため，身長150 cm，体重100 kg〔体型指数（body mass index：BMI）44.4〕の患者も身長200 cm，体重100 kg（BMI 25）の患者も同じ投与量となる。肥満者であっても体重に比例してクリアランスが増加するわけではないため，体重どおりの設定では，過量投与を起こすことに

図7 肥満者にフェンタニルを投与するときに用いるべき補正体重

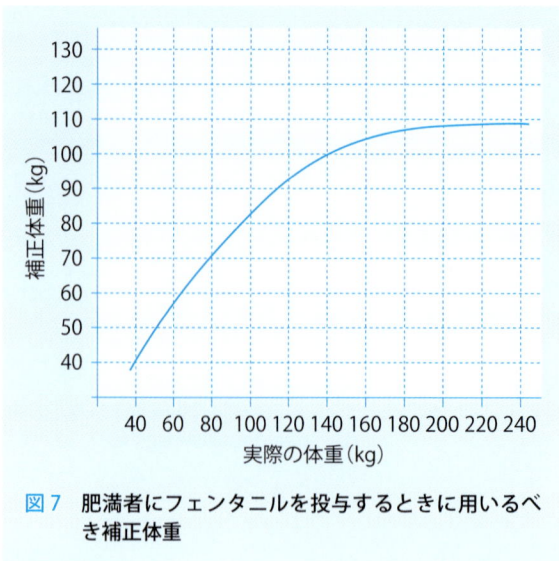

なる。Shaferら[8]もこの問題を認めており，Shaferらのフェンタニルパラメータを TCI に用いるときは，体重が±1 SD の範囲にある対象とするように勧めている。Shibutaniら[30]は，Shaferらおよび Scott らのモデルを用いて体重と予測からの誤差の相関を調べ，実際の体重が増加すると誤差が大きくなり，100 kg では－35％，200 kg では－50％となることを示し，Shafer のモデルに体重を入力するための補正体重（pharmacokinetic mass）を計算している（図7）。術後鎮痛などにもこの補正体重を用いることを勧めている[31]。

　レミフェンタニルに関しては，Eganら[32]が肥満者（113±17 kg）と正常者（64±10 kg）の薬物動態を調べ，肥満者に対しては lean body mass（LBM）を使うべきであると結論している。この中で用いられている（Minto のパラメータセットでも用いられている）LBM は，Jamesら[33]が提案した式であり，図8のような特徴をもっているため極端な肥満者では逆にLBM が小さく計算されて投与量が不足してしまう。そのため，商用の open TCI system にはBMI の制限があり，男性では 44 kg/m^2，女性では 35 kg/m^2 を超える場合は使用できないと警告されている。La Collaら[34]は，LBM の計算に Janmahasatianら[35]の計算式を用いることによりこの問題が解決できることを示し，Minto のパラメータとして"補正身長"を入力することにより極端な肥満者でも TCI を使用する方法を提案している[36]。

$$男性用補正身長 = \sqrt{\frac{128 * TBW * (6.68 * 1{,}000 + 216 * BMI)}{-1{,}922 + 1.1 * 216 * BMI}}$$

$$女性用補正身長 = \sqrt{\frac{148 * TBW * (8.78 * 1{,}000 + 244 * BMI)}{124.6 + 1.07 * 244 * BMI}}$$

5）心臓手術

　人工心肺を用いた心臓手術では，人工心肺のプライミングによる希釈（＝分布容積の増加），

図8　極端な肥満者の lean body mass

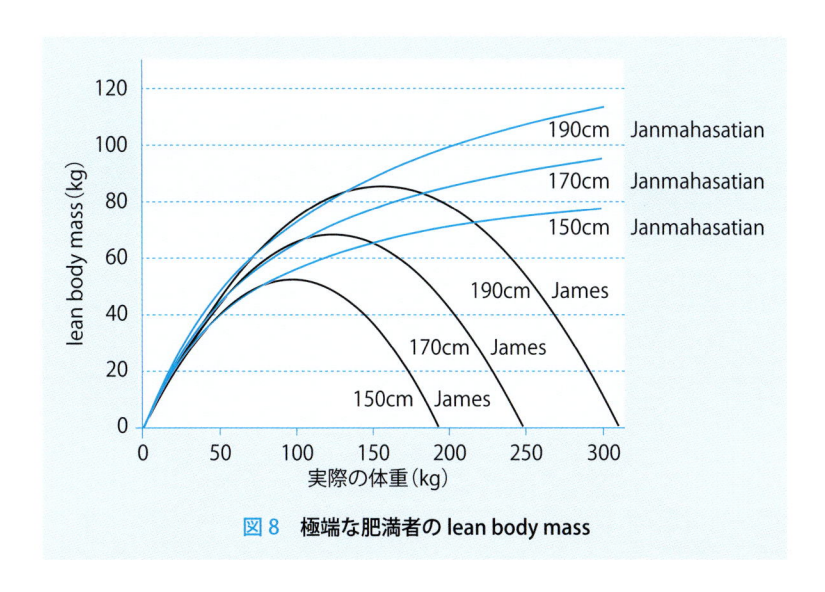

低体温（＝クリアランスの低下），血流のシフトによるクリアランスの変化，タンパク結合率の変化による薬力学的な変化（＝遊離薬物の増加による薬理作用の増強）などさまざまな変化が生じる。Hudson ら[37]が Scott らのフェンタニル薬物動態パラメータセットを用いて TCI 投与を行い，人工心肺前は 4～8 ng/ml，心肺開始から手術終了までは 1.5 ng/ml に設定して投与を行い，MPE 0.8％，MAPE 18.6％であり特に人工心肺に関する考慮を行うことなく使用可能であると結論している。

レミフェンタニルの薬物動態に関しては，成人では分布容積が人工心肺後に減少し，クリアランスは変化しないことが示されている。小児では逆に分布容積が変化せず，クリアランスが増加している[27]。これらの薬物動態学的変化から，成人ではレミフェンタニルの TCI は人工心肺開始前と同様に使用し，小児では人工心肺離脱後に設定値よりも実際の濃度が低下するので設定濃度を約 20％増加させるべきである[27]。

5 TCI の将来

1）術後鎮痛への応用

レミフェンタニルやアルフェンタニルなどの作用発現の早さを活かして術後鎮痛にも患者がコントロールできる TCI システム（PCA-TCI）を使用しようとする試みがなされており，モルヒネの PCA よりも鎮痛，患者満足度が良好であると報告[38, 39]されている。一方で，投与回路が接続されていた静脈ラインのフラッシュや三方活栓に残存した薬液により呼吸停止した症例なども報告されている。PCA-TCI では，①ボタン押しに対してどれくらい濃度を上げるか，②ロックアウトタイムをどれくらいに設定するか，③安定している時期にどのような割合で投

図9　プロポフォールの closed-loop system

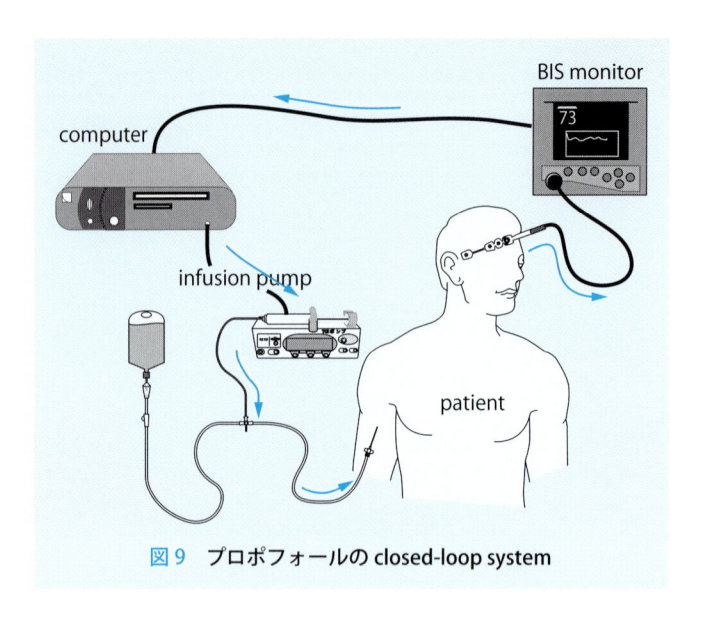

与濃度を下げていくか（患者が自ら減量することはない），④薬液の安定性（レミフェンタニルは時間とともに加水分解していく），⑤システムの複雑さ（静注量ポンプと PCA ユニットの接続），⑥コストの問題など，さまざまな解決すべき問題がある。

2）Closed loop system（図9：プロポフォールの場合）

　Closed loop system とは，フィードバック情報を使って投与量を調節する仕組みである。図9の場合は，"BIS を 50 に保て" と指示を入力すると，最短時間で BIS 値が 50 になり，次の指令まで維持されるように静注用ポンプがコントロールされる。プロポフォールや筋弛緩薬ではそれぞれ，BIS や筋弛緩モニターを指標とした closed loop system が報告されている[40〜44]。オピオイドに関しても，脳波や血圧を利用して closed loop system 構築が試みられている。Closed loop system では生理学的な指標に基づいて薬物が投与されるため，TCI のような計算により予測された薬物濃度よりも個体差の問題がずっと小さくなり，適切な投与となると期待される。しかし，現状としては，鎮痛の指標（モニター）が確立していないため実用性のある closed loop system の構築は難しい。今後，鎮痛をどのように客観的指標に置き換えるか（＝定量化）が鍵となっている。

3）鎮静薬との相互作用も考慮した投与システム

　鎮静薬の多くは鎮痛作用も有していて，逆にオピオイドを含めた鎮痛薬も鎮静作用を有している。この2つの薬物を最適な組み合わせで用いることにより両薬物の投与量を節約することで十分な鎮痛・鎮静を提供して，かつ覚醒の早い麻酔を実施することが可能となる。Manyam らは，response surface model を用いてセボフルランとレミフェンタニルの相互作用

図10 レミフェンタニルとセボフルランの相互作用の経時的変化

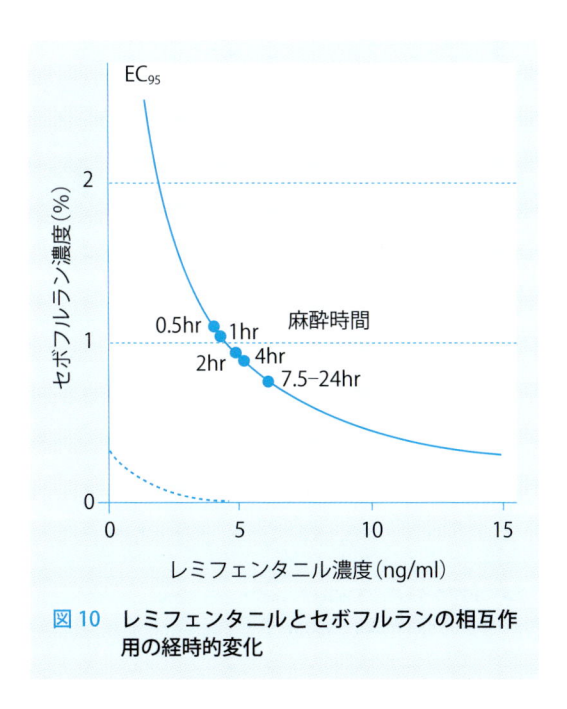

を検討した。その結果では，1時間の麻酔ではセボフルランの濃度1.05％に対してレミフェンタニル4.1 ng/mlが覚醒までの時間が最も短く（5.0 min），10時間の麻酔ではセボフルラン0.75％に対してレミフェンタニル6.1 ng/mlがより覚醒が早くなる（覚醒までの時間7.4 min）（図10）。このような相互作用も考慮した鎮痛・鎮静のコントロール方法に関する研究は，今後発展していくと考えられる。

おわりに

TCIで示される薬物濃度は，あくまでも"標準的なヒトでの計算値"であり個体差や誤差を含んでいるので，生理学的指標から適宜補正していく必要がある。一方で，"濃度をより早く変更して安定化させる"効果は現在一般に行われているマニュアル投与よりも明らかに優れている。吸入麻酔薬でもAnaConDa©のようなTCIシステムが発表され，臨床的に使用されている[45]。今後はclosed loop systemのように生理学的指標も組み込むことで，また鎮静作用も含めた相互作用を統合した投与方法の確立により，さらに安全な麻酔管理が提供されるようになっていくことを期待する。

【文　献】

1) Kruger-Thiemer E. Continuous intravenous infusion and multicompartment accumulation. Eur J Pharmacol 1968；4：317-24.
2) Caboara F, Pisseri P. Theoretical and practical considerations on the acute effects of intravenous injection of amitriptyline. Riv Sper Freniatr Med Leg Alien Ment 1968；92：151-87.

3) Ausems ME, Stanski DR, Hug CC. An evaluation of the accuracy of pharmacokinetic data for the computer assisted infusion of alfentanil. Br J Anaesth 1985 ; 57 : 1217-25.
4) Alvis JM, Reves JG, Govier AV, et al. Computer-assisted continuous infusions of fentanyl during cardiac anesthesia : comparison with a manual method. Anesthesiology 1985 ; 63 : 41-9.
5) Alvis JM, Reves JG, Spain JA, et al. Computer-assisted continuous infusion of the intravenous analgesic fentanyl during general anesthesia—an interactive system. IEEE Trans Biomed Eng 1985 ; 32 : 323-9.
6) Sheiner LB, Stanski DR, Vozeh S, et al. Simultaneous modeling of pharmacokinetics and pharmacodynamics : application to d-tubocurarine. Clin Pharmacol Ther 1979 ; 25 : 358-71.
7) Scott JC, Ponganis KV, Stanski DR. EEG quantitation of narcotic effect : the comparative pharmacodynamics of fentanyl and alfentanil. Anesthesiology 1985 ; 62 : 234-41.
8) Shafer SL, Varvel JR, Aziz N, et al. Pharmacokinetics of fentanyl administered by computer-controlled infusion pump. Anesthesiology 1990 ; 73 : 1091-102.
9) 坪川恒久. 麻酔科医のための薬物動態学. 臨床麻酔 2010 ; 34 : 1691-700.
10) Maitre PO, Vozeh S, Heykants J, et al. Population pharmacokinetics of alfentanil : the average dose-plasma concentration relationship and interindividual variability in patients. Anesthesiology 1987 ; 66 : 3-12.
11) Gepts E, Shafer SL, Camu F, et al. Linearity of pharmacokinetics and model estimation of sufentanil. Anesthesiology 1995 ; 83 : 1194-204.
12) Minto CF, Schnider TW, Egan TD, et al. Influence of age and gender on the pharmacokinetics and pharmacodynamics of remifentanil. I. Model development. Anesthesiology 1997 ; 86 : 10-23.
13) Glass PS, Jacobs JR, Smith LR, et al. Pharmacokinetic model-driven infusion of fentanyl : assessment of accuracy. Anesthesiology 1990 ; 73 : 1082-90.
14) Mertens MJ, Engbers FH, Burm AG, et al. Predictive performance of computer-controlled infusion of remifentanil during propofol/remifentanil anaesthesia. Br J Anaesth 2003 ; 90 : 132-41.
15) Morimoto Y, Nogami Y, Harada K, et al. Awareness during anesthesia : the results of a questionnaire survey in Japan. J Anesth 2011 ; 25 : 72-7.
16) Fukuda K. Opioids. In : Miller RD, editor. Miller's anesthesia. 7th. Philadelphia : Churchill&LIvingstone ; 2010.
17) Bentley JB, Borel JD, Nenad RE Jr, et al. Age and fentanyl pharmacokinetics. Anesth Analg 1982 ; 61 : 968-71.
18) Singleton MA, Rosen JI, Fisher DM. Pharmacokinetics of fentanyl in the elderly. Br J Anaesth 1988 ; 60 : 619-22.
19) Scott JC, Stanski DR. Decreased fentanyl and alfentanil dose requirements with age. A simultaneous pharmacokinetic and pharmacodynamic evaluation. J Pharmacol Exp Ther 1987 ; 240 : 159-66.
20) Minto CF, Schnider TW, Shafer SL. Pharmacokinetics and pharmacodynamics of remifentanil. II. Model application. Anesthesiology 1997 ; 86 : 24-33.
21) Haberer JP, Schoeffler P, Couderc E, et al. Fentanyl pharmacokinetics in anaesthetized patients with cirrhosis. Br J Anaesth 1982 ; 54 : 1267-70.
22) Dean M. Opioids in renal failure and dialysis patients. J Pain Symptom Manage 2004 ; 28 : 497-504.
23) Koehntop DE, Rodman JH. Fentanyl pharmacokinetics in patients undergoing renal transplantation. Pharmacotherapy 1997 ; 17 : 746-52.
24) Ginsberg B, Howell S, Glass PS, et al. Pharmacokinetic model-driven infusion of fentanyl in children. Anesthesiology 1996 ; 85 : 1268-75.
25) McClain DA, Hug CC, Jr. Intravenous fentanyl kinetics. Clin Pharmacol Ther 1980 ; 28 : 106-14.
26) Koehntop DE, Rodman JH, Brundage DM, et al. Pharmacokinetics of fentanyl in neonates. Anesth Analg 1986 ; 65 : 227-32.
27) Sam WJ, Hammer GB, Drover DR. Population pharmacokinetics of remifentanil in infants and children undergoing cardiac surgery. BMC Anesthesiol 2009 ; 9 : 5.

28) Ross AK, Davis PJ, Dear Gd GL, et al. Pharmacokinetics of remifentanil in anesthetized pediatric patients undergoing elective surgery or diagnostic procedures. Anesth Analg 2001 ; 93 : 1393-401.
29) Barker N, Lim J, Amari E, et al. Relationship between age and spontaneous ventilation during intravenous anesthesia in children. Paediatr Anaesth 2007 ; 17 : 948-55.
30) Shibutani K, Ichinosa MA Jr, Sawada K, et al. Accuracy of pharmacokinetic models for predicting plasma fentanyl concentrations in lean and obese surgical patients: derivation of dosing weight ("pharmacokinetic mass"). Anesthesiology 2004 ; 101 : 603-13.
31) Shibutani K, Ichinosa MA Jr, Sawada K, et al. Pharmacokinetic mass of fentanyl for postoperative analgesia in lean and obese patients. Br J Anaesth 2005 ; 95 : 377-83.
32) Egan TD, Huizinga B, Gupta SK, et al. Remifentanil pharmacokinetics in obese versus lean patients. Anesthesiology 1998 ; 89 : 562-73.
33) In : James WPT, Waterlow JC, editors. Research on obesity : a report DHSS/MRC Group, ed. U.D.o.H.a.S.S.M.R.C.o.O. Research. London : Her Majesty's Stationery Office ; 1976.
34) La Colla L, Albertin A, La Colla G, et al. Predictive performance of the 'Minto' remifentanil pharmacokinetic parameter set in morbidly obese patients ensuing from a new method for calculating lean body mass. Clin Pharmacokinet 2010 ; 49 : 131-9.
35) Janmahasatian S, Duffull SB, Ash S, et al. Quantification of lean bodyweight. Clin Pharmacokinet 2005 ; 44 : 1051-65.
36) La Colla L, Albertin A, La Colla G. Pharmacokinetic model-driven remifentanil administration in the morbidly obese : the 'critical weight' and the' fictitious height', a possible solution to an unsolved problem? Clin Pharmacokinet 2009 ; 48 : 397-8.
37) Hudson RJ, Thomson IR, Jassal R, et al. Cardiopulmonary bypass has minimal effects on the pharmacokinetics of fentanyl in adults. Anesthesiology 2003 ; 99 : 847-54.
38) Schraag S, Kenny GN, Mohl U, et al. Patient-maintained remifentanil target-controlled infusion for the transition to early postoperative analgesia. Br J Anaesth 1998 ; 81 : 365-8.
39) van den Nieuwenhuyzen MC, Engbers FH, Burm AG, et al. Computer-controlled infusion of alfentanil versus patient-controlled administration of morphine for postoperative analgesia : a double-blind randomized trial. Anesth Analg 1995 ; 81 : 671-9.
40) Agarwal J, Puri GD, Mathew PJ. Comparison of closed loop vs. manual administration of propofol using the Bispectral index in cardiac surgery. Acta Anaesthesiol Scand 2009 ; 53 : 390-7.
41) Hegde HV, Puri GD, Kumar B, et al. Bi-spectral index guided closed-loop anaesthesia delivery system (CLADS) in pheochromocytoma. J Clin Monit Comput 2009 ; 23 : 189-96.
42) De Smet T, Struys MM, Neckebroek MM, et al. The accuracy and clinical feasibility of a new bayesian-based closed-loop control system for propofol administration using the bispectral index as a controlled variable. Anesth Analg 2008 ; 107 : 1200-10.
43) Stinson LW Jr, Murray MJ, Jones KA, et al. A computer-controlled, closed-loop infusion system for infusing muscle relaxants : its use during motor-evoked potential monitoring. J Cardiothorac Vasc Anesth 1994 ; 8 : 40-4.
44) Assef SJ, Lennon RJ, Jones KA, et al. A versatile, computer-controlled, closed-loop system for continuous infusion of muscle relaxants. Mayo Clin Proc 1993 ; 68 : 1074-80.
45) Soro M, Badenes R, Garcia-Perez ML, et al. The accuracy of the anesthetic conserving device (AnaConDa©) as an alternative to the classical vaporizer in anesthesia. Anesth Analg 2010 ; 111 : 1176-9.

(坪川　恒久)

I. 基礎　　II. 臨床

4　術後鎮痛

A　硬膜外オピオイドの理論と実際

はじめに

オピオイドの硬膜外投与が臨床においてさまざまな痛みの治療に有効であると報告されたのは，YakshとRudy[1]が動物実験でオピオイドが脊髄へ直接作用して鎮痛効果を発揮することを報告した3年後，1979年のBeharら[2]によるものが最初である．以後，モルヒネをはじめとするオピオイドの硬膜外投与による鎮痛についての研究が盛んとなり，臨床への応用が急速に普及した．そして，現在では世界中でモルヒネ，フェンタニル，スフェンタニルなどのオピオイドが，手術や外傷に関連する痛み，癌による痛み，分娩による痛みの治療に用いられている．このうち，わが国で硬膜外投与の適応があるものはフェンタニルとモルヒネであり，どちらも術後鎮痛に日常的に使用されている．モルヒネとフェンタニルは薬理学的な特性が異なるため，硬膜外投与後の薬物動態が異なり，鎮痛効果の機序も異なる（表1）．そこで，術後硬膜外鎮痛においてこれらを駆使するには，両者の特徴および利点と欠点に精通する必要がある．

本稿では，ヒトを対象とした研究結果を示しながら，モルヒネとフェンタニルそれぞれの硬膜外投与における薬物動態の特徴を示し，作用機序の違い，硬膜外鎮痛においてオピオイドを用いる意義，具体的な投与方法，選択する際の注意点，副作用ならびに合併症とその対策について述べる．

1　硬膜外投与されたオピオイドによる鎮痛の機序

硬膜外投与されたオピオイドによる鎮痛効果の機序は，
①中枢神経系への直接作用として，オピオイドの一部が硬膜を透過してくも膜下腔へ移行し，投与部位近傍の脊髄膠様質に存在するオピオイド受容体に結合し鎮痛効果を発揮することや，髄液中を頭側へ移動することによって投与部位よりも上位の脊髄および脳組織に作用して鎮痛効果を発揮すること．
②全身性作用として，オピオイドが硬膜外腔の毛細血管から血中へ吸収され，血中濃度が上昇することによって鎮痛効果を発揮すること．

表1 モルヒネおよびフェンタニルの特徴と国内の薬物添付文書による投与量

		モルヒネ	フェンタニル
脂溶性*[1)]		1	955
髄膜透過係数[1)] (cm/min × 10^{-3})		0.6	0.9
特徴	鎮痛機序	くも膜下腔へ移行したモルヒネによる	くも膜下腔へ移行したフェンタニルによるものと，硬膜外腔から血管内へ吸収されたフェンタニルの全身作用の両者と考えられる
	静脈内投与との比較	少量で同等の鎮痛効果が得られる．鎮痛効果の出現は緩徐で，持続時間は長い	鎮痛効果が得られる持続投与量は同程度
	両者の比較	広い脊髄分節範囲に鎮痛効果を発揮する．投与後2時間以上経過してから呼吸抑制が出現することがある（遅発性呼吸抑制のおそれ）	鎮痛効果は分節的で狭い．モルヒネと同様の機序による遅発性呼吸抑制の危険性は少ないが，血中濃度が上昇した結果，呼吸抑制が生じることがある
投与量**	1回投与量	2～6mg	25～100μg
	持続投与量	2～10mg/日	600～2,400μg/日

* ：脂溶性はオクタノール/緩衝液分配係数を用い，モルヒネの脂溶性を1として表現されている．
** ：国内の薬物添付文書による．年齢，症状によって適宜増減する．
[1)] ：(de Leon-Casasola OA, Lema MJ. Postoperative epidural opioid analgesia：what are the choices? Anesth Analg 1996；83：867-75 より引用)

の2つが考えられる[3)]．そして，両者のどちらが優位であるのかには，個々のオピオイドの脂溶性や髄膜透過性などが関与している[3)]．そこで，脂溶性が異なるモルヒネとフェンタニル（表1）の鎮痛効果の違いを以下に解説する．

1）硬膜外モルヒネ投与の鎮痛機序

　モルヒネを硬膜外投与すると，血中濃度と髄液中の濃度の両方が上昇する（図1）[4～6)]．血中濃度の上昇はモルヒネが硬膜外腔の血管から吸収されたためであり，髄液中濃度の上昇はモルヒネが硬膜を透過してくも膜下腔へ到達した結果である．このときの両者の推移は大きく異なる．血中濃度の推移は，同量を筋肉内投与した際と同程度で，投与6～30分後，多くは15分以内に最高に到達する[4～6)]．しかし，鎮痛効果持続時間は同量を筋肉内投与したときよりも硬膜外投与のほうが長いことから，モルヒネの硬膜外投与では全身性作用以外の機序によって鎮痛効果が得られていると考えられる[5)]．一方，モルヒネの硬膜外投与後，髄液中のモルヒネ濃度は血中濃度よりも遅れて上昇し，投与60～180分後に最高に到達する（図1）[4～6)]．そして，血中濃度よりも高い濃度を推移し，15～24時間かけて消失してゆく（図1）[4～6)]．モルヒネを硬膜外投与した際の鎮痛効果を皮膚分節ごとに観察すると，鎮痛範囲が経時的に頭

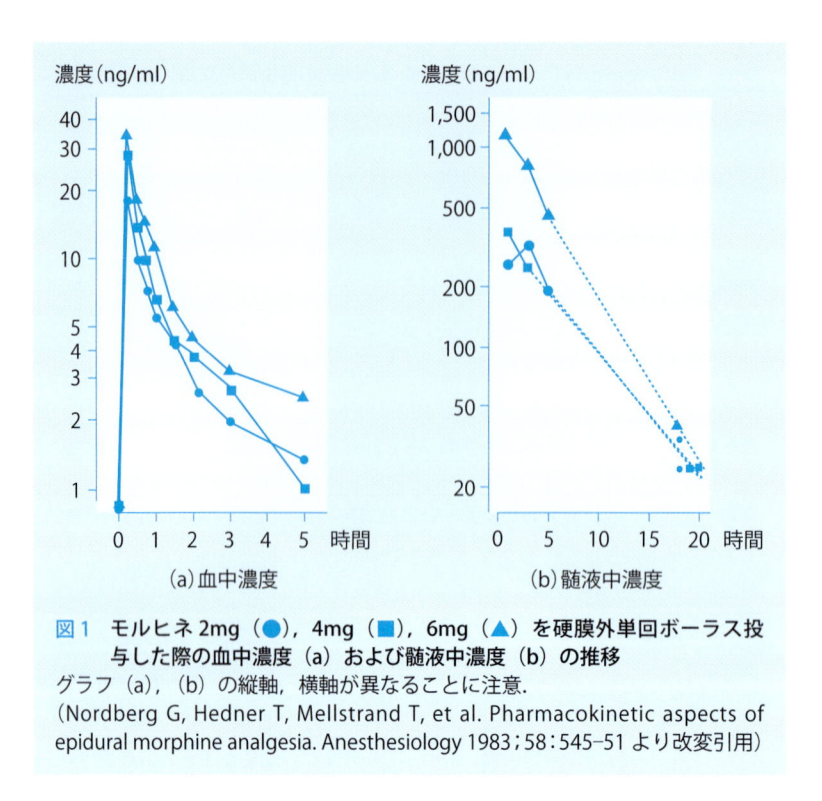

図1 モルヒネ 2mg（●），4mg（■），6mg（▲）を硬膜外単回ボーラス投与した際の血中濃度（a）および髄液中濃度（b）の推移
グラフ（a），（b）の縦軸，横軸が異なることに注意.
(Nordberg G, Hedner T, Mellstrand T, et al. Pharmacokinetic aspects of epidural morphine analgesia. Anesthesiology 1983；58：545-51 より改変引用)

側へ広がる．モルヒネ 10 mg を腰部硬膜外投与した場合，腰部の鎮痛効果は投与 30～60 分後から出現し，投与 3～6 時間後にはほとんどの被験者で頚椎から三叉神経領域に鎮痛範囲が及び，12～16 時間後まで効果が継続する[7]．このように，鎮痛範囲が時間をかけて広範囲に及ぶ理由は，モルヒネの脂溶性が低いため，硬膜を透過してくも膜下腔へ移行したあとに投与部位近傍の神経組織だけに浸透するのではなく，髄液循環によって頭側へ移動しながら広い範囲の中枢神経系に作用するためである[7]．そして，長時間鎮痛効果が維持されるのは，髄液中のモルヒネは血中のそれと比べて代謝・排泄を受けにくいためである．

以上をまとめると，硬膜外モルヒネ投与による鎮痛のメカニズムは中枢神経への直接作用であり，筋肉内投与や静脈内投与と比較して少量で同等の鎮痛効果が長時間，非節性に広範囲に発揮されることになる．この"少量で，長時間，広い範囲に"鎮痛効果を得られることが，硬膜外モルヒネ投与の特徴である．

2）硬膜外フェンタニル投与の鎮痛機序

脂溶性の高いフェンタニルの硬膜外投与による鎮痛機序には，フェンタニルが硬膜外腔の脂肪組織へ浸透し，そこから毛細血管内へ吸収され，血中濃度が上昇した結果発揮される全身性作用と，モルヒネと同様の中枢神経系への直接作用の両方が関与している．しかし，どちらが優位に作用しているのかいまだに不明な点が残っている．

この鎮痛効果が全身性作用によるものであることを推察させる研究結果には以下のものがある。術後痛を対象としてフェンタニルの静脈内投与と硬膜外投与を比較した複数の研究[8〜12]では，それぞれの投与経路からボーラス投与後に持続投与した際の鎮痛効果とフェンタニル必要量および血中フェンタニル濃度に差がないことから，鎮痛効果は全身作用によるものであると結論づけられている。また，同一のフェンタニル投与量（1.5 μg/kg ボーラス投与後，1 μg/kg/時間で持続投与）を用い，血中フェンタニル濃度の推移を比較した研究では，静脈内持続投与と硬膜外持続投与では差がないこと，硬膜外持続投与のほうがむしろ高い血中濃度を推移することが報告[12]されている（図2）。以上のことから，血中フェンタニル濃度の上昇が鎮痛効果に寄与していることは確かであるといえる。

　一方，硬膜外投与されたフェンタニルの鎮痛機序は中枢神経への直接作用であることを支持する報告も多い。術後鎮痛における臨床研究では，静脈内投与と比較して硬膜外投与のほうが少量で同等もしくは優れた鎮痛効果が得られること[13〜16]や，静脈内投与と比較して投与後2時間まで血中濃度が有意に低いにもかかわらず鎮痛効果が有意に高いこと[17]が報告されている。ボランティアを対象とした研究においてCodaら[18]は，30 μg および 100 μg のフェンタニルを腰部硬膜外腔へボーラス投与すると，上肢よりも下肢の鎮痛効果が高いことから，投与部位近傍の中枢神経への作用によってこの鎮痛効果が発揮されると結論づけている。また，血中フェンタニル濃度が最高でも 0.4 ng/ml であり，かつての報告を参照して想定される最小有効血中濃度である 0.6 ng/ml と比較して低いことから，上肢の鎮痛効果もフェンタニルがくも膜下腔を頭側へ移動した結果によって生じたものであるとしている[18]。Liuら[19]は，フェンタニル 100 μg を異なる日に腰部硬膜外腔または静脈内にボーラス投与して鎮痛効果を比較し，硬膜外投与では第2腰髄分節において 5Hz の電気刺激によって誘発された痛みが有意に抑制されたことから，硬膜外ボーラス投与では，くも膜下腔へ移行したフェンタニルの中枢神経への直接作用によって鎮痛が得られた可能性があるとしている。

　フェンタニルの髄液中での動態を調べた研究では，1 μg/kg を腰部硬膜外ボーラス投与後，腰椎レベルの髄液中フェンタニル濃度は投与後すみやかに上昇し，最高濃度に平均22.5分（5〜30分）で到達すること，頸椎レベルでの濃度は腰椎レベルの10％で，最高濃度到達時間は同じであること，さらにこの投与量における血中濃度の上昇はわずかであることが示されている[20]。このように，投与部位から離れた部位の髄液中のフェンタニル濃度がモルヒネよりも短時間で上昇することを，前述のCodaら[18]は，腰部硬膜外投与後早期に上肢で鎮痛効果が得られた理由であるとしている。髄液中での分布に偏りがあり，頭側での濃度が低い理由は，フェンタニルは脂溶性が高いため硬膜外腔からくも膜下腔に移行しても組織親和性が高く，投与部位近傍の脊髄へ浸透するためと考えられる。

　2003年，Ginosarら[21]はボランティアを対象としてボーラス投与と持続投与を比較し，それぞれの作用機序が異なることを示した。この研究では，被験者に対して異なる日に2段階の硬膜外ボーラス投与とナロキソン静脈内投与による拮抗（30 μg 投与，210分後に 100 μg 追加投与，200分後にナロキソン 0.4 mg 投与）と2段階の硬膜外持続投与とナロキソン静脈

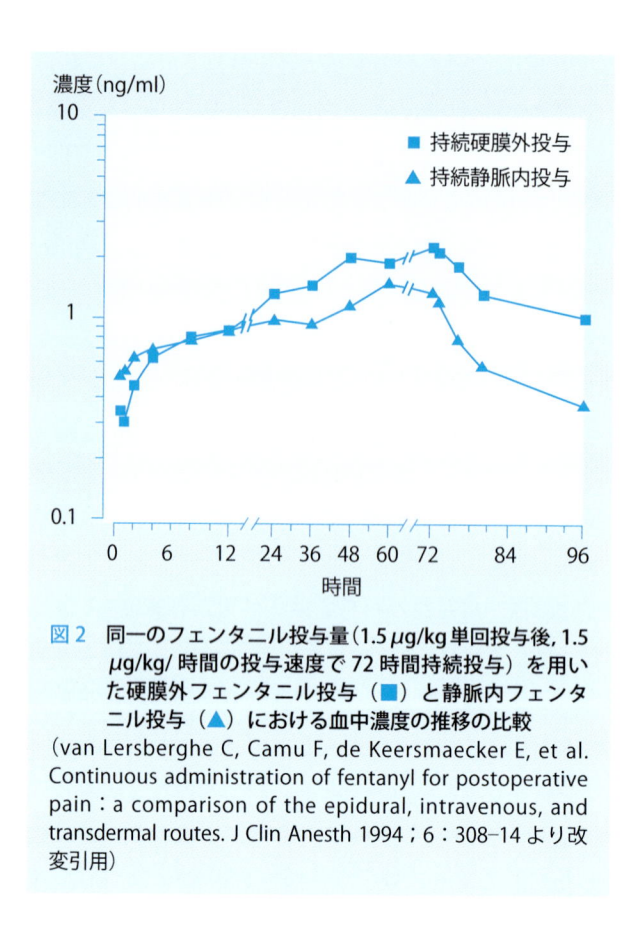

図2 同一のフェンタニル投与量（1.5 μg/kg 単回投与後，1.5 μg/kg/時間の投与速度で72時間持続投与）を用いた硬膜外フェンタニル投与（■）と静脈内フェンタニル投与（▲）における血中濃度の推移の比較
（van Lersberghe C, Camu F, de Keersmaecker E, et al. Continuous administration of fentanyl for postoperative pain：a comparison of the epidural, intravenous, and transdermal routes. J Clin Anesth 1994；6：308-14 より改変引用）

内投与による拮抗（30 μg/時間，210分後に100 μg/時間，200分後にナロキソン0.4 mg投与）が行われ，痛みの程度と血中フェンタニル濃度が評価された。その結果，ボーラス投与直後には血中濃度が低くても分節性に鎮痛効果が出現し，鎮痛効果と血中濃度の間に相関関係がないこと，硬膜外持続投与開始後は血中濃度が経時的に上昇して非分節性の鎮痛効果が出現し，血中濃度と鎮痛効果の間に有意な相関がみられることから，ボーラス投与では脊髄への直接作用によって鎮痛効果が発揮され，持続投与では全身性作用によって鎮痛効果が発揮されると結論づけた[21]。

　ここまでみてきたように，フェンタニルの硬膜外投与では中枢神経への直接作用と全身作用の2つの機序が関与していると考えることができる。しかし，その比率がどの程度なのかは詳らかにはされていない。2006年，英国の医学生であったGeorge[22]はフェンタニルの硬膜外投与についての各種論文をまとめ，くも膜下腔からの鎮痛効果を得るには，硬膜外ボーラス投与において10 μg以上という"閾値"があるのではないかと指摘している。この閾値について，詳細な検討はなされてはいないが，この見解が正しいのであれば，現在臨床で用いられている硬膜外自己調節鎮痛（patient-controlled epidural analgesia：PCEA）のボーラス投与量の多くは，全身性作用によるものではないかと推察される。

2 硬膜外オピオイド投与の臨床における実際

　術後鎮痛においてオピオイドを硬膜外投与する場合，局所麻酔薬とオピオイドを混合して投与することがほとんどである。そこで，局所麻酔薬とオピオイドを併用投与する意義について概説する。さらにモルヒネおよびフェンタニルの硬膜外投与法を，ボーラス投与と持続硬膜外投与に分けて述べる。

1) 局所麻酔薬とオピオイドを併用投与する意義

　局所麻酔薬とオピオイドを併用する最大の理由は，単独で用いるよりも鎮痛効果が高く，さらに副作用が少なくなるからである。硬膜外投与する局所麻酔薬の濃度や量を増していけば，それ単独での完全な鎮痛効果が得られる。しかし，投与量が増加するにつれて低血圧や下肢の筋力低下の発生頻度が増加してしまう。一方，オピオイドの硬膜外投与では，局所麻酔薬投与と同じ機序による神経遮断作用はないため，交感神経遮断による血圧低下や運動神経遮断による下肢の筋力低下が起こることはない。実際に術後鎮痛における臨床研究では，局所麻酔薬とオピオイドを混合して硬膜外投与すると，局所麻酔薬を単独投与したときと比較して，同等の鎮痛効果を得るために必要とする局所麻酔薬の量は減り，血圧低下や下肢の筋力低下の頻度が減ることが明らかにされている[23]。一方，オピオイド単独の硬膜外投与によって安静時の鎮痛効果を得ることはできるが，機械的な刺激によって引き起こされる痛みを十分に抑えることはできない。術後鎮痛における臨床研究では，オピオイドを単独投与したときと比較して，局所麻酔薬を併用したほうが，体動時の鎮痛効果が高まることが明らかにされている[23~25]。つまり，体動時の痛みを抑え，術後早期からの離床やリハビリテーションを行う点で，局所麻酔薬をオピオイドに併用することは有益であるといえる。そして，下肢の運動機能を維持する目的で，下部胸椎または腰椎レベルに硬膜外カテーテルを留置する場合は，低濃度の局所麻酔薬（0.05～0.1％ロピバカイン，または0.05～0.1％レボブピバカイン）を用いるほうがよい。

2) モルヒネの硬膜外ボーラス投与による鎮痛

　投与部位によらず広範囲に鎮痛効果が及ぶことと作用持続時間が長いことから，モルヒネは硬膜外ボーラス投与で用いられることが多い。鎮痛効果は投与後5～60分，多くは30分程度で発現し，鎮痛効果持続時間は静脈内投与の効果持続時間である約4時間よりも長く，投与量依存性に延長する[4~7]。モルヒネの硬膜外ボーラス投与における至適投与量を検討した主な臨床研究の結果を表2に示す[5, 26~31]。1回投与量として4～6 mgよりも多い量を用いても鎮痛効果および鎮痛効果持続時間には差がなく，投与量依存性に悪心・嘔吐，瘙痒感，そして呼吸抑制の頻度が増加するという報告[5, 26, 28, 30, 31]が多い。以上の研究結果や体格，年

表2 モルヒネの各種硬膜外単回投与量と効果についての報告

報告者 (報告年)	術式 患者数	麻酔	比較投与量 (mg)	至適投与量 (mg)	結果のまとめ
Martin ら (1982)[26]	下肢整形外科手術 60名	Epi (L3/4)	0.5, 1, 2, 4, 8	2	2, 4, 8mgで鎮痛効果，鎮痛効果持続時間（15～20時間）に差はない．8mgでは悪心・嘔吐の頻度が有意に増加（30～40% vs 80%）
Pybus ら (1982)[27]	胸腹部手術 24名	GA＋Epi (T4～10 or L2～4)	4, 6, 8	4	鎮痛効果に差なし．効果持続時間は投与量依存性に延長（4mg-593分，6mg-722分，8mg-885分）
Carmichael ら (1982)[28]	帝王切開術 29名	Epi (L2～4)	0, 4, 8	4	モルヒネ投与で術後痛は有意に軽減．4mgと8mgに差なし．8mgでは悪心・嘔吐，瘙痒感の頻度が有意に増加
Nordberg ら (1983)[5]	開胸手術 20名	GA＋Epi (L2～4)	2, 4, 6		鎮痛効果持続時間は投与量依存性に延長（2mg-514分，4mg-778分，6mg-938分）．6mgでは呼吸数が減少傾向
Rosen ら (1983)[29]	帝王切開術 40名	Epi (L2～4)	0(7.5mg im), 2, 5, 7.5	5 or 7.5	鎮痛効果は2mgでは不十分で，5mg, 7.5mgは同等で，24時間持続．投与6時間後のPa_{CO_2}は不変
Lanz ら (1985)[30]	下肢整形外科手術 139名	Epi (L3/4)	0, 1, 2, 3, 4, 5	3	投与後24時間以内は2mg以上で有意な鎮痛効果．3mg以上では差がない．モルヒネ投与で排尿は遅れる．4mg以上で瘙痒感，悪心・嘔吐の頻度に差なし．5mgでPa_{CO_2}が5mmHg上昇
Allen ら (1986)[31]	大腿-膝窩動脈バイパス術，膝関節置換術 70名	Epi (L2～4)	0, 2, 5, 10	5 or 10	5または10mgによって術後16～24時間の鎮痛が得られる．10mgではPa_{CO_2}が有意に上昇（40mmHg以上）

(Nordberg G, Hedner T, Mellstrand T, et al. Pharmacokinetic aspects of epidural morphine analgesia. Anesthesiology 1983；58：545-51, Martin R, Salbaing J, Blaise G, et al. Epidural morphine for postoperative pain relief：a dose-response curve. Anesthesiology 1982；56：423-6, Pybus DA, Torda TA. Dose-effect relationships of extradural morphine. Br J Anaesth 1982；54：1259-62, Carmichael FJ, Rolbin SH, Hew EM. Epidural morphine for analgesia after caesarean section. Can Anaesth Soc J 1982；29：359-63, Rosen MA, Hughes SC, Shnider SM, et al. Epidural morphine for the relief of postoperative pain after cesarean delivery. Anesth Analg 1983；62：666-72, Lanz E, Kehrberger E, Theiss D. Epidural morphine：a clinical double-blind study of dosage. Anesth Analg 1985；64：786-91, Allen PD, Walman T, Concepcion M, et al. Epidural morphine provides postoperative pain relief in peripheral vascular and orthopedic surgical patients：a dose-response study. Anesth Analg 1986；65：165-70 より作成)

齢などを勘案すると，ボーラス投与量は 4 mg 以下が妥当であるといえる．また，硬膜外ボーラス投与する際の溶媒量を，モルヒネ 2 mg に対して 2 ml と 10 ml の生理食塩液で比較すると，髄膜透過性は溶媒量に依存しないこと，少量の溶媒で投与するほうがくも膜下腔で投与部位近傍にとどまりやすいことが分かっている[32]．

実際に著者らは，硬膜外カテーテルを挿入した手術患者の麻酔において，モルヒネ 1 mg/ml の溶液を作成し，患者の年齢や体格を考慮しながら，手術開始前に 1～2 mg をボーラス投与し，手術時間が 6 時間程度以上の場合は手術が終了するころに 1 mg を追加することを考慮している．

3) モルヒネの硬膜外持続投与による鎮痛（表3）

術後鎮痛における投与法として欧米の教科書に記載されているモルヒネの硬膜外持続投与量は 0.1～1 mg/時間，すなわち 2.4～24 mg/日と非常に幅広い[33～35]．また，モルヒネを用いた PCEA として，3.6～14.4 mg/日の持続投与量に加えて 0.1～0.2 mg のボーラス投与量を 10～15 分のロックアウト時間で投与可能とする方法が記されている[36～38]．しかし，わが国でこの持続投与量の上限量が用いられるようなことはなく，下限量よりも少量で鎮痛効果が得られることも日常経験するところである．また，硬膜外モルヒネ投与の薬理効果を考えると，持続硬膜外投与だけを用いるよりも，ボーラス投与によって手術早期数時間から半日の鎮痛効果を確保し，持続投与を行うほうがよいと考えられる．

著者らが，婦人科手術患者を対象として，モルヒネ 1 mg を硬膜外ボーラス投与後に 0.05 または 0.1 mg/時間（1.2 または 2.4 mg/日）の硬膜外持続投与量を保証した PCEA（ボーラス投与量 0.025 または 0.05 mg，ロックアウト時間 15 分）を比較したところ，術後 48 時間の PCEA による追加投与回数の中央値は 2.5 回で差はなく，鎮痛効果ならびに悪心・嘔吐および瘙痒感の発生頻度に差がないことが明らかとなった[39]．以上のことから，PCEA によるボーラス投与を併用する場合の硬膜外持続投与量は，欧米の教科書で推奨されている下限量かそれよりも少量でよいと考えられる．

4) フェンタニルの硬膜外ボーラス投与による鎮痛

硬膜外投与されたフェンタニルの薬理作用には不明な点が残っているものの，上述のように硬膜外腔に投与するオピオイドとしてフェンタニルを選択した場合においても，中枢神経への直接作用による鎮痛効果が期待できる点で，ボーラス投与は有意義である．臨床研究の結果をみると，少量（30 μg 程度）投与では鎮痛効果が最大に到達するのは投与 60 分後，効果持続時間は 2 時間程度であり[18, 21]，比較的高用量（1 μg/kg～100 μg）の投与では，鎮痛効果は投与 5～10 分後に発現し，15～30 分後に最大に達し，約 2 時間持続する[18, 19]．実際には，手術開始直前に 50～100 μg 投与して手術の麻酔における鎮痛に用い，手術終了直前に 50

II. 臨床 115

表3 モルヒネまたはフェンタニルを用いた術後硬膜外鎮痛の例

＜硬膜外持続投与の例＞

注意点
①高齢者，重症患者，体格の小さい患者では硬膜外持続投与量，オピオイド1日投与量を減らす
②下部胸椎または腰椎レベルに硬膜外カテーテルを留置した場合は低濃度の局所麻酔薬を用いる

局所麻酔薬濃度	オピオイド濃度	持続投与速度（ml/時間）
ロピバカイン（0.05～0.2%） または レボブピバカイン（0.06～0.15%）	モルヒネ（12.5～50mg/ml） または フェンタニル（2～8μg/ml）	4～6

＜硬膜外自己調節鎮痛（PCEA）の例（硬膜外持続投与＋ボーラス投与量）＞

注意点
①高齢者，重症患者，体格の小さい患者では硬膜外持続投与量を減らす
②下部胸椎または腰椎レベルに硬膜外カテーテルを留置した場合は低濃度の局所麻酔薬を用いる
③低濃度のフェンタニル溶液を用いる場合は PCEA による投与回数が多くなる

局所麻酔薬濃度	オピオイド濃度（μg/ml）	持続投与速度（ml/時間）	PCEAボーラス投与量（ml）	ロックアウト時間（分）
ロピバカイン（0.05～0.2%） または レボブピバカイン（0.06～0.15%）	モルヒネ 12.5～25	4～6	2	15～30
	フェンタニル 2～4	4～6	2～3	15

μg を投与して手術直後の鎮痛に用いることがある。

5）フェンタニルの硬膜外持続投与による鎮痛（表3）

　今日，術後鎮痛のためにフェンタニルの硬膜外持続投与を用いる場合，多くの症例で PCEA が併用されている。PCEA を併用するほうがよい理由は，患者の痛みの感じ方には個人差があることに加え，硬膜外鎮痛による痛覚遮断分節が患者によって異なること[40]や，持続投与だけでは時間経過とともに狭くなること[41]に柔軟に対応できるからである。持続硬膜外投与量として欧米の教科書に記載されているのは 4～100μg/時間（96～2,400μg/日）であり[33～35, 38]，国内では表3に示す範囲の投与量が用いられていることが多い。

3　硬膜外オピオイドの弊害，副作用・合併症とその対策

　オピオイドの硬膜外投与では，悪心・嘔吐，瘙痒感，呼吸抑制，排尿困難などが生じることがある。実際，これらの症状によって術後鎮痛に支障が生じることもある。モルヒネとフェンタニルを比較した研究では，モルヒネのほうが悪心・嘔吐および瘙痒感の頻度が高いことが報告[42～48]されている。瘙痒感の発症様式にはそれぞれの薬理作用が関連していると考えられ，モルヒネでは体幹全体や全身に及ぶことがあり，フェンタニルでは硬膜外投与部位の脊髄分節

に一致した部位の周囲に限局することが多い。術後鎮痛においてオピオイド投与を断念する程度の瘙痒感はまれであるが，症状が強い場合や患者が皮膚を搔破してしまう場合には，ナロキソンの少量（0.2～0.4 mg）投与，オピオイド投与の中断を考慮する。

　オピオイドの硬膜外投与は悪心・嘔吐の原因である。しかし，手術後にオピオイドの硬膜外投与を受けている患者にみられる悪心・嘔吐のすべてがオピオイドによるものとは断定できない。手術後の悪心・嘔吐は，吸入麻酔薬の使用，患者の因子（女性，非喫煙者，動揺病や術後悪心・嘔吐の既往），痛みや炎症反応も要因である。そして，術後の時間経過に応じて症状が軽減することや他に代わる有効な鎮痛法がない場面もあることから，制吐薬を積極的に投与して悪心・嘔吐の症状を緩和しながらオピオイド投与の継続を考えることも重要である。そして，危険因子の多い患者の予防には，吸入麻酔薬を避けることや，ドパミン受容体作動性の制吐薬予防投与に加えてステロイド投与を併用することも考慮したほうがよい。瘙痒感同様，症状が非常に強い場合，ナロキソンの少量（0.02～0.04 mg）投与を考慮してよい。

　硬膜外オピオイド投与でも，オピオイドが呼吸中枢へ作用して二酸化炭素への感受性を低下させ，呼吸抑制が生じることがある。モルヒネ5 mgを硬膜外投与すると，$Paco_2$は自然睡眠時にみられる程度ではあるが，投与後12時間まで5 mmHg上昇する[30]。モルヒネの硬膜外単回投与における呼吸抑制の頻度は0.25～0.9%[49,50]，硬膜外持続注入やPCEAにおいて，局所麻酔薬とフェンタニルまたはモルヒネを用いた際の頻度はそれぞれ0.19～1.2%[51～53]，0.07～1.6%[54～56]である。呼吸抑制が発生するメカニズムは，モルヒネとフェンタニルでは異なることに注意が必要である。作用機序の項目で述べたように，モルヒネは硬膜外投与後にくも膜下腔へ移行し，髄液循環によって頭側へ緩徐に移動していくため，投与後2時間以上経過してから呼吸中枢に直接作用して生じる呼吸抑制，いわゆる"遅発性呼吸抑制"が生じる危険がある。危険因子は，4 mg以上の単回投与，繰り返し投与，オピオイド全身投与の併用，全身麻酔時のオピオイドの影響，高齢である[49,50]。フェンタニルのような脂溶性の高いオピオイドでは，モルヒネと同様の機序による遅発性呼吸抑制は起こりにくい。しかし，図2に示すように，フェンタニルの硬膜外持続投与を続けていると血中濃度が徐々に上昇し，投与開始から48時間以上経過してから血中濃度が呼吸抑制の危険が生じる濃度（2 ng/ml）以上に及ぶことがあることには注意が必要である[12]。オピオイドが硬膜外投与されている患者において呼吸抑制を防ぐためには，モルヒネの単回投与量，硬膜外投与以外のオピオイド投与，他の鎮静薬の併用に注意を払わなくてはいけない。また，患者の呼吸状態を評価するのに経皮的酸素飽和度だけでは不十分であり，意識状態の変化，呼吸回数に注目しなくてはいけない。

> ミニ知識
> モルヒネとフェンタニル，どちらを選ぶ？
>
> モルヒネとフェンタニルは硬膜外投与後の薬物動態が異なるため，どちらが有用であるのかを簡単に決めることはできない．術後鎮痛において，硬膜外持続投与で最低必要量を投与しながらPCEAのボーラス投与によって痛みの程度の個人差や時間の変化に応じた痛みの変化に対応することに主眼をおいた場合や，オピオイドの副作用を最小にすることを念頭におくと，低濃度の局所麻酔薬にフェンタニルを併用するほうが有用であるといえる．ただし，この場合には硬膜外カテーテルを創部の脊髄分節にできるだけ一致させるほうがよい．一方，手術創が広範囲に及ぶ場合や硬膜外カテーテルを創部の脊髄分節近傍に留置できない場合，モルヒネは有用である．作用時間が長いことやくも膜下腔に長くとどまることから，硬膜外持続投与だけで術後鎮痛を行う場合や持続投与に鎮痛効果を依存し，レスキューとして1日数回程度PCEAを用いるような術後鎮痛法を計画する場合にはモルヒネは有用である．

おわりに

　オピオイドの硬膜外投与について，モルヒネとフェンタニルの薬物動態の特徴を示し，それぞれの硬膜外単回投与と持続投与の投与法，副作用・合併症の違い，それぞれに適した臨床の場面について解説した．硬膜外オピオイド投与は特殊な投与経路の鎮痛法であるものの，他の投与法にはない有効性のある方法である．硬膜外オピオイド投与による鎮痛法を駆使するには，モルヒネおよびフェンタニルの硬膜外投与における薬物動態の特徴を十分に理解し，それぞれの臨床の場面において適応を考えることが重要である．

【文　献】

1) Yaksh TL, Rudy TA. Analgesia mediated by a direct spinal action of narcotics. Science 1976；192：1357-8.
2) Behar M, Magora F, Olshwang D, et al. Epidural morphine in treatment of pain. Lancet 1979；8115：527-9.
3) de Leon-Casasola OA, Lema MJ. Postoperative epidural opioid analgesia：what are the choices？ Anesth Analg 1996；83：867-75.
4) Sjöström S, Hartvig P, Persson MP, et al. Pharmacokinetics of epidural morphine and meperidine in humans. Anesthesiology 1987；67：877-88.
5) Nordberg G, Hedner T, Mellstrand T, et al. Pharmacokinetic aspects of epidural morphine analgesia. Anesthesiology 1983；58：545-51.
6) Nordberg G, Hedner T, Mellstrand T, et al. Pharmacokinetics of epidural morphine in man. Eur J Clin

Pharmacol 1984 ; 26 : 233-7.
7) Bromage PR, Camporesi EM, Durant PA, et al. Rostral spread of epidural morphine. Anesthesiology 1982 ; 56 : 431-6.
8) Glass PS, Estok P, Ginsberg B, et al. Use of patient-controlled analgesia to compare the efficacy of epidural to intravenous fentanyl administration. Anesth Analg 1992 ; 74 : 345-51.
9) Ellis DJ, Millar WL, Reisner LS. A randomized double-blind comparison of epidural versus intravenous fentanyl infusion for analgesia after cesarean section. Anesthesiology 1990 ; 72 : 981-6.
10) Sandler AN, Stringer D, Panos L, et al. A randomized, double-blind comparison of lumbar epidural and intravenous fentanyl infusions for postthoracotomy pain relief. Analgesic, pharmacokinetic, and respiratory effects. Anesthesiology 1992 ; 77 : 626-34.
11) Guinard JP, Mavrocordatos P, Chiolero R, et al. A randomized comparison of intravenous versus lumbar and thoracic epidural fentanyl for analgesia after thoracotomy. Anesthesiology 1992 ; 77 : 1108-15.
12) van Lersberghe C, Camu F, de Keersmaecker E, et al. Continuous administration of fentanyl for postoperative pain : A comparison of the epidural, intravenous, and transdermal routes. J Clin Anesth 1994 ; 6 : 308-14.
13) Salomaki TE, Laitinen JO, Nuutinen LS. A randomized double-blind comparison of epidural versus intravenous fentanyl infusion for analgesia after thoracotomy. Anesthesiology 1991 ; 75 : 790-5.
14) Welchew EA, Breen DP. Patient-controlled on-demand epidural fentanyl. A comparison of patient-controlled on-demand fentanyl delivered epidurally or intravenously. Anaesthesia 1991 ; 46 : 438-41.
15) Cohen S, Pantuck CB, Amar D, et al. The primary action of epidural fentanyl after cesarean delivery is via a spinal mechanism. Anesth Analg 2002 ; 94 : 674-9.
16) Cooper DW, Ryall DM, Desira WR. Extradural fentanyl for postoperative analgesia : predominant spinal or systemic action? Br J Anaesth 1995 ; 74 : 184-7.
17) Baxter AD, Laganiere S, Samson B, et al. A comparison of lumbar epidural and intravenous fentanyl infusions for post-thoracotomy analgesia. Can J Anaesth 1994 ; 41 : 184-91.
18) Coda BA, Brown MC, Schaffer R, et al. Pharmacology of epidural fentanyl, alfentanil, and sufentanil in volunteers. Anesthesiology 1994 ; 815 : 1149-61.
19) Liu SS, Gerancher JC, Bainton BG, et al. The effects of electrical stimulation at different frequencies on perception and pain in human volunteers : epidural versus intravenous administration of fentanyl. Anesth Analg 1996 ; 82 : 98-102.
20) Gourlay GK, Murphy TM, Plummer JL, et al. Pharmacokinetics of fentanyl in lumbar and cervical CSF following lumbar epidural and intravenous administration. Pain 1989 ; 38 : 253-9.
21) Ginosar Y, Riley ET, Angst MS. The site of action of epidural fentanyl in humans : the difference between infusion and bolus administration. Anesth Analg 2003 ; 97 : 1428-38.
22) George MJ. The site of action of epidurally administered opioids and its relevance to postoperative pain management. Anaesthesia 2006 ; 61 : 659-64.
23) Kehlet H, Dahl JB. The value of "multimodal" or "balanced analgesia" in postoperative pain treatment. Anesth Analg 1993 ; 77 : 1048-56.
24) Dahl JB, Rosenberg J, Hansen BL, et al. Differential analgesic effects of low-dose epidural morphine and morphine-bupivacaine at rest and during mobilization after major abdominal surgery. Anesth Analg 1992 ; 74 : 362-5.
25) Inoue S, Mitsuhata H, Kawakami T, et al. Addition of 0.1% bupivacaine to buprenorphine and droperidol in patient-controlled epidural analgesia improved postoperative pain scores on coughing after gynecological surgery. J Clin Anesth 2005 ; 17 : 167-71.
26) Martin R, Salbaing J, Blaise G, et al. Epidural morphine for postoperative pain relief : a dose-response curve. Anesthesiology 1982 ; 56 : 423-6.
27) Pybus DA, Torda TA. Dose-effect relationships of extradural morphine. Br J Anaesth 1982 ; 54 : 1259-62.

28) Carmichael FJ, Rolbin SH, Hew EM. Epidural morphine for analgesia after caesarean section. Can Anaesth Soc J 1982；29：359-63.
29) Rosen MA, Hughes SC, Shnider SM, et al. Epidural morphine for the relief of postoperative pain after cesarean delivery. Anesth Analg 1983；62：666-72.
30) Lanz E, Kehrberger E, Theiss D. Epidural morphine：a clinical double-blind study of dosage. Anesth Analg 1985；64：786-91.
31) Allen PD, Walman T, Concepcion M, et al. Epidural morphine provides postoperative pain relief in peripheral vascular and orthopedic surgical patients：a dose-response study. Anesth Analg 1986；65：165-70.
32) Nordberg G, Hansdottir V, Kvist L, et al. Pharmacokinetics of different epidural sites of morphine administration. Eur J Clin Pharmacol 1987；33：499-504.
33) Casey Z, Wu CL. Epidural opioids for postoperative pain. In：Benzon HT, Raja SN, Molloy RE, et al. editors. Essentials of pain medicine and regional anesthesia. 2nd ed. Philadelphia：Elsevier Inc；2005. p.246-52.
34) Macres SM, Moore PG, Fishman SM. Acute pain management. In：Barash PG, Cullen BF, Stoelting RK, et al. editors. Clinical anesthesia. 6th ed. Philadelphia：Wolters Kluwer Lippincott Williams & Wilkins；2009. p.1473-504.
35) Stoelting RK. Acute postoperative pain management. In：Stoelting RK, Miller RD, editors. Basics of anesthesia. 5th ed. Philadelphia：Churchill Livingstone Elsevier；2007. p.580-92.
36) Grass JA. Epidural analgesia. In：Grass JA, Fleisher LA, Prough DS, editors. Problems in anesthesia. volume 10. Philadelphia：Lippincott-Raven；1998. p.45-67.
37) Subhedar DV, Malik V, Rudz D. Practical administration of patient-controlled analgesia. In：Subhedar DV, Malik V, Rudz D, editors. Handbook of patient-controlled analgesia. Boston：Butterworth Heineman；1997. p.89-110.
38) Macintyre PE, Ready LB. Epidural and intrathecal analgesia. In：Macintyre PE, Ready LB, editors. Acute pain management, a practical guide. 2nd ed. Edinburgh：W. B. Saunders；2001. p.118-59.
39) Inoue S, Kawakami T, Seo N. A comparison of morphine concentrations for patient-controlled epidural analgesia following gynecological surgery. Minerva Anestesiol 2009；75：498-503.
40) Yokoyama M, Hanazaki M, Fujii H, et al. Correlation between the distribution of contrast medium and the extent of blockade during epidural anesthesia. Anesthesiology 2004；100：1504-10.
41) Etches RC, Writer WD, Ansley D, et al. Continuous epidural ropivacaine 0.2% for analgesia after lower abdominal surgery. Anesth Analg 1997；84：784-90.
42) Saito Y, Uchida H, Kaneko M, et al. Comparison of continuous epidural infusion of morphine/bupivacaine with fentanyl/bupivacaine for postoperative pain relief. Acta Anaesthesiol Scand 1994；38：398-401.
43) Fischer RL, Lubenow TR, Liceaga A, et al. Comparison of continuous epidural infusion of fentanyl-bupivacaine and morphine-bupivacaine in management of postoperative pain. Anesth Analg 1988；67：559-63.
44) Gedney JA, Liu EH. Side-effects of epidural infusions of opioid bupivacaine mixtures. Anaesthesia 1998；53：1148-55.
45) Ozalp G, Guner F, Kuru N, et al. Postoperative patient-controlled epidural analgesia with opioid bupivacaine mixtures. Can J Anaesth 1998；45：938-42.
46) Smith AJ, Haynes TK, Roberts DE, et al. A comparison of opioid solutions for patient-controlled epidural analgesia. Anaesthesia 1996；51：1013-7.
47) Chrubasik J, Wust H, Schulte-Monting J, et al. Relative analgesic potency of epidural fentanyl, alfentanil, and morphine in treatment of postoperative pain. Anesthesiology 1988；68：929-33.
48) Torda TA, Pybus DA. Comparison of four narcotic analgesics for extradural analgesia. Br J Anaesth 1982；54：291-5.
49) Stenseth R, Sellevold O, Breivik H. Epidural morphine for postoperative pain：experience with 1085

patients. Acta Anaesthesiol Scand 1985 ; 29 : 148-56.
50) Gustafsson LL, Schildt B, Jacobsen K. Adverse effects of extradural and intrathecal opiates : report of a nationwide survey in Sweden. Br J Anaesth 1982 ; 54 : 479-86.
51) Liu SS, Allen HW, Olsson GL. Patient-controlled epidural analgesia with bupivacaine and fentanyl on hospital wards : prospective experience with 1,030 surgical patients. Anesthesiology 1998 ; 88 : 688-95.
52) Scott DA, Beilby DS, McClymont C. Postoperative analgesia using epidural infusions of fentanyl with bupivacaine. A prospective analysis of 1,014 patients. Anesthesiology 1995 ; 83 : 727-37.
53) Wigfull J, Welchew E. Survey of 1057 patients receiving postoperative patient-controlled epidural analgesia. Anaesthesia 2001 ; 56 : 70-5.
54) de Leon-Casasola OA, Parker B, Lema MJ, et al. Postoperative epidural bupivacaine-morphine therapy. Experience with 4,227 surgical cancer patients. Anesthesiology 1994 ; 81 : 368-75.
55) Rygnestad T, Borchgrevink PC, Eide E. Postoperative epidural infusion of morphine and bupivacaine is safe on surgical wards. Organisation of the treatment, effects and side-effects in 2000 consecutive patients. Acta Anaesthesiol Scand 1997 ; 41 : 868-76.
56) Ready LB, Loper KA, Nessly M, et al. Postoperative epidural morphine is safe on surgical wards. Anesthesiology 1991 ; 75 : 452-6.

(井上　荘一郎)

B 静脈内オピオイドの理論と実際

はじめに

　一昔前の外科医は，よく"手術の後は痛いもの。痛くて死んだヒトはいない！（Pain can not kill patients!）"と言ったものである。しかし，1990年代に術後疼痛管理が術後経過および予後に影響を及ぼすことが報告されて以来[1]，われわれの認識は"術後痛はヒトを殺しうる！（Post-operative pain can kill patients!）"に変わった。その後，幾多の研究が積み重ねられ，前稿に取り上げた硬膜外麻酔とともに，静脈内オピオイド投与，特にintravenous patient controlled analgesia（iv-PCA）を用いた術後疼痛管理の有用性が認識されるようになった。

　iv-PCAは，痛みを感じた患者が自らPCAボタンを押すことにより，必要なオピオイドがすみやかに，かつ適切に静脈内投与される。これは画期的なコンセプトの鎮痛法であり，理想的な術後疼痛管理を実現できるはずである。しかし，現実はうまく行かないことが多い。その原因として，医療者が，①iv-PCAを正確に理解していない，②iv-PCAの利点を知り，それを十分生かし切れていない，③iv-PCAの欠点を認識し，それに対する対策が十分でない，④実際の運用方法に精通していない，ことが挙げられる。

　そこで本稿では，これらの問題について最新の知見をもとに検討したい。

1　iv-PCAの理論的背景

1）MEACとMCP

　ある痛みを和らげるために必要最小限の鎮痛薬（オピオイドなど）の効果部位濃度をminimum effective analgesic concentration（MEAC）という。また，痛みを感じてしまう最大の効果部位濃度をmaximum concentration with pain（MCP）という（図1）。

2）MEACには大きな個人差が存在する

　生体に同じ侵襲を加えたときのMEACには，大きな個人差が存在する。
　Picoら[2]は，オピオイドを用いずに人工股関節置換術を行い，麻酔覚醒後にPost-anesthetic care unit（PACU）で視覚的評価尺度（visual analogue scale：VAS）が40 mm以下になるまでモルヒネを投与することにより，術後疼痛を緩和するのに必要なモルヒネ投与量を検討したところ，3〜28 mg（中央値15 mg）であったとしている。この臨床研究のプロトコルにそって，人工股関節置換術に疼痛緩和を得たモルヒネ効果部位濃度をTIVA trainer®を用いて計算すると，6.3〜53.6 ng/ml（中央値30.9 ng/ml）であった。つまり，同じ侵襲（人

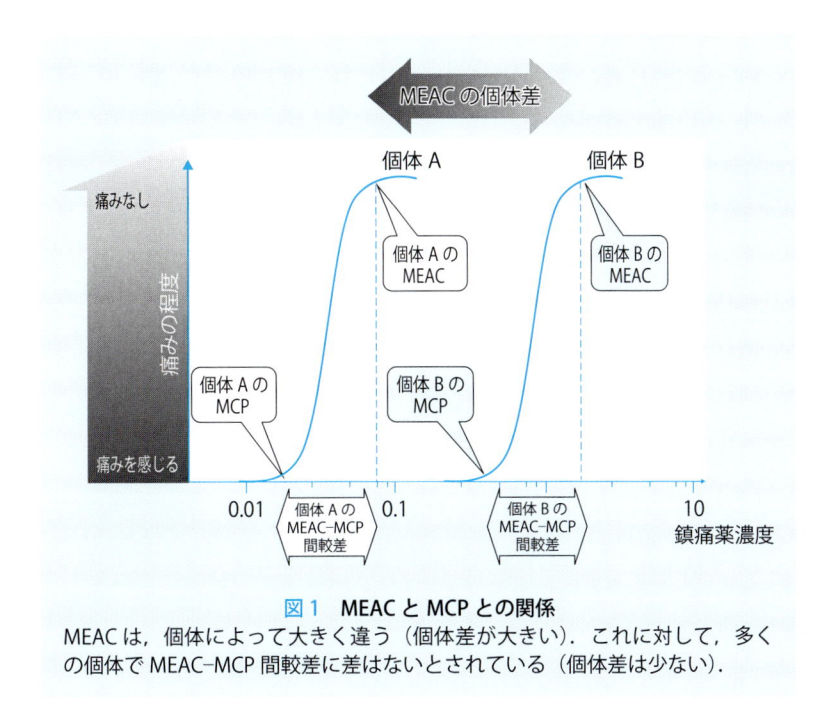

図1 MEACとMCPとの関係
MEACは，個体によって大きく違う（個体差が大きい）．これに対して，多くの個体でMEAC–MCP間較差に差はないとされている（個体差は少ない）．

工股関節置換術）に対するMEACには，約10倍の個人差が存在するのである。これが，われわれの感じるオピオイド感受性の個人差であり，画一的な方法では，術後疼痛管理が成功しない理由である。

3）MEAC–MCP間較差に個人差は少ない

これに対して，"痛い！"と感じてしまう状態（MCP）から"痛くない！"状態（MEAC）にするために必要な鎮痛薬投与量，つまり"MEAC–MCP間較差"に個体差は少なく，モルヒネはおおよそ1 mg/回，フェンタニルは15〜20 μg/回であることが示唆されている[3,4]。したがって，オピオイドの効果部位濃度が，MCP〜MEACあたりから大きく外れていなければ，モルヒネ1 mg/回やフェンタニル20 μg/回などの少量のオピオイド投与で，疼痛緩和を得ることができる。これが，"少量のオピオイドを患者が自分で投与する"というiv-PCAという概念が存在しうる理論的根拠である。

4）iv-PCAとは

以上より，iv-PCAによる術後疼痛管理は，①あらかじめなんらかの方法（いまのところは"麻酔科医の腕"）により，オピオイドをMEACに近い効果部位濃度となるまで投与し，②その後，徐々にオピオイドが代謝されることにより，効果部位濃度がMCP以下になり"痛み"を感じた患者が，③自己調節鎮痛（patient-controlled analgesia：PCA）ボタンを操作するこ

とにより，オピオイドを自ら投与し，④効果部位濃度を MCP から MEAC に引き上げることにより疼痛緩和を得るもの，であるといえる。

2 iv-PCA の利点

1）すばやい鎮痛

PCA を用いない術後疼痛管理では，①患者が痛みを感じた時点から医療従事者（多くは看護師）を呼び，②疼痛時指示を確認し，③薬物を用意し，④薬物が投与される。

この課程だけでも 30 分程度の時間を要することが多い。また，多くの場合，筋肉内注射や坐剤や点滴静注など，効果発現が遅い投与法が採用されることが多い。例を挙げれば，ペンタゾシンの単回筋肉内投与後の最高血中濃度は，投与 30 分後である[5]。もちろん，効果部位濃度が最大となるのは，もう少し後である。よって，患者が痛みを感じてから，薬物による鎮痛効果が発現するまで，約 1 時間を要することになる。

これに対して，iv-PCA による術後疼痛管理では，痛みを感じる患者が自ら PCA ボタンを操作するので，患者が痛みを感じた時点から薬物が投与されるまでの時間がゼロになる。そして，オピオイド効果部位濃度が MCP を大きく下回らず，かつ 1 回の PCA ボタン操作でオピオイド効果部位濃度が MEAC に達する設定になっているならば，フェンタニルでもモルヒネでも，短時間（おおよそ 4 〜 6 分後）で鎮痛効果を発現する（図 2, 3）。よって，理論的に正しく iv-PCA を用いた場合，患者が痛みを感じる時間を 5 分程度にすることが可能となる。

2）簡便かつ適応範囲が広い

硬膜外麻酔は術後疼痛管理法として頻繁に用いられているが，硬膜外腔へのカテーテル挿入時のみならずカテーテル抜去時にも，少なからず神経損傷や硬膜外血腫形成などのリスクを伴う。よって，そのようなリスクの回避を望む患者には適用できない。また，抗血栓療法施行中や，その他の血液凝固異常を有する場合，また脊柱の変形などがある場合は，その適応が制限される。

これに対して iv-PCA は，手術時に必ず確保する静脈ルートを投与経路とするので，さしたるリスクを冒さず施行することが可能であり，適応の範囲が広く，患者が望むならば，すべての術式がその適応となりうる。

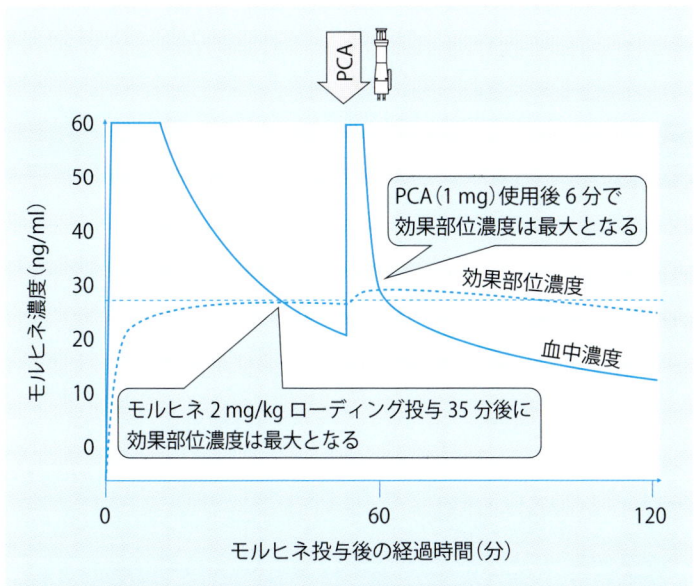

図2 モルヒネ初回投与後に，PCA投与した場合のモルヒネ効果部位濃度推移

モデル患者（60歳，男性，身長160cm，体重50kg）に，モルヒネ10mg（0.2mg/kg）を単回静注し，50分後にPCA（1mg/回）を投与した場合のモルヒネ効果部位濃度の推移を示す．モルヒネの初回投与時では，モルヒネの効果部位濃度が最高に達するまで35分間必要である．一方，すでにモルヒネを投与された状態からモルヒネを少量投与（PCA投与1mg/回）した場合，約6分後に効果部位濃度は最高に達する．

3 iv-PCAの欠点とその克服法

1）注入器が必要 ―持ち歩きやすい工夫を―

　iv-PCAによる術後疼痛管理を行う場合，当然ながら注入機器が必要である．わが国では，大きく分けて電動式PCA注入器とディスポーザブルPCA注入器が上市されている．それぞれに利点・欠点があるのだが（表1），共通している欠点は，離床→歩行を行う際，"重たい"注入器を持ち運ばなければならない"煩わしさ"を伴うことである．

　この"重さ""煩わしさ"を克服し，患者の離床を促すためには，図4に示すような工夫が必要となる．術後患者の多くは，この図のように挿入されたドレーンを点滴スタンドにくくりつけて歩行している．この点滴スタンドにPCA注入器を設置すれば，PCA注入器の"重さ"は克服できる．また，患者が臥床↔離床を行いやすいように，輸液ルートを少し延長するなどの"ちょっとした工夫"により，"煩わしさ"はいくらか低減できる．

　こういった工夫は，普段病棟で患者と接する機会の多い看護師や外科医とのディスカッションの中で生まれるものである．よって，術後疼痛管理を行う麻酔科医は，常にチーム医療の重

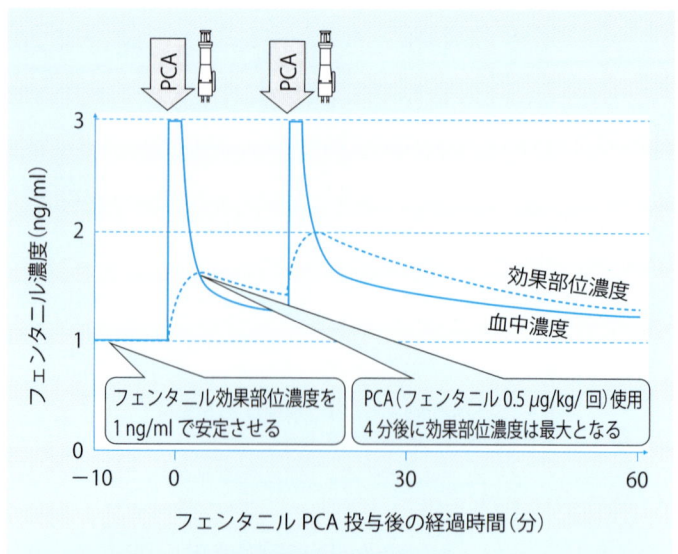

図3 フェンタニルの効果部位濃度を安定させたのち，PCA投与した場合のフェンタニル効果部位濃度推移

モデル患者（60歳，男性，身長160cm，体重50kg）に，フェンタニル効果部位濃度は約1ng/mlで安定させたうえで，PCA投与（25 μg/回を20分間隔で投与）した場合のフェンタニル血中濃度と効果部位濃度の推移をグラフに示す．フェンタニルが十分投与され，定常状態になっている場合，フェンタニルをPCA投与（25 μg）した約4分後に効果部位濃度はピークに達する．

要性を心がけるべきである。

2）PCAボタンを操作しないと鎮痛にならない

　iv-PCAを用いた術後疼痛管理は，患者がPCAボタンを操作しないと成立しない。このためには，患者がPCAボタンを押せば鎮痛薬が投与されることを理解することが必要である[6]。また，たとえ"PCAボタンを操作すれば鎮痛薬が投与されること"を理解したとしても，医療の素人である患者は，自らPCAを操作することに抵抗を感じるものである。まして，そのPCAボタンが操作しにくいものであれば，なおのこと患者はPCAボタンを操作しなくなり，良い術後疼痛管理ができない。さて，これらの欠点を克服するにはどうしたらよいのだろうか。

a．教育が肝要

　手術を受ける患者で，iv-PCAの存在を知るものはまずいない。よって，われわれ医療者がiv-PCAについて，患者に教育する必要がある。

　説明する内容としては，①"PCAボタンを押すことにより鎮痛薬が投与される"こと，②"PCAボタンを押しても過剰投与などの危険性はない"こと，③"痛くなくなるまで何度でもPCAボタンを押してもよい"こと，程度でよい。しかし，これらの内容を1回説明しただけ

表1 電動式PCA注入器とディスポーザブルPCA注入器の比較

	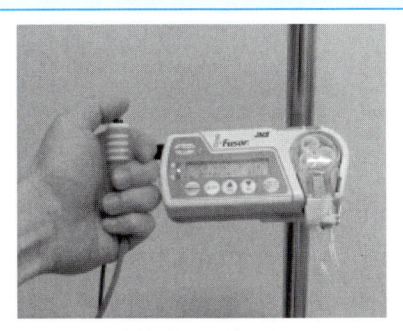 電動式PCA注入器	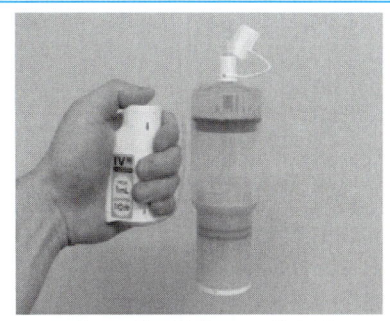 ディスポーザブルPCA注入器
利　点	正確な流量が得られる 細やかな流量設定が可能 ボタンスイッチが押しやすい	保険償還が可能 （病院持ち出しがない） メンテナンスの必要がない
欠　点	メンテナンスが必要 離床時に電源コードの操作が煩わしい （バッテリー式の物もある） 保険償還ができない （回路代金・機材の減価償却分約3,000円/ 症例程度が病院負担）	細やかな流量設定ができない ボタンスイッチが操作しにくい （改良された製品が上市された）
本邦での 利用状況	約85,000症例/年 S社の2007年度注入回路出荷数からの推計	約800,000症例/年 D社の2007年度出荷数からの推計

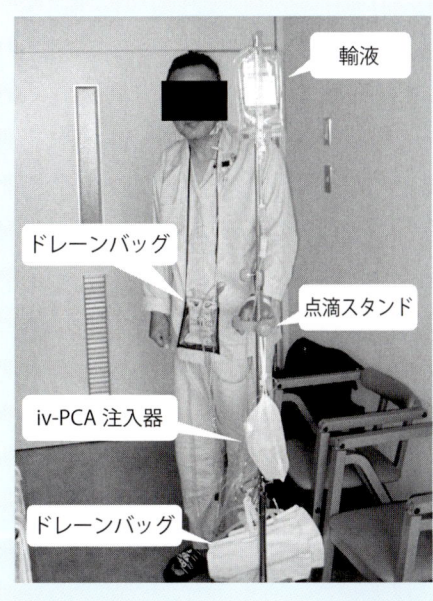

65歳，男性，開腹胃全摘術後．多くの術後患者は，点滴スタンドに輸液・PCA注入器・ドレーンバッグをかけて歩行している．こうすることによりPCA注入器の重さは克服される．しかし，この状態で単純にPCA注入器（クーデックシリンジェクター® PCA ISJ12-B1060IP1B，大研医器製，大阪）を静脈ラインに接続すると，ルートがやや短く，患者が離床するたびに点滴スタンドが倒れそうになると病棟看護師から報告を受けた．そこで，われわれは病棟看護師と協議し，PCA注入器ルートを100cmの延長チューブで延長して使用している．これにより，術後患者はスムーズに離臥床することができるようになった．このように術後疼痛管理では，"ちょっとした工夫"により，よりよい管理が可能となる．よって術後疼痛管理は麻酔科医だけでなく，病棟看護師・外科医・臨床検査技師などと協力し，チーム医療として展開する必要がある．
なお，この患者は開腹胃全摘術を施行された翌日に，2階にある売店に出かけてきたのち（病棟は6階）に，学術雑誌などへの投稿を前提に口頭で同意を得て撮影させていただいた．

図4 iv-PCAによる術後疼痛管理を受ける患者

では，非医療者である患者は，その意味を理解することはできない。よって，麻酔科医師の術前診察時の説明だけでは不足であり，看護師などの多職種からの複数回にわたる説明が必要となる。また，これらの説明は術前に行われることが望ましい。しかし，術前は他の医療行為に対する説明も多くなされるので，"PCAのことまで気が回らない"というのが，患者の本音であろう[7]。よって，手術が終わって，実際にPCAによる術後疼痛管理が始まってからの説明が重要となる。

奈良県立医科大学附属病院では，術後に患者が疼痛を訴えたときに，病棟看護師がPCAボタンを操作（nurse controlled analgesia：NCA），痛みが緩和されることを実感させたうえで，PCAボタンの使用法を看護師が患者に教育している。こういった努力により，手術翌朝には53％であったPCAに対する理解度が，手術3日目の朝には86％にまで上がっている[6]。このように，iv-PCAによる術後疼痛管理を成功させるためには，病棟看護師の力が欠かせない。

b. より操作感の良いPCAボタンを使用する

そもそも，"固くて押せない"なら，患者はPCAボタンを操作できない。よって，PCAボタンの操作感も，iv-PCAによる術後疼痛管理の成功には欠かせないと考えられる。さて，より操作感の良いPCAボタンとは，どのようなボタンなのだろうか。

ここに，PCAボタンの操作感について，奈良県立医科大学緩和ケアセンターで検討したデータを示す（図5）。当院で2001〜2011年に使用していたディスポーザブルPCAボタン（シリンジェクターPCA, IP1-B, 大研医器製，大阪）は，2011年現在，わが国の医療機関で広く採用されているものであるが，電動式PCAボタンと比較して，操作感が劣るようである。これに対して，ディスポーザブル製品ながら，2011年に採用した新しいPCAボタン（シリンジェクターPCA, IP1-E1012, 大研医器製，大阪）は，電動式と操作感に差はないようであった。

一方，Sumikuraら[8]は妊婦の和痛分娩時の疼痛管理において，ディスポーザブルPCAポンプ（シリンジェクターPCA®，大研医器製，大阪）と電動式PCAポンプ（Alaris® System, CareFusion製，米国）との間に鎮痛効果の差はなかったと報告している。このことから，PCAボタンの操作感が，そのまま疼痛管理の成否につながるか否か，今後の検討を要すると考えられる。

3）体動時および咳漱時の鎮痛効果が劣る

iv-PCAの最大の欠点は，体動時疼痛・咳漱時疼痛の抑制に劣ることである[9]。体動時疼痛や咳漱時疼痛を抑制するのに必要なオピオイド濃度（体動時MEAC）は，安静時疼痛を抑制するのに必要なオピオイド濃度（安静時MEAC）よりも高いと考えられる。よって，オピオイド効果部位濃度が安静時MEACの状態（安静時のiv-PCAが理論どおり作動している状態）から，PCAボタンを数回連続して操作すれば，体動時MEACに達し，痛みなく体を動かすことがで

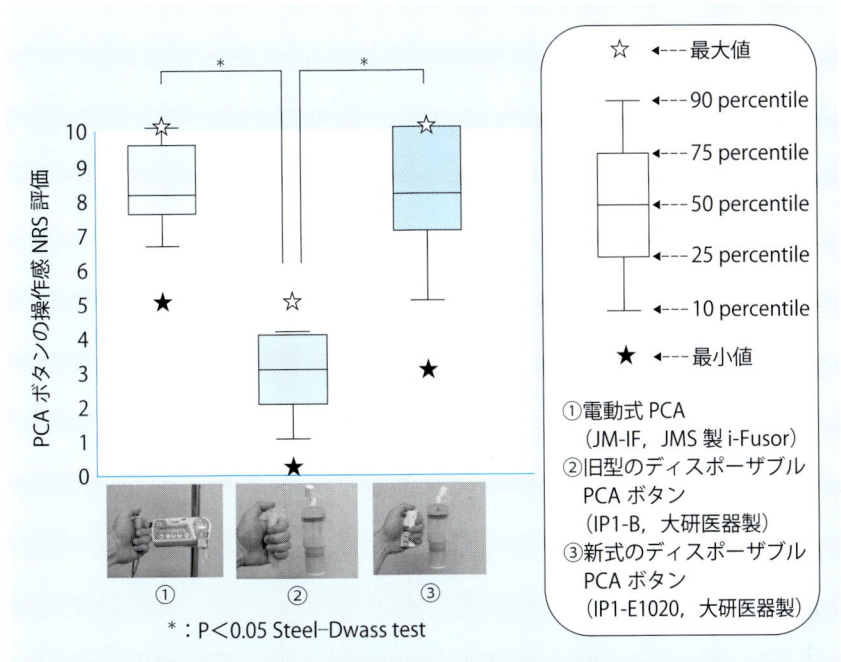

図5 各種PCAボタンの操作感の比較

奈良県立医科大学附属病院にて30名の健常ボランティア（平均年齢34歳,女性18名）を対象に，①電動式PCAボタン（i-Fusor, JM-IF, JMS製，東京），② 2001～2011年にかけて使用していたディスポーザブルPCAボタン（シリンジェクターPCA, IP1-B, 大研医器製，大阪），③ 2011年から使用している新型PCAボタン（シリンジェクターPCA, IP1-E1012, 大研医器製,大阪）の操作感を，それぞれnumerical rating scale（NRS）で評価させ比較した．①電動式PCAボタンと③新型ディスポーザブルPCAボタンの間に操作感の差はなかったが，②旧型ディスポーザブルPCAボタンの操作感は，前2者と比較して劣っていた（Steel-Dwassの検定）．

きる可能性はある．しかし，多くの患者はPCAを1回操作して鎮痛を得られない場合は，PCAを押して鎮痛を得ることを諦めてしまい，"動かない"ことを選択すると考えられる．また，数回連続でPCAを使用した場合は，オピオイドの効果部位濃度が高くなりすぎ，副作用である眠気が発現してしまい，結果的に"動かなく"なってしまうことが予想される．実際，われわれの施設でも，iv-PCA使用患者はpatient controlled epidural analgesia（PCEA）使用患者より離床が遅れること，この離床の遅れは患者がPCAボタンの概念を理解し，使用しているか否かとは無関係であることが観察された（図6, 7）[10]．また，咳嗽時疼痛管理について，そもそも咳嗽反射は不意に起こるものなので，前もってPCAボタンを操作すること自体不可能である．よって，iv-PCAの運用上の工夫などでは，この体動時痛や咳嗽時痛を完全に抑制することは困難であると考えられる．では，どうすればよいのだろうか．

これには，iv-PCAのみに頼らず，他の方法と組み合わせて，体動時MEAC・咳嗽時MEACを下げる方針をとるとよい．具体的には，非ステロイド性抗炎症薬（nonsteroidal anti-inflammatory drugs：NSAIDs）の併用や，末梢神経ブロック（peripheral nerve block：PNB）の併用など，いわゆるmulti-modal analgesiaを実行することが肝要と考えられる．

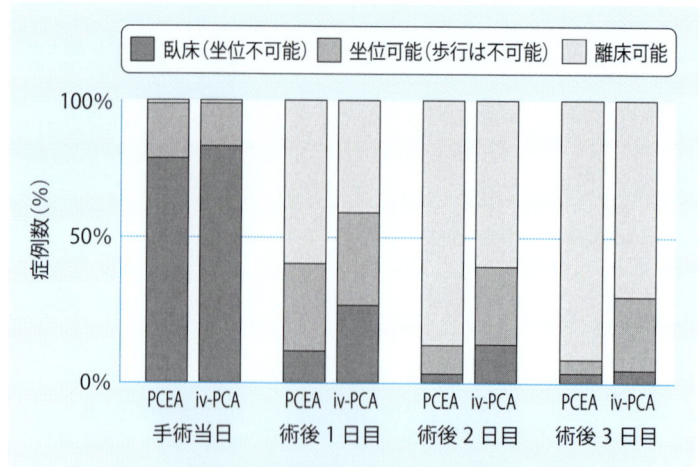

図6 開腹術後の離床進捗—PCEAとiv-PCAの比較—

2007年9月～2009年2月の調査期間中に，奈良県立医科大学附属病院にて開腹手術を施行された症例のうち，離床進捗がカルテ記載されていた785例を対象に，術後離床進捗を①臥床，②坐位可能，③離床可能の3段階評価にて調査した．PCAEで術後鎮痛を行った症例（n＝586）とiv-PCAで術後鎮痛を行った症例（n＝199）の患者背景に差はなかった．PCEAで術後鎮痛を行った症例に比べて，iv-PCAで鎮痛を行った症例では，術後離床が遅れる傾向が観察された．一方，VASで評価した術後体動時疼痛は，iv-PCAとPCEAの間に差はなかった．これは，iv-PCAによる術後鎮痛を受けた患者は，体動時鎮痛が不十分なので"動かない"ことを選択してしまった結果と考えられる．

4）術後悪心・嘔吐（PONV）の原因となる

　術後悪心・嘔吐（postoperative nausea and vomiting：PONV）は，"big little problem"と呼ばれるように，軽視されがちであるが，非常に重要な術後合併症である．オピオイドを使用するiv-PCAは，PONVの原因となりうるので，その対策が必要である[11]．

　しかし，PONVの予防薬および治療薬の多くは，保険適応外使用であり，その使用には，おのずと制限がかかる（表2）．また，厳密には保険適応には反するものの，ドロペリドールを術中麻酔に使用したことにし，オピオイドと混合してiv-PCA投与してしまう施設も多く見受けられる．しかし，この方法だと，患者が頻回にPCAボタンを操作した場合，ドロペリドールが過剰に投与されてしまい，血圧低下や錐体外路症状を来す可能性もあるので注意が必要である．

4　iv-PCAの運用方法

　次に，実際のiv-PCA運用方法について，わが国で術後疼痛管理に用いられることの多いフェンタニルとモルヒネを中心に解説したい．

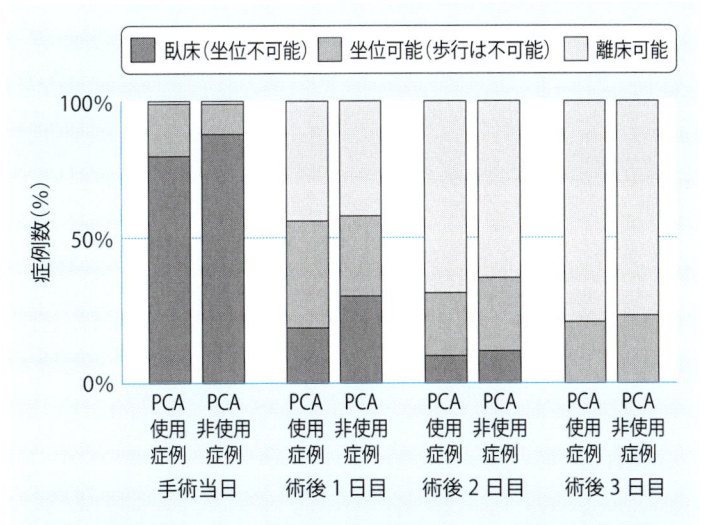

図7 開腹術後のiv-PCA施行患者の離床進捗―PCA使用の有無による比較―

2007年9月～2009年2月の調査期間中に，奈良県立医科大学附属病院にて開腹手術を施行された症例のうち，iv-PCAによる術後鎮痛を行い，離床進捗とPCAの使用の有無がカルテ記載されていた146例を対象に，術後離床進捗を①臥床，②坐位可能，③離床可能の3段階評価で調査した．PCAの使用の有無は，acute pain service roundを行った麻酔科医師が，患者に"PCAを使いましたか"と質問し，"使った"と答えた場合をPCA使用症例，"使っていない"と答えた場合や，その他の答え（例："分からない""なにそれ"など）が返ってきた場合をPCA非使用症例とした．PCA使用症例とPCA非使用症例は，術後3日間にわたり，ほぼ同様の離床進捗を示した．このことから，iv-PCAによる術後鎮痛では，たとえ患者がPCAを使用しても，体動時痛の抑制は困難である可能性があると考えられる．

1）モルヒネによるiv-PCAの運用方法

a．術中管理は？

前述のとおり，iv-PCAは，開始する前にオピオイドの効果部位濃度をMEACまで引き上げておく必要がある。かといって，麻酔覚醒後に少量ずつ鎮痛薬を投与してMEACを同定する（タイトレーションする）ことは，その時間手術室もしくは回復室を占拠することになるので，現実的ではない。よって，麻酔覚醒前にオピオイド効果部位濃度をおおよそMEACに調整しておく必要がある。では，実際はどのように行えばよいのだろうか。

再び，Picoら[2]の臨床研究を取り上げてみる。この報告では，人工股関節置換術後のモルヒネMEACは，約30 ng/ml（中央値）であった。よって，人工股関節置換術を行う場合，麻酔覚醒時のモルヒネの効果部位濃度を30 ng/mlと設定し管理すべきである。

つまり，モルヒネ単回静注35分後に，効果部位濃度は最大となる（図2）ことから，覚醒35分前に，効果部位濃度が約30 ng/mlになるようにモルヒネを0.2 mg/kg投与すればよい（図2）。一方，"覚醒35分前"を事前に予測するのは困難である。しかし，幸いモルヒネはフェ

表2　欧米で使用されるPONV対策薬と本邦での保険適応と薬価

薬物名（代表的商品名）	標準的使用量	適応の有無	薬価（剤形）
ドロペリドール（ドロレプタン®25mgなど）	0.625〜1.25mg	適応あり（術中麻酔薬として）	142円（2.5mg注射剤）
プロクロルペラジン（ノバミン®5mgなど）	5〜10mg	適応あり	63円（5mg注射剤）
メトクロプラミド（プリンペラン®10mgなど）	10mg（治療的投与）	適応あり	63円（10mg注射剤）
オンダンセトロン（ゾフラン®4mgなど）	4〜8mg	保険適応外	6,123円（4mg注射剤）
グラニセトロン（カイトリル®1mgなど）	0.35〜1mg	保険適応外	2,704円（1mg注射剤）
デキサメタゾン（デカドロン®8mgなど）	5〜10mg	保険適応外	210円（8mg注射剤）
エフェドリン（エフェドリン®40mgなど）	0.5mg/kg（筋注）	保険適応外	97円（40mg注射剤）
プロメタジン（ヒベルナ®25mgなど）	12.5〜25mg	保険適応外	62円（5mg注射剤）
トロピセトロン（ナボバン®5mgなど）	5mg	保険適応外（錠剤のみ）	1,896円（5mg錠剤）
ジメンヒドリナート（ドラマミン®50mgなど）	1〜2mg/kg	保険適応外（錠剤のみ）	12円（50mg錠剤）
ドラセトロン（未発売）	12.5mg	未発売	

（高橋正裕，西村　絢，古家　仁．術後疼痛管理と嘔気・嘔吐管理．日臨麻会誌 2010；30：410-9 より改変引用）

ンタニルと違い，単回静注後の効果部位濃度が安定しているので，多少"35分"からずれても効果部位濃度は大きく変化しないので問題はない。よって，覚醒30〜60分前（主要手術操作が終了した時点と考えてよい）にモルヒネ0.2 mg/kgを投与すればよいといえる。

　しかし，ここで見過ごすことができないのが，鎮痛薬に対する感受性が高い患者の存在である。Picoらも，人工股関節置換術後のモルヒネMEACが6 ng/mlという患者がいたことを報告している。このような患者に，モルヒネ0.2 mg/kg（35分後の効果部位濃度30 ng/ml）を投与すれば，覚醒遅延もしくは呼吸数低下による低酸素・高二酸化炭素血症を来してしまう可能性がある。しかし，モルヒネの場合，効果部位濃度がMEACの約10倍程度（高感受性患者で約60 ng/ml）まで，呼吸抑制など憂慮すべき状況にはならないとされていることから[12]，多少の覚醒遅延を看過するなら，モルヒネ0.2 mg/kgを投与しても構わないと思われる。あるいは，もし覚醒遅延が許されない状況であれば，眠気などの精神活動抑制はMEACの3倍程度から発現するとされているので[12]，高感受性個体のMEACの3倍程度（18〜20 ng/ml）程度にすることを目標に，モルヒネ0.1〜0.12 mg/kgを投与し，覚醒後にiv-PCAを用いて

タイトレーションすることを勧める。

b．iv-PCA の設定は？

　前述のように，MCP–MEAC 間較差をカバーするためには，モルヒネ 1 mg/ 回が妥当である。また，モルヒネは効果部位濃度の低下が緩徐であるため，持続投与の必要性は低い（図 2）。しかし，MEAC が高い患者（モルヒネに対する感受性が低い患者）では，PCA 操作が頻回となるので，持続投与の付加を考慮する必要がある。次にロックアウト時間は，モルヒネ 1 mg 投与後，効果部位濃度が最大となるのは 6 分後であることから，6～10 分が妥当である。

　ちなみに，術後疼痛管理（postoperative pain service：POPS）研究会[13]が行った術後鎮痛についての全国調査でも，モルヒネ iv-PCA を行っている主な施設では，上記の設定を用いている。

c．モルヒネの問題点

　モルヒネの活性代謝産物 morphine-6-glucironide（M-6-G）は腎排泄性であるため，腎機能が低下する可能性のある手術や，術後乏尿となった場合は注意が必要である。また，オッディ括約筋への作用もいまだ不明な点があるため，肝胆膵手術の際には，外科医の意見も確認しておくべきである[14]。

2）フェンタニルによる iv-PCA の運用方法

a．術中管理は？

　モルヒネと同様，フェンタニルの MEAC にも大きな個人差が存在するようである。Gourlay ら[15]は 0.23～1.18 ng/ml と報告しているのに対して，Iwakiri ら[16]は 1.4～2.0 ng/ml と報告している。これらの報告より，フェンタニルの MEAC は 0.2～2.0 ng/ml と，10 倍の個人差があると考えられる。また，一般的には，フェンタニルの MEAC の中央値は，1 ng/ml 前後と考えられているので，麻酔覚醒時に 1 ng/ml を維持できるようにする[17]。

　さて，フェンタニルを用いて全身麻酔管理を行う場合は，術中侵襲をコントロールするため，効果部位濃度として 2～3 ng/ml 程度を目標にフェンタニルを投与するので，全身麻酔終了後に iv-PCA を接続することにより，容易にフェンタニル効果部位濃度を 1 ng/ml 前後に保つことができる。一方，レミフェンタニル（アルチバ®）を用いて全身麻酔管理を行う場合は，純粋に術後鎮痛目的でフェンタニルを投与することになる。よって，覚醒前に効果部位濃度が 1 ng/ml 前後となるように，フェンタニルをローディング投与する必要がある。種々の方法（アルチバ®使用ガイド第 3 版参照）があるが，参考までに，われわれの方法を図 8 に示す。

b．iv-PCA の設定は？

　フェンタニルはモルヒネと比較して代謝が早いので，PCA 投与のみでは，一定の効果部位

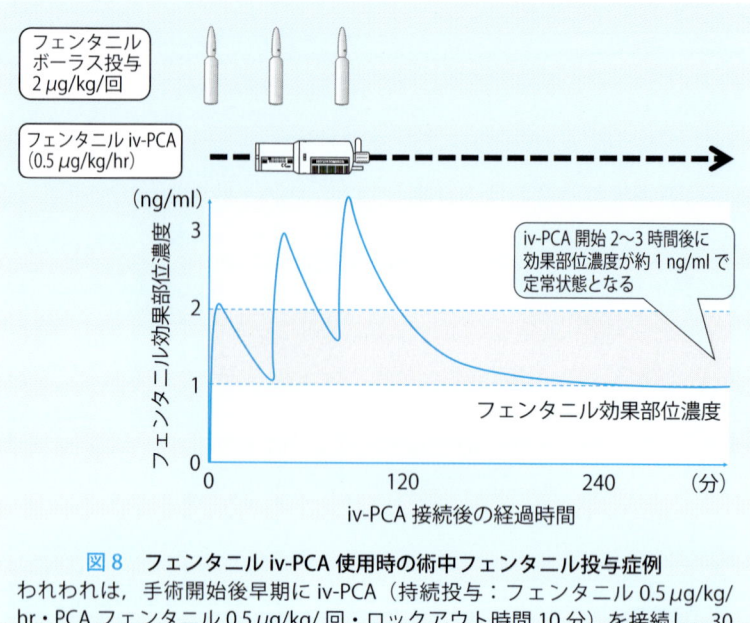

図8 フェンタニル iv-PCA 使用時の術中フェンタニル投与症例
われわれは，手術開始後早期に iv-PCA（持続投与：フェンタニル 0.5 µg/kg/hr・PCA フェンタニル 0.5 µg/kg/回・ロックアウト時間 10 分）を接続し，30 分ごとにフェンタニル約 2 µg/kg/回をローディング投与している．これにより，iv-PCA 接続 2～3 時間後にフェンタニル効果部位濃度は，約 1ng/ml で安定する．

濃度を保つことが困難である．したがってフェンタニルの効果部位濃度を 1 ng/ml 前後に保つために 0.4～0.5 µg/kg/hr の持続投与が必要である．

次に PCA 1 回量であるが，15～20 µg/kg/回（体重 60 kg として 0.25～0.33 µg/kg/回）が妥当とされている[4,16,17]．ロックアウト時間は，フェンタニル効果部位濃度が定常状態になっている場合，PCA 投与した約 4 分後に効果部位濃度はピークに達する（図3）．PCA 操作後にフェンタニルが静脈ライン内を流れて行く時間などを加味して，5～10 分程度が妥当といえるのではないだろうか．

ちなみに，POPS 研究会[13]が行った術後疼痛管理についての全国調査では，持続投与 20～25 µg/hr（体重 60 kg として 0.33～0.42 µg/kg/hr），PCA 1 回量 20～25 µg/回，ロックアウト時間（一部のディスポーザブル注入器では充填時間）10～30 分という設定が主流であった．

c．フェンタニルの問題点

モルヒネの場合は，持続投与を行わないことが多いので，PCA ボタンを押さない限りモルヒネが投与されることはなく，たとえモルヒネに対する感受性が高い（MEAC が低い）患者であっても，過剰投与が行われる可能性は低い．しかし，フェンタニルは，持続投与を行うことが多いので，たとえ過剰投与になっていても，持続的にフェンタニルが投与され続け，呼吸抑制など，危険な状態に陥る可能性がある．実際，Woodhouse ら[4]の報告では，フェンタニルの MEAC が 0.23 ng/ml であった症例も報告されている．このような症例では，20 µg/hr の持

続投与だけでも過剰投与となり，呼吸抑制などの重篤な事態になる可能性も否定できない。

確かに，フェンタニルはモルヒネより嘔気などの消化管副作用は少ないのだが，より厳重な術後観察を必要とすることを肝に銘じていただきたい。

5 わが国における iv-PCA による術後疼痛管理の現状

最後に POPS 研究会[13]が，2009 年に行った術後疼痛管理についての全国調査をもとに，わが国における iv-PCA による術後疼痛管理の現状を，腹部手術を中心に解説したい。

1）iv-PCA は普及しているのか？

POPS 研究会の全国調査に回答した 481 施設のうち，腹部手術の術後疼痛管理を iv-PCA で行っている施設は約 35％であった。また，iv-PCA を施行していた施設に限れば，手術症例のうち iv-PCA を施行した割合は，32.1 ± 26.5％（mean ± SD）であった。つまり，2009 年の段階では，iv-PCA は普及しつつあるものの，開腹術の術後疼痛管理は，いまだ硬膜外麻酔が中心であり，iv-PCA は"硬膜外麻酔ができないときの補助手段"に止まっていると考えられる。

一方，iv-PCA を施行していた施設のうち，約 8％の施設では硬膜外麻酔を行わず，全症例 iv-PCA による術後疼痛管理を行っていた。硬膜外麻酔の危険性を勘案し，iv-PCA が術後疼痛管理の中心と考えている施設も，少なからずあるようである。

2）薬物は何を使用しているのか？

90％以上の施設で，フェンタニルを用いて iv-PCA を行っていた。これは，わが国ではフェンタニルを用いて麻酔維持を行う機会が多く，それに引き続きフェンタニルで術後疼痛管理を行う施設が多いことがその要因と考えられる。これに対して，モルヒネを用いる施設は数％に止まった。また，一方でブプレノルフィンやペンタゾシンなどの非オピオイド系鎮痛薬を用いる施設も 1 ～ 2％程度見られた（図 9）。

3）補助鎮痛手段は？

近年は，超音波ガイド下末梢神経ブロックが隆盛を極めており，腹部でも，腹横筋膜面（transversus abdominis plane：TAP）ブロックや腹直筋鞘ブロック（rectus sheath block：RSB）などの有効性が報告[18]されている。しかし，超音波診断装置を手術室に持ち込まなければならないこと，一定の技術を要することから，実際に行っている施設はわずか数％程度と，少ないようである。

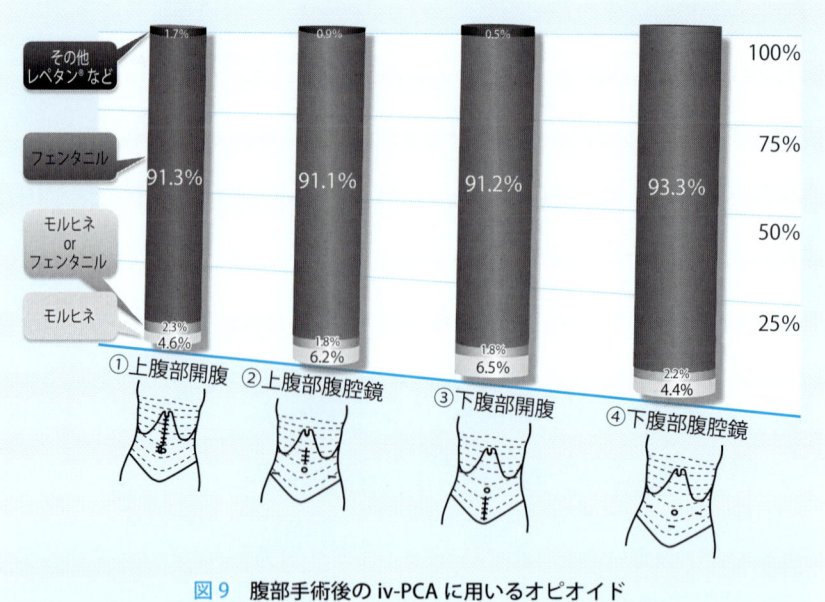

図9 腹部手術後のiv-PCAに用いるオピオイド
2009年10月に行ったPOPS研究会による術後鎮痛法に関する全国調査の結果．90%以上の施設において，腹部手術後のiv-PCAにはフェンタニルを用いていた．
(Gan TJ, Meyer T, Apfel CC, et al. Department of Anesthesiology, Duke University Medical Center. Consensus guidelines for managing postoperative nausea and vomiting. Anesth Analg 2003 ; 97 : 62-71, table of contents より引用)

今後は，より簡便に行える持続浸潤麻酔などの方法が普及する可能性もあるので，さらなる検討が必要である．

おわりに

以上，iv-PCAを中心に，静脈内オピオイドによる術後鎮痛管理について解説した．本稿が，わが国における術後疼痛管理の進歩に少しでも寄与できれば幸いである．また，術後疼痛管理はオピオイドの特性を学ぶうえで，非常によい"教材"である．そこで得た知識は緩和医療などでも応用できるので，若い医師には是非術後疼痛管理を積極的に学んでほしい．

【文　献】

1) Tsui SL, Law S, Fok M, et al. Postoperative analgesia reduces mortality and morbidity after esophagectomy. Am J Surg 1997 ; 173 : 472-8.
2) Pico L, Hernot S, Nègre I, et al. Peroperative titration of morphine improves immediate postoperative analgesia after total hip arthroplasty. Can J Anaesth 2000 ; 47 : 309-14.
3) Owen H, Kluger MT, Plummer JL. Variables of patient-controlled analgesia 4 : the relevance of bolus dose size to supplement a background infusion. Anaesthesia 1990 ; 45 : 619-22.
4) Woodhouse A, Mather LE. The minimum effective concentration of opioids : a revisitation with patient controlled analgesia fentanyl. Reg Anesth Pain Med 2000 ; 25 : 259-67.

5) 荒川佳子，田中博文，尾谷静子ほか．術中患者におけるペンタゾシンの薬動力学．麻酔 1981；30：356-61.
6) 高橋正裕，古家　仁．PCAの利点と欠点．日臨麻会誌 2010；30：662-8.
7) 小澤章子．女性麻酔科医だからできること．過去2回の手術経験から安全で快適な婦人科手術の麻酔管理．日臨麻会誌 2008；28：266-72.
8) Sumikura H, van de Velde M, Tateda T. Comparison between a disposable and an electronic PCA device for labor epidural analgesia. J Anesth 2004；18：262-6.
9) Werawatganon T, Charuluxananan S. Patient controlled intravenous opioid analgesia versus continuous epidural analgesia for pain after intra-abdominal surgery. Cochrane Database Syst Rev 2005；25：CD004088.
10) 高橋正裕，西村　絢，古家　仁．術後疼痛管理と嘔気・嘔吐管理．日臨麻会誌 2010；30：410-9.
11) Gan TJ, Meyer T, Apfel CC, et al. Consensus guidelines for managing postoperative nausea and vomiting. Anesth Analg 2003；97：62-71.
12) 鈴木　勉，武田文和．I．オピオイド治療を理解するために．モルヒネの低用量投与では，なぜ副作用しかでないのか？オピオイドの治療課題と新潮流．鎮痛薬・オピオイドペプチド研究会編鈴木先生の論文．東京：エルゼビアジャパン；2001. 25-34.
13) 高橋正裕，井上荘一郎，古家　仁ほか．POPS研究会による全国アンケート調査の結果報告〜腹部手術後の術後鎮痛法に関する調査結果〜．日臨麻会誌 2011；31：952-8.
14) Thompson DR. Narcotic analgesic effects on the sphincter of Oddi：a review of the data and therapeutic implications in treating pancreatitis. Am J Gastroenterol 2001；96：1266-72.
15) Gourlay GK, Kowalski SR, Plummer JL, et al. Fentanyl blood concentration-analgesic response relationship in the treatment of postoperative pain. Anesth Analg 1988；67：329-37.
16) Iwakiri H, Nagata O, Matsukawa T, et al. Aeffect-site concentration of propofol for recovery of consciousness is virtually independent of fentanyl effect-site concentration. Anesth Analg 2003；96：1651-5.
17) 長田　理．フェンタニルを用いたIVPCA．日臨麻会誌 2010；30：23-8.
18) Petersen PL, Mathiesen O, Torup H, et al. The transversus abdominis plane block：a valuable option for postoperative analgesia? A topical review. Acta Anaesthesiol Scand 2010；54：529-35.

（高橋　正裕，古家　仁）

第2章 ペインクリニック・緩和医療

I. 鎮痛機序
II. 依存・耐性および副作用

I 鎮痛機序

1 末梢神経でのmuオピオイド受容体発現と鎮痛効果

はじめに

オピオイド受容体は，μ（MOR），κ（KOR），δ（DOR）に分類される。これら3つの受容体およびオピオイド受容体と高い相同性をもつOPRL1は，4億5千万年前に最初に出現した有顎脊椎動物がすでに有していたことが明らかになっている[1]。また，同時期にこれらの受容体に対するペプチドの前駆遺伝子も発現していることから，脊椎動物では少なくとも4億5千万年前にオピオイド系が確立していたと予想される。脊椎動物をはじめとする現存する動物の門は5億年ほど前に出現したことから，オピオイド系は脊椎動物出現時から現在に至るまで保持されている生体機能である。人類は3千〜4千年前には，すでにモルヒネの原料であるケシを使用して鎮痛を得ている。一方で，オピオイド受容体が発見されたのは1973年であり，その遺伝子配列が決定されたのはほんの20年ほど前であり，オピオイド系の生理機能メカニズムは十分には解明されていない。オピオイドの重要な生理機能の一つが鎮痛である。現在，癌疼痛治療を中心とした疼痛治療にMOR作動薬が広く使用されているが，その鎮痛効果は痛みを引き起こす病態によって変化する。すなわち，MOR作動薬が得意な痛みと不得意な痛みが存在する。本稿では，各種病態での末梢神経でのMOR発現変化に注目し，オピオイド鎮痛作用について解説する。

1 疼痛伝達経・抑制経路でのMOR発現と鎮痛機序

MORは中枢神経に広く発現する。末梢組織に与えられた侵害刺激は末梢神経で感知され，脊髄に伝達される。さらに脊髄から一部は外側視床へ，一部は脳幹網様体を介して内側視床へ

図1　痛みの伝達と抑制
(a) 末梢から脳への疼痛伝達経路　(b) 脳から脊髄への疼痛抑制経路

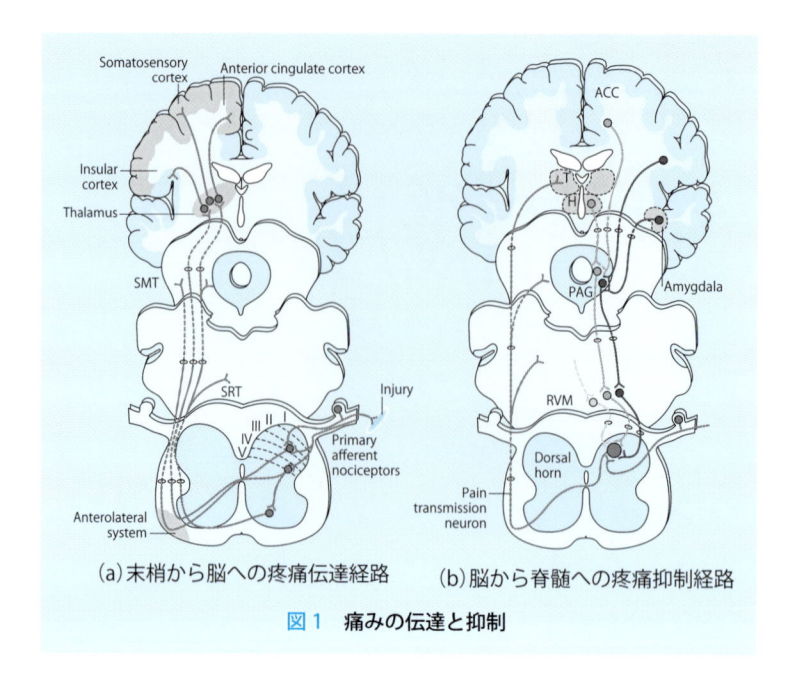

伝達され，最終的に大脳皮質に伝達される。また，脳幹部の中脳水道周囲灰白質（periaqueductal grey：PAG）は脊髄，視床下部，扁桃体などから入力を受け，吻側延髄腹内側部神経（rostral ventromedial medulla：RVM）や橋中脳背外側被蓋部（dorsolateral potine tegmentum：DLPT）を起始部として，脊髄に投射する神経を介して脊髄での侵害情報伝達を制御する（下行性疼痛制御系）（図1）。MORは，痛みの上行性経路である末梢神経，脊髄・視床・大脳皮質に発現し痛覚情報伝達を抑制するとともに，脳幹部のPAGを起始部とする下行性疼痛抑制神経を賦活化し，脊髄レベルでの痛覚情報伝達を抑制し，鎮痛効果を発揮する。

　これらの中で，脊髄はMOR作動薬の主な鎮痛作用点である。脊髄において，MORは侵害情報が入力し統合・修飾を受ける後角表層に密に存在している（図2）。脊髄のMORのおよそ70％は末梢神経軸索終末に発現しており，残りの30％は脊髄介在神経および上位中枢への投射神経に発現している[2]。末梢神経脊髄終末に発現するMORの活性化は，MOR作動薬の主な鎮痛機序の一つであり，末梢神経からの神経伝達物質放出を抑制する。MOR陽性脊髄介在神経は脊髄第Ⅱ層に限局して存在し，主な抑制性伝達物質であるγアミノ酪酸（gamma-aminobutyric acid：GABA）やグリシンを含有しないことから興奮性神経であり[3]，MOR作動薬は興奮性介在神経を直接抑制する（図3）。

　脳幹を起始部とする下行性疼痛制御系もMOR作動薬による鎮痛に重要である。通常，PAGおよびRVMから脊髄に投射する下行性疼痛抑制神経は，抑制性GABA作動性介在神経によって持続的に抑制されている。抑制性GABA作動性介在神経にはMORが発現しており[4]，MOR作動薬投与によりGABA作動性神経の活動は抑制される。それにより，下行性疼痛抑制神経に対するGABA作動性介在神経による持続的抑制は解除され，活性化し（脱抑制），脊髄レベルで侵害情報伝達を抑制する（図4）。RVMには下行性疼痛抑制神経に加え，下行性疼痛促進神

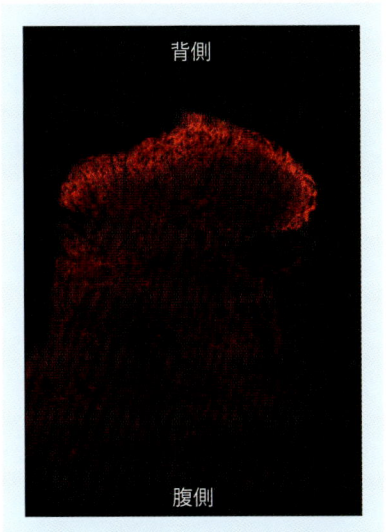

図2 脊髄後角でのMOR発現
MORは脊髄後角表層（第Ⅰ，Ⅱ層）に強く発現する．赤はMOR免疫陽性を示す．

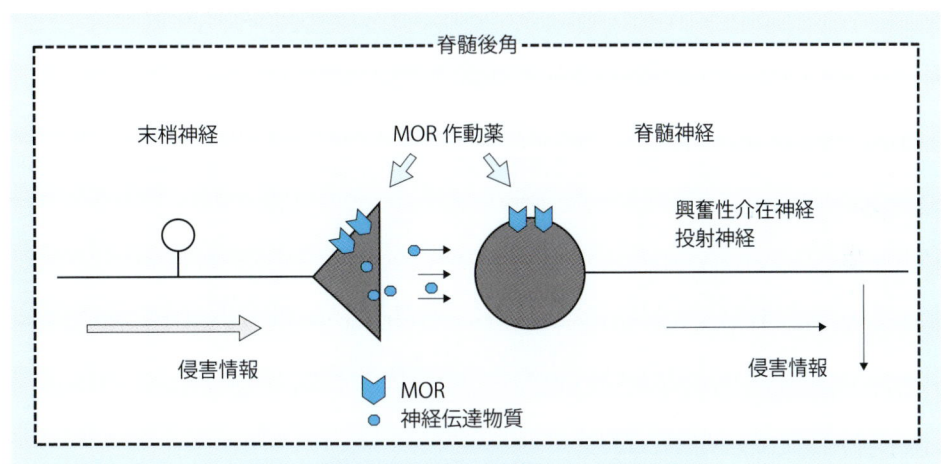

図3 脊髄後角でのMOR作動薬による痛みの制御
MOR作動薬は末梢神経終末に作用し神経伝達物質放出を抑制するとともに，脊髄細胞に作用しその興奮を抑制する．

Ⅰ．鎮痛機序　143

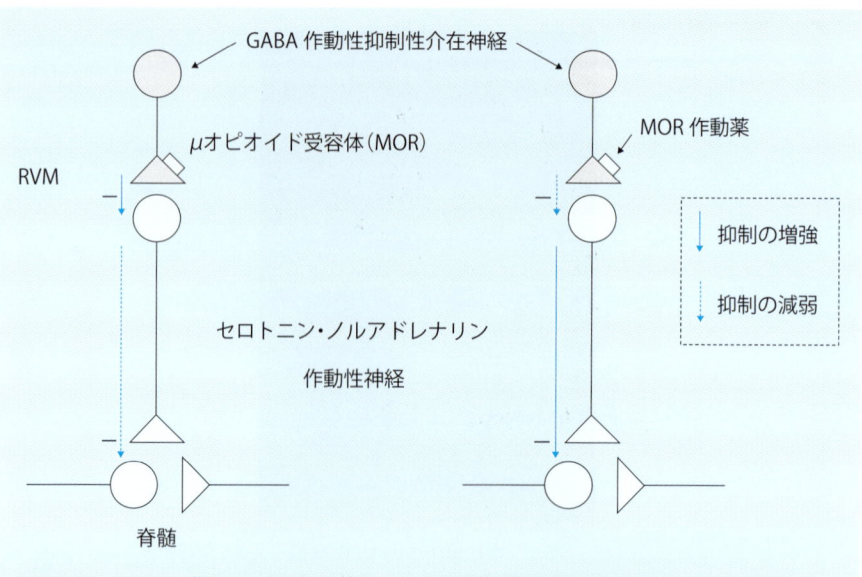

図4 MOR作動薬による下行性疼痛抑制系の活性化
RVMを起始とする下行性疼痛抑制系神経はGABA作動性介在神経によって持続的に抑制されている．GABA作動性介在神経にはMORが発現しており，MOR作動薬によりMORが活性化されるとGABA作動性介在神経活動は抑制され，下行性疼痛抑制系神経の抑制が解除され（脱抑制），活性化し，脊髄での疼痛伝達は抑制される．

経が存在し脊髄へ投射する。薬理学的研究では，MOR作動薬がRVMから脊髄に投射する疼痛促進神経を直接抑制することが示されている。したがって，MOR作動薬は下行性疼痛抑制系を脱抑制することにより，また下行性疼痛促進系を直接抑制することにより，脊髄レベルで侵害情報伝達を抑制する[5]。

2　末梢神経でのMOR発現と生理的侵害刺激に対するMOR作動薬の鎮痛効果

1）末梢神経でのMOR発現

末梢神経でMORは主に小型細胞体を有する知覚神経に発現している[6]。末梢神経は，特異的な神経マーカー発現によって分類することができる。カルシトニン遺伝子関連ペプチド（calcitonin gene-related peptide：CGRP）やサブスタンスP（substance P：SP）などのペプチド発現の有無により，ペプチド含有神経と非ペプチド含有神経に分類することができる。非ペプチド無髄神経はisolectin B4（IB4）で標識され，ペプチド含有神経はIB4によって標識されない。また，有髄神経は，神経フィラメント（neurofilament 200kD：NF200）およびコレラ毒素サブユニット（cholera toxin subunit B：CTb）で標識される（図5）。MORはペプチド含有神経の60〜70％に発現し，非ペプチド含有無髄神経（IB4陽性神経）では30％程度の，有髄神経（NF200陽性神経）では30％程度の発現であり，ペプチド含有神経での発現が多い[7]（図6）。

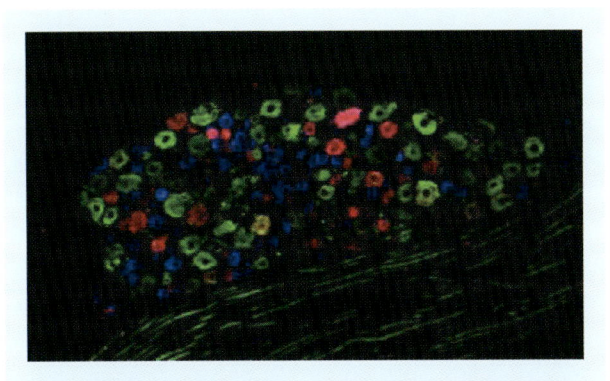

図5 CGRP（赤），IB4（青），NF200（緑）で標識された末梢知覚神経細胞体
末梢知覚神経は CGRP と NF200 の発現，および IB4 結合性によって分類される．

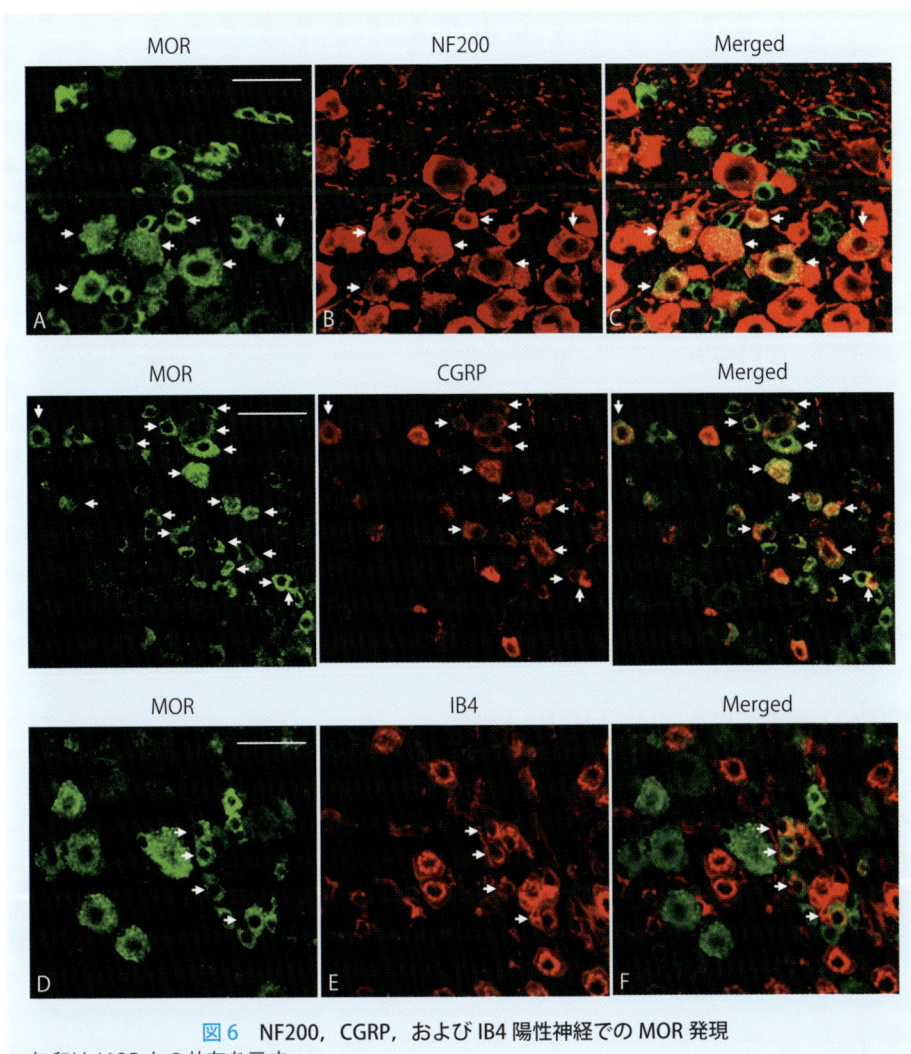

図6 NF200，CGRP，および IB4 陽性神経での MOR 発現
矢印は MOR との共存を示す．

I．鎮痛機序 145

図7 一次痛・二次痛に対するオピオイドの効果
オピオイドは二次痛を強く抑制する.

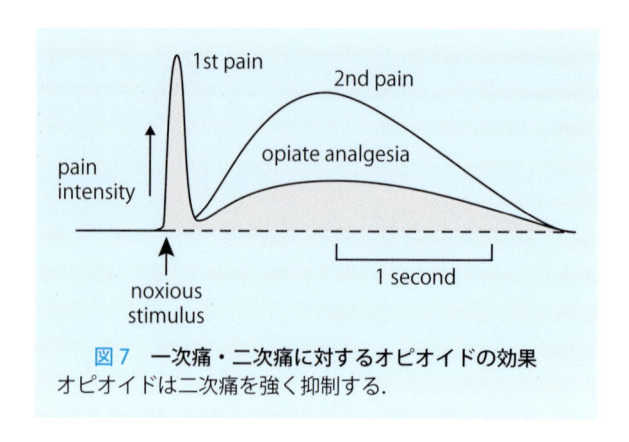

2）一次痛・二次痛に対するMOR作動薬の効果

指を金づちで誤って叩いたときには，直後に"鋭い"痛みを感じ，その後に"うずくような鈍い"持続する痛みを感じる．直後の"鋭い"痛みを一次痛，そして一次痛の後に感じる"うずくような鈍い"持続する痛みを二次痛という（図7）．ヒトボランティアによる研究では，MOR作動薬であるモルヒネは二次痛に対しては強い鎮痛効果を発揮するが，一次痛に対してはあまり効果がないことが明らかになっている[8,9]（図7）．末梢神経伝達速度の違いから，一次痛はAδ線維が，二次痛はC線維が関与していると考えられる．したがって，MOR作動薬は，Aδ神経線維よりもC神経線維による侵害情報伝達を強く抑制すると推測される．急性単離後根神経節神経細胞を用いた研究で，電位依存性Caチャネル機能抑制を指標としたMOR作動薬の効果は細胞のMOR mRNA発現量に依存し，MOR mRNA発現量は細胞の大きさに依存することが明らかになっている[10]．すなわち，MORはAδ線維よりC線維を強く抑制することを示唆する．また，後根を付した脊髄スライスを用いた研究では，MOR作動薬は脊髄レベルでAδ線維およびC線維による侵害受容伝達を抑制するが，特にC線維による侵害情報伝達を強く抑制することが明らかになっている．その機序として，MOR活性化を介してN型電位依存性Caチャネルを抑制することにより，末梢神経からの神経伝達物質放出を抑制する[11]．

3）刺激のモダリティとMOR

最近の研究で，末梢神経は侵害刺激の種類によりオピオイド受容体を使い分けていることが示唆されている[12]．すなわち，MORは侵害熱刺激を伝えるペプチド含有無髄末梢神経に，そしてDORは侵害機械刺激を伝える有髄末梢神経に選択的に発現しており，MOR活性化・DOR活性化は，それぞれ侵害熱刺激および侵害機械刺激の伝達を選択的に抑制するという結果である．前述のように，MORはIB4陽性神経に比べIB4陰性無髄神経（ペプチド含有無髄神経）での発現が多い．急性単離後根神経節神経細胞を用いて電位依存性Caチャネル活性に対するMOR作動薬の抑制作用を比較すると，MOR作動薬はIB4陽性細胞に比べIB4陰性小型細胞で

抑制作用が強い[13]。Mas-related G-protein-coupled receptor D（Mrgprd）陽性神経は侵害機械刺激受容を，多刺激痛み受容体であるカプサイシン受容体（transient receptor potential vanilloid 1：TRPV1）陽性神経は侵害熱刺激受容を担っている，との報告[14]がある。MrgprdはIB4陽性神経に，TRPV1はIB4陰性無髄神経に高率に発現する。これらの知見は，MOR活性化による侵害熱刺激特異的な抑制効果を支持する。また，痛み，刺激による脊髄神経でのc-Fosタンパク発現を検討した研究も，MOR作動薬の刺激選択的鎮痛効果を支持する。脊髄神経はその活性化によりc-Fosタンパクを発現する。MOR発現脊髄介在神経は皮膚に与えられた侵害熱刺激によってc-Fosを発現するが，侵害機械刺激によってはc-Fosを発現しない[15]。したがって，侵害熱刺激はMOR発現脊髄介在神経に伝達されるが侵害機械刺激は伝達されず，脊髄介在神経レベルにおいても，MOR活性化は侵害熱刺激伝達を抑制できるが侵害機械刺激伝達は抑制できないことを示唆する。

　しかし一方で，末梢神経にはMORとDORが共存するとの報告[16,17]も散見する。また，MORとDORがヘテロ二量体を形成することも報告[18]されている。最近，MOR–DORヘテロ二量体特異的な抗体が作成され，脳組織でその存在が免疫組織化学的に証明されている[19]。薬理学的に低用量のDOR拮抗薬がMOR作動薬による鎮痛効果を増強するなど，MORとDORは機能的相互作用を及ぼすことが知られている。これらの相互作用は，MOR–DORヘテロ二量体で一部説明できる。

　したがって，MORおよびDORの発現およびそれらの活性化による侵害刺激モダリティ特異的な抑制についての結論には，さらなる研究・議論が必要であると思われる。

3　病的疼痛状態でのMOR発現とMOR作動薬の鎮痛効果

　炎症性疼痛や神経障害性疼痛などの病的疼痛状態では，神経系特に末梢神経–脊髄レベルでMOR発現・分布が変化し，MOR作動薬の鎮痛効果に影響を及ぼす。

1）炎症性疼痛に対する鎮痛効果増強機構

　モルヒネなどのMOR作動薬は，生理的な急性侵害刺激（熱，機械刺激など）による痛みに対してよりも，術後痛や外傷による痛みに対してより効果的である臨床的印象がある。動物実験でのモルヒネの鎮痛効果は，正常動物に対する急性侵害刺激による疼痛よりも，カラゲナンなどの起炎症物質によって誘導される炎症性疼痛に対して増強していることが行動学的・電気生理学的に示されている[20,21]。この機序として，炎症性疼痛状態での末梢神経でのMORの発現変化，MORの親和性の変化が示唆されている。

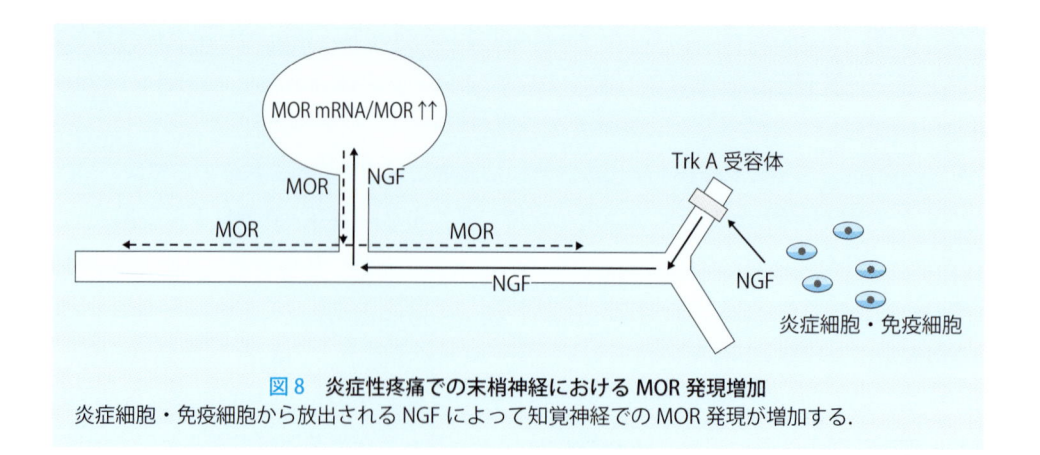

図8 炎症性疼痛での末梢神経におけるMOR発現増加
炎症細胞・免疫細胞から放出されるNGFによって知覚神経でのMOR発現が増加する．

a．脊髄レベルでのMOR発現変化

　末梢組織の炎症により，末梢神経でのMOR発現が増加する．末梢炎症作成1～2日後には，MORを強く発現する後根神経節神経細胞体数が増加し，それらが投射する脊髄後角でのMOR発現が増加する[22]．炎症による末梢神経でのMOR発現増加には，炎症部位で産生される神経成長因子（nerve growth factor：NGF）が関与する[23]．末梢神経においてMORは，NGF受容体であるTrkAと共存している．炎症性疼痛動物において，末梢から後根神経節へのNGFの逆行性輸送を阻害する，もしくはNGF中和抗体によりNGF機能抑制することにより細胞体でのMOR発現増加は抑制される．また，正常動物ではNGFの末梢投与により投射する後根神経節神経細胞体でのMOR発現が増加する．したがって，炎症部位で産生されたNGFが後根神経節神経細胞体へ逆行性輸送され，転写レベルでMOR発現が増加すると考えられる（図8）．脊髄レベルでのMOR発現増加は，炎症性疼痛に対するMOR作動薬鎮痛効果増強機序の一つであると考えられる．

b．末梢レベルでのMOR発現変化

　末梢組織炎症により後根神経節神経細胞体でのMOR発現が増加し，脊髄側終末および末梢終末に輸送されるため，脊髄だけでなく投射する皮膚などの末梢終末レベルでもMOR発現が増加する[23]．また，炎症によりMOR作動薬のGタンパク活性化効率が増大する[24]．さらに炎症により軸索を覆う神経周膜が破壊され，オピオイドとMORの結合が促進されることも示唆されている[25]．これら炎症に伴う末梢終末レベルでのMOR発現変化により，正常状態では観察されないMOR作動薬の末梢鎮痛効果が炎症組織では観察される．このため，全身投与されたMOR作動薬は脊髄レベルだけでなく，末梢レベルでも薬理作用を及ぼすため，鎮痛効果が増強するものと考えられる[26]．したがって，血液脳関門を通過せず末梢MOR特異的に作用するMOR作動薬は，中枢神経に起因する副作用なく炎症性疼痛に有効である可能性がある[27]．

2）神経障害性疼痛

　ヒトでの神経障害性疼痛や神経障害性疼痛動物モデルでは，MOR作動薬により鎮痛効果が得られるものの，期待する鎮痛効果を得るための用量が増加し，用量−反応曲線が右方偏移する。すなわち，MOR作動薬の鎮痛効果が減弱する。神経障害性疼痛でのMOR作動薬の鎮痛効果減弱の機序の一部は，MOR発現変化で説明できる。末梢神経切断により切断神経細胞体でMOR発現が転写レベル低下し，投射する脊髄レベルでもMOR発現が低下することから，末梢神経損傷による疼痛でも末梢神経レベルでMOR発現が低下することが予想される。神経障害性疼痛の研究では，第5腰髄神経根を結紮する（spared nerve injury：SNI）モデル，坐骨神経を1/2〜1/3結紮する（partial nerve injury）モデルが頻用されている。いずれのモデルにおいても損傷末梢神経の細胞体でMOR発現が転写レベルで低下し，投射する脊髄後角でのMOR発現が低下する[28,29]。また，MOR作動薬の鎮痛効果も低下する。脊髄スライスを用いた電気生理学的検討では，MOR作動薬による末梢神経終末からの神経伝達物質放出抑制効果が低下する。一方で，隣接する神経損傷を受けていない正常末梢神経からの神経伝達物質放出抑制効果は変わらない。末梢神経損傷でMOR発現低下が起こる機序は不明であるが，神経障害性疼痛でのMOR作動薬の鎮痛効果減弱機序の一部は，末梢神経でのMOR発現低下で説明しうる。

　また，末梢神経損傷はMOR陽性脊髄介在神経の機能にも影響を与える。MOR作動薬は，MOR陽性脊髄介在神経においてKチャネルを活性化し膜を過分極させる。Kチャネルに対する作用を指標にMOR作動薬の介在神経に対する作用を検討すると，損傷神経が投射する脊髄レベルの介在神経に対する作用が低下するが，正常神経が投射する脊髄レベルの介在神経では変わらない[28]。また，介在神経でのMOR作動薬の作用低下は，損傷神経が投射するレベルに限局していることから，損傷神経からのtrans-synapticな影響が示唆されるが，機序は不明であり，今後の研究が待たれる。

3）骨癌疼痛とMOR

　オピオイドはWHO方式癌疼痛治療法の中心となる薬物であり，わが国で消費されるオピオイドの多くが癌疼痛治療に使用されている。WHO方式癌疼痛治療法は1986年に考案され，その普及により癌疼痛治療の成績は向上し，70〜90％の症例で痛みが緩和されることが明らかとなり，その有効性が示されている[30,31]。しかしながら，癌疼痛の中でも骨転移による痛みや腫瘍の神経浸潤に伴う痛みは，オピオイドを中心としたWHO方式癌疼痛治療法により痛みが十分に緩和されない難治性の疼痛である。これらの疼痛に対して，WHO方式癌疼痛治療法に従いモルヒネなどのオピオイドを増量するが，十分な鎮痛が得られないにもかかわらず，オピオイドの副作用に悩まされる。さまざまな要因から引き起こされる多様な癌疼痛をすべてオピオイドでコントロールすることは難しいと考えられる。したがって，オピオイド抵抗性疼

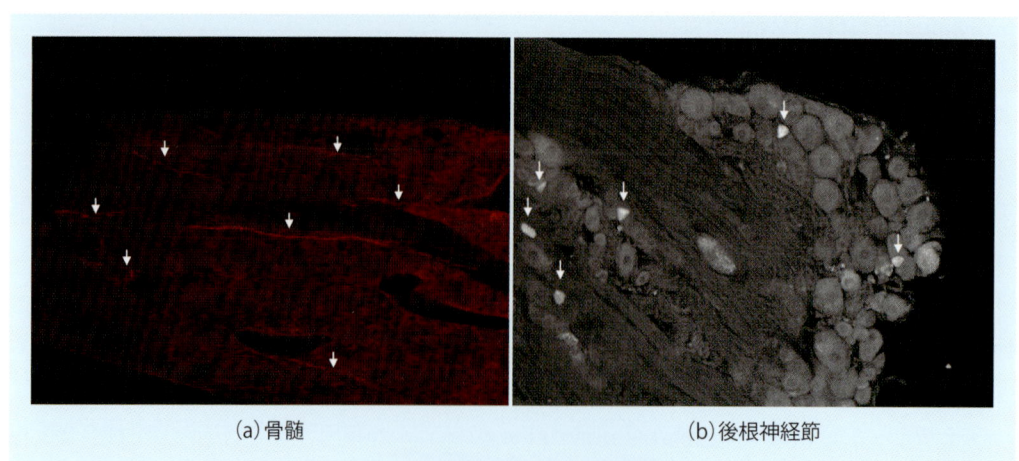

図9 大腿骨骨髄に投射する知覚神経
矢印は骨髄内の知覚神経線維および骨髄に投射する知覚神経細胞体を示す．
(a) 矢印は，骨髄内の神経線維を示す．
(b) 矢印は，骨髄への逆行性神経トレーサー注入により標識された知覚神経細胞体を示す．

痛を克服するためには，その神経科学的基盤を明らかにすることが重要である．近年，オピオイド抵抗性癌疼痛の一つである骨癌疼痛の動物モデルが開発され，疼痛機序解明と新たな治療法の開発が進められている．そこで，著者の研究を中心に骨癌疼痛のオピオイド抵抗性機序と新たな治療法について概説する．

a．骨の神経支配

一般に，骨が痛いのは骨膜刺激が原因であり，骨癌疼痛も骨膜への腫瘍浸潤や骨折による痛みが原因と考えられがちである．しかし，ヒトや骨癌疼痛動物モデルにおいて，明らかな皮質骨・骨膜の破壊がなく，腫瘍が骨髄内に限局している状態でも疼痛もしくは疼痛関連行動を示す．また，骨髄抑制症状に対して投与される顆粒球コロニー刺激因子（granulocyte-colony stimulating factor：G-CSF）は，しばしば血球が増加する時期に一致して胸・腰・骨盤などの骨の痛みを引き起こす．これには好中球前駆細胞の増殖による骨髄内圧の上昇や，骨髄内での生理活性物質が関与していることが推測される．これらは，骨髄内に投射する知覚神経が痛みを感知していることを示唆する．

骨への神経投射に関する研究では，骨膜だけでなく，骨皮質および骨髄にも多くの知覚神経が投射していることが明らかになっている（図9）．骨では単位体積あたりの神経線維数は骨膜が最も多いが，全体積中に投射する神経線維数は骨髄が最も多く，また，皮質骨にも知覚神経が投射する[32]．したがって，骨の痛みは骨膜だけでなく皮質骨および骨髄内でも感知されると考えられる．皮膚にはNF200陽性神経，CGRP陽性神経およびIB4陽性神経のすべてが投射するが，骨膜・皮質骨・骨髄にはNF200陽性神経およびCGRP陽性神経が投射しIB4陽性神経はほとんど投射しない[32]．皮膚と骨では投射する知覚神経の種類が一部異なっていることから，骨膜・皮質骨・骨髄内では皮膚での痛み発生機序と異なる可能性がある．

腫瘍細胞　　　　　　　　　　　　　　　　　　　　　　　　　　　　正常骨髄

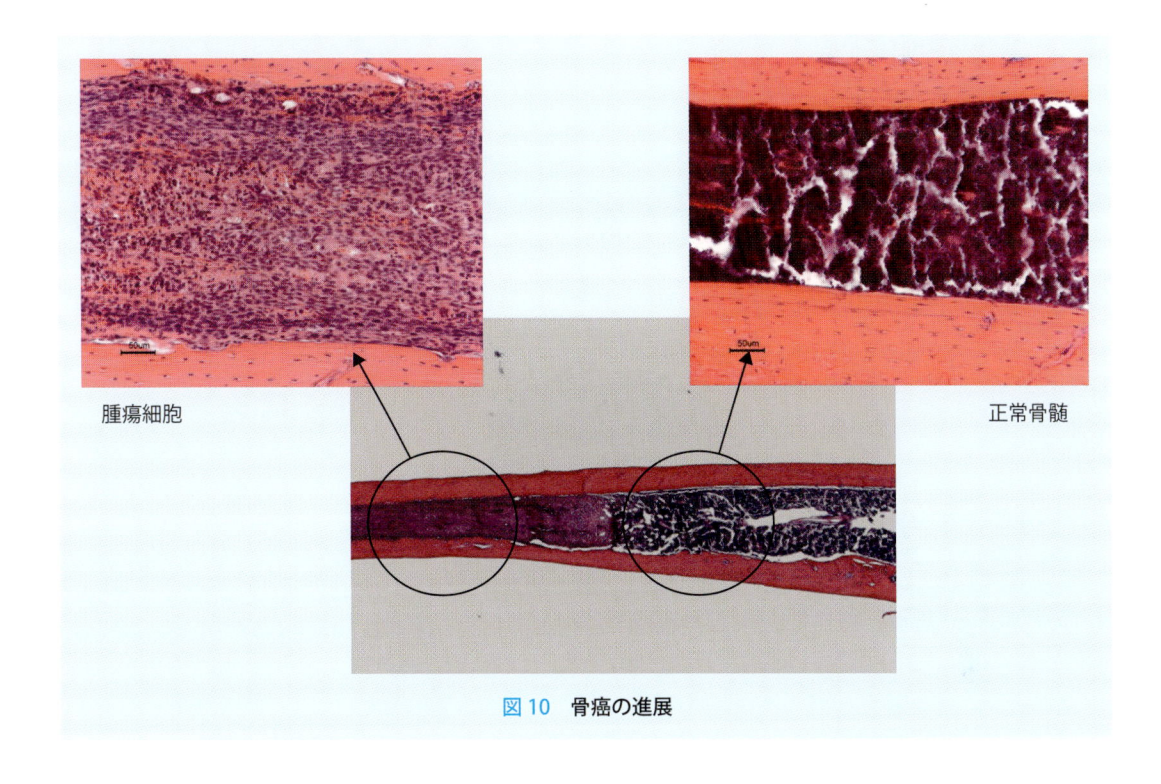

図10　骨癌の進展

b．溶骨性骨癌疼痛モデル動物

　溶骨性骨癌疼痛モデルは，マウスの大腿骨骨髄内に溶骨性2,472肉腫細胞を移植することにより作製される。肉腫細胞移植後，2週間ほどで大腿骨遠位部の骨髄はほぼ腫瘍に置き換わり（図10），経時的に骨破壊が進行する溶骨性骨癌モデルである。行動学的には患肢を振り回す自発痛関連行動，歩行時に患肢をかばう歩行異常，立位時に患肢に体重をかけない，といった骨癌患者で観察されるのと同様な疼痛関連行動を示す。また，本モデルで観察される疼痛関連行動は，非ステロイド性抗炎症薬（nonsteroidal anti-inflammatory drugs：NSAIDs），ビスフォスフォネート，および放射線治療によって軽減される[33]。これらは，われわれ臨床医がもつ骨癌疼痛に対する臨床的印象と同様であり，疼痛関連行動と合わせて，本モデルは非常によく臨床における骨癌疼痛を反映すると考えられている。

c．骨癌の進展

　溶骨性2,472肉腫細胞移植後，X線写真所見では徐々に大腿骨の透過性が亢進し，大腿骨遠位端（肉腫細胞注入部位）から近位端へ骨破壊所見が拡大する。組織学的には骨髄内での腫瘍細胞の増殖とともに，破骨細胞数と活性化破骨細胞数の増加が観察される[34]。腫瘍細胞は骨髄内に散在するのではなく，一塊となって増大し骨髄組織を圧排する（図10）。腫瘍が骨髄内に限局している場合には，痛みの原因として炎症性要因と神経障害性要因が考えられる。初期は腫瘍細胞，炎症細胞，免疫細胞および破骨細胞から放出される生理活性物質による炎症性要因が主であり，腫瘍の増大により骨髄内知覚神経が損傷され神経障害性要因が加わる

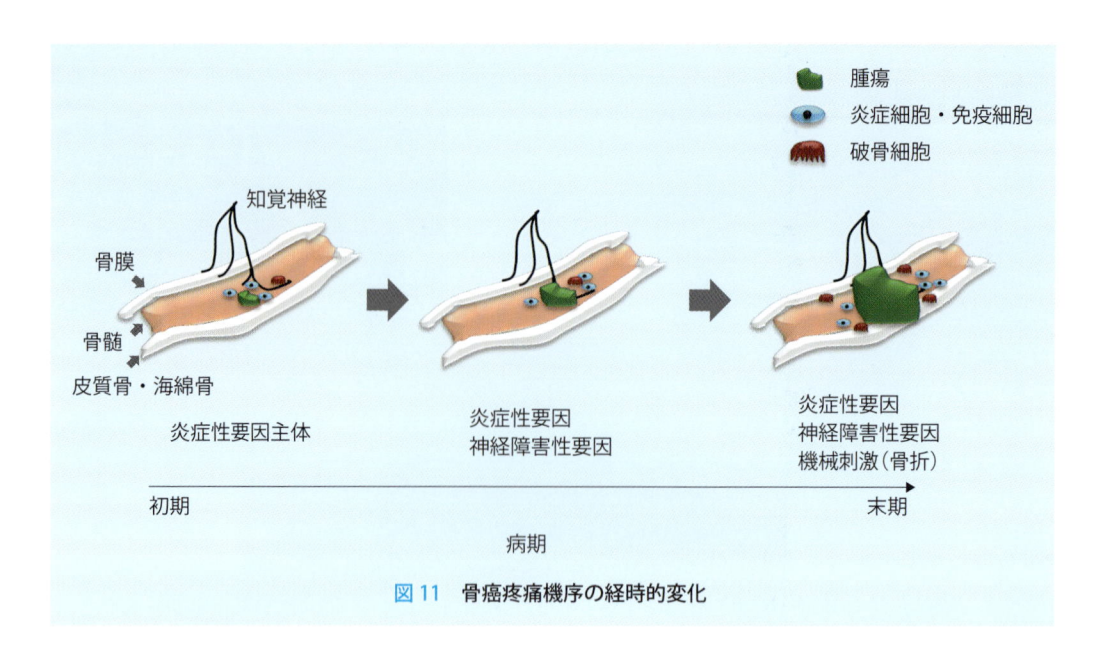

図11 骨癌疼痛機序の経時的変化

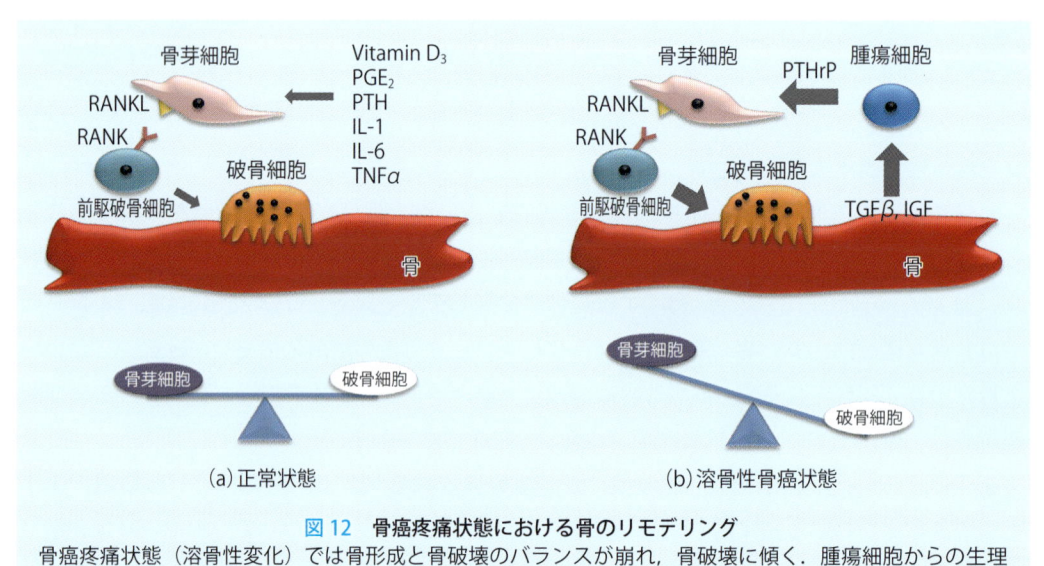

図12 骨癌疼痛状態における骨のリモデリング

骨癌疼痛状態（溶骨性変化）では骨形成と骨破壊のバランスが崩れ，骨破壊に傾く．腫瘍細胞からの生理活性物質が破骨細胞を成熟させ，骨を破棄し，骨癌進展のスペースを作る．破壊された骨から放出された生理活性物質は腫瘍細胞の増殖を促し，悪性サイクルが形成される．

（図11）．さらに，破骨細胞が活性化され骨代謝は骨破壊に傾く（図12）．破骨細胞の活性化による骨破壊に伴い，骨からinsulin growth factor（IGF），トランスフォーミング増殖因子（TGF）β，腫瘍壊死因子（tumor necrosis factor：TNF)-α，インターロイキン（interleukin：IL)-1などの生理活性物質が放出される[35]．これらの生理活性物質は侵害受容神経を感作し，痛みを増強することができる．さらに，骨破壊が進行し，皮質骨破壊による痛み，骨折による骨膜刺激による痛みが加わる．したがって，溶骨性骨癌疼痛では病期によって疼痛機序，疼痛の性質が異なる（図11）．中枢神経系への障害を伴わない骨転移痛患者での臨床研究では，

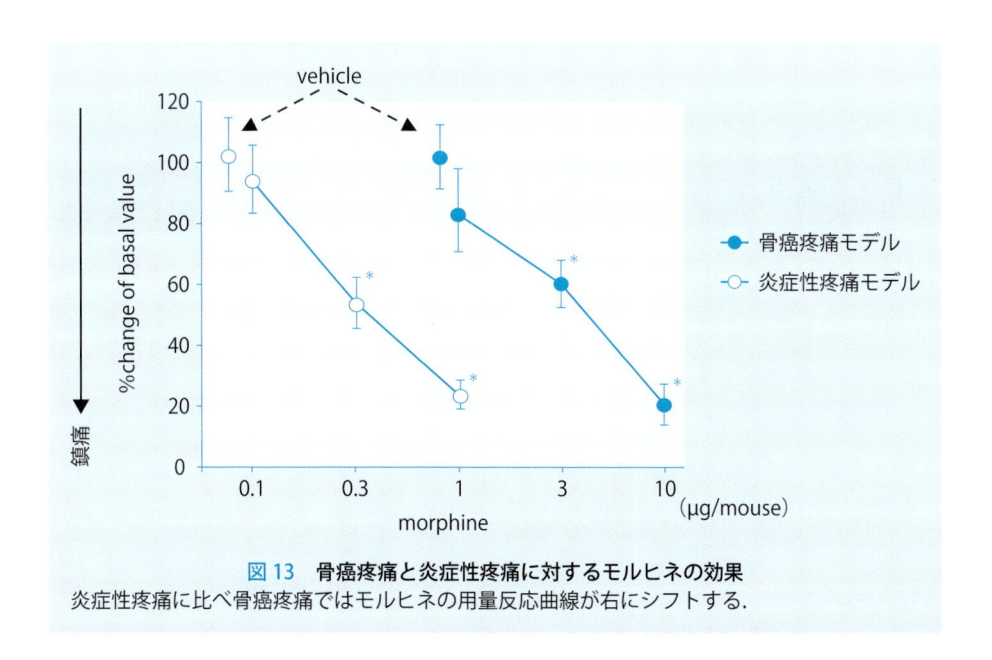

図13 骨癌疼痛と炎症性疼痛に対するモルヒネの効果
炎症性疼痛に比べ骨癌疼痛ではモルヒネの用量反応曲線が右にシフトする．

17％の患者で神経障害性疼痛様の骨転移痛を有し，神経障害性疼痛様症状をもたない患者群よりも痛みが強いことが明らかとなっている[36]。

d．脊髄レベルでのモルヒネ鎮痛効果

本モデルを用いてモルヒネの鎮痛効果を検討した研究では，モルヒネ全身投与による鎮痛効果は，炎症性疼痛に比べ骨癌疼痛では効力が低下することが報告[37]されている。臨床では，モルヒネは全身投与だけでなく，難治性疼痛に対しては硬膜外/脊髄くも膜下投与が行われる。そこで著者ら[7]は，骨癌疼痛に対するモルヒネ鎮痛作用について脊髄レベルで検討した。骨癌疼痛モデル作製14日後に観察される自発痛関連行動（フリンチ）と炎症性疼痛モデル作製3日後に観察されるフリンチは同程度であるため，その時点でモルヒネをくも膜下投与し鎮痛効果を比較した。くも膜下モルヒネは両モデルにおいて用量依存性にフリンチ回数を減少させたが，骨癌疼痛モデルでの用量‒反応は炎症性疼痛モデルのそれに比べ右方偏移しており，骨癌疼痛は炎症性疼痛に比べモルヒネ抵抗性であった（図13）。この時点での脊髄および後根神経節でのMOR発現を検討したところ，骨癌疼痛モデルでは脊髄・後根神経節ともにMOR発現が低下し，一方，炎症性疼痛モデルではMOR発現が脊髄・後根神経節で増加していた。骨癌疼痛モデルにおける後根神経節でのMOR発現を詳細に調べたところ，正常では後根神経節神経細胞の約45％にMOR発現を認めるが，骨癌疼痛モデルでは30％程度に低下していた。著者ら[38]はこれまでに骨癌疼痛モデルで，TRPV1の末梢神経での発現が増加すること，また，病変部位で種々の生理活性物質によってTRPV1が機能亢進し，TRPV1の活性化によって骨癌疼痛が惹起されることを明らかにしてきた。そこで，TRPV1とMORの後根神経節神経細胞での共存を調べたところ，正常ではTRPV1陽性神経の72％にMORが発現しているが，骨癌

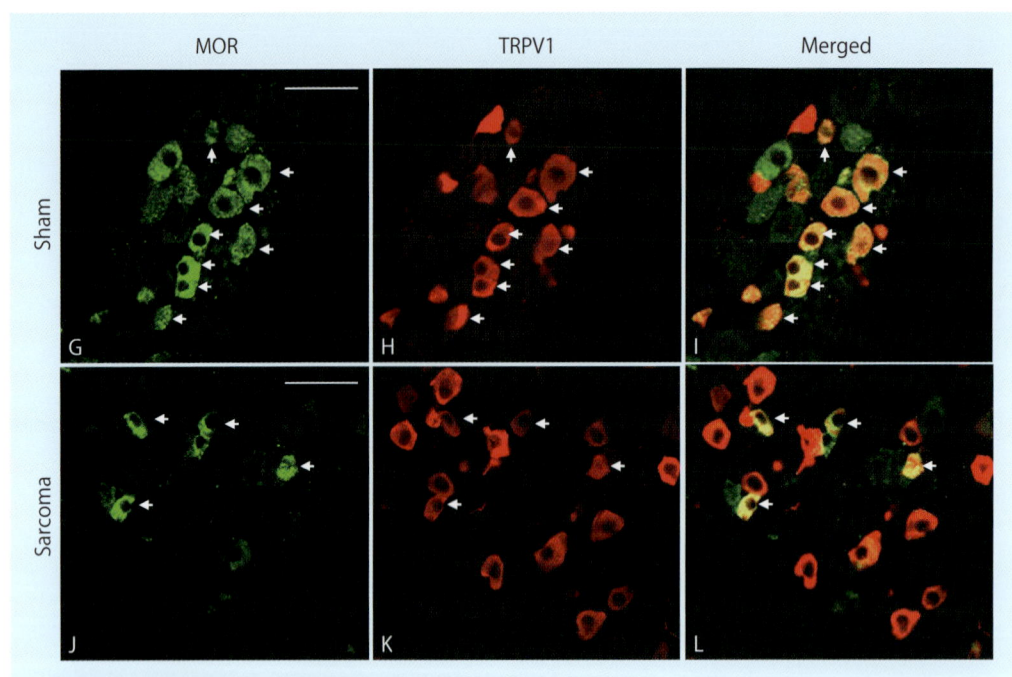

図14 骨癌疼痛状態での後根神経節神経細胞（知覚神経細胞体）でのMORとTRPV1の共存の変化
骨癌疼痛状態ではTRPV1陽性細胞でのMOR発現が低下する．矢印はTRPV1とMORの共存細胞を示す．

疼痛モデルでは48％程度に減少していた（図14）．MOR発現を検討した時点（モデル作製14日後）では，後根神経節神経細胞体で神経損傷にマーカーであるATF-3が発現しており[39]，骨髄内に腫瘍が占拠し，腫瘍の圧排による骨髄内知覚神経の損傷が生じていると考えられる．したがって，正常ではTRPV1陽性神経の活動はモルヒネによって抑制できるが，骨癌疼痛状態ではTRPV1陽性末梢神経でのMOR発現が減少したため，TRPV1活性に引き続くTRPV1陽性神経の疼痛情報伝達をモルヒネによって十分に抑制できないことがモルヒネ抵抗性の一因であると推測している．

これまでの研究で，炎症性疼痛では末梢神経ではTRPV1，MORともに発現増加し，神経障害ではともに発現減少することが知られている．骨癌疼痛状態では，TRPV1発現は増加するが，MOR発現は減少する．したがって，骨癌疼痛病態を単純に炎症性要因と神経障害性要因で説明することは難しく，複雑な病態であることがうかがわれる．

e．モルヒネとTRPV1拮抗薬の同時投与による鎮痛の試み[40]

癌疼痛状態では，TRPV1陽性神経でのMOR発現低下がモルヒネ鎮痛効果減弱の一因であるならば，モルヒネにTRPV1拮抗薬を併用することにより骨癌疼痛を緩和できる可能性がある．骨癌疼痛に対してモルヒネ（0.1，0.3，10 mg/kg）全身投与では，10 mg/kgで軽度の鎮痛効果を得ることができるにすぎない．ところが，それ自体鎮痛効果を発揮しない用量のTRPV1拮抗薬（SB366791）を併用することによりモルヒネの鎮痛効果を増強することがで

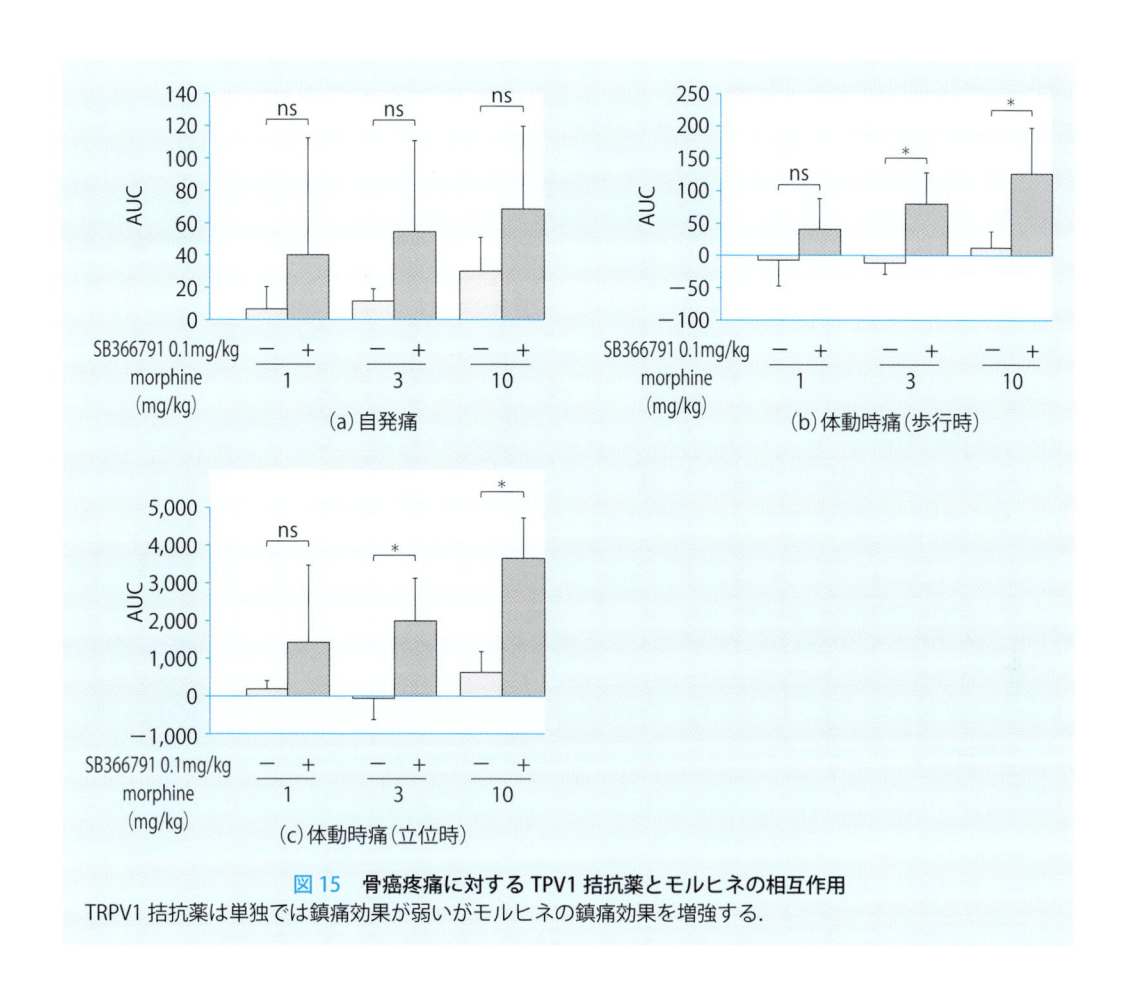

図15 骨癌疼痛に対するTPV1拮抗薬とモルヒネの相互作用
TRPV1拮抗薬は単独では鎮痛効果が弱いがモルヒネの鎮痛効果を増強する.

きる（図15）．すなわち，モルヒネおよびTRPV1拮抗薬それぞれ単独で鎮痛効果を発揮しない程度の低用量の併用により，相乗的な鎮痛効果を得ることができる．したがって，TRPV1拮抗薬はモルヒネと併用しうる新たな鎮痛補助薬として期待される．

おわりに

末梢からの痛み情報が入力し統合・修飾を受ける脊髄後角表層および末梢神経に注目し，生理的状態および病的疼痛状態でのMOR活性化による疼痛抑制効果をMOR発現・分布の変化から解説した．MOR作動薬を有効に使用するためには，病態による特に末梢神経系でのMOR発現を理解することが必要である．しかしながら，MOR発現変化の神経基盤は十分に解明されていない．今後，MOR発現機序を解明することにより，MOR作動薬による新たな治療戦略が可能になると思われる．

【文　献】

1) Dreborg S, Sundstrom G, Larsson TA, et al. Evolution of vertebrate opioid receptors. Proc Natl Acand Sci 2008；105：15487-92.
2) Besse D, Lombard MC, Zajac JM, et al. Pre- and postsynaptic distribution of μ, δ and κ opioid receptors in the superficial layers of the cervical dorsal horn of the spinal cord. Brain Res 1990；521：15-22.
3) Kemp T, Spike RC, Watt C. The μ-opioidreceptor（MOR-1）is mainly restricted to neurons that do not contain GABA or glycine in the superficial dorsal horn of the rat spinal cord. Neuroscience 1996；75：1231-8.
4) Kalyuzhny AE, Wessendorf MW. Relationship of μ- and δ-opioid receptors to GABAergic neurons in the central nervous system, including antinociceptive brainstem circuits. J Comp Neurol 1998；392：528-47.
5) Fields H. State-dependent opioid control of pain. Nat Rev Neurosci 2004；5：565-75.
6) Wang H, Wessendorf MW. Equal proportions of small and large DRG neurons express opioid receptor mRNAs. J Comp Neurol 2001；429：590-600.
7) Yamamoto J, Kawamata T, Niiyama Y, et al. Down-regulation of μ opioid receptor expression within distinct subpopulations of dorsal root ganglion neurons in a murine model of bone cancer pain. Neuroscience 2008；151：843-53.
8) Cooper BY, Vierck CJ, Yeomans DC. Selective reduction of second pain sensations by systemic morphine in humans. Pain 1986；24：93-116.
9) Yeomans DC, Cooper BY, Vierck CJ. A psychophysical analysis of morphine analgesia. Pain 1996；66：253-63.
10) Silbert SC, Beacham DW, McCleskey EW. Quantitative single-cell differences in μ-opioid receptor mRNA distinguish myelinated and unmyelinated nociceptors. J Neurosci 2003；23：34-42.
11) Heinke B, Gingl E, Sandkuhler JS. Multiple targets of μ-opioid receptor-mediated presynaptic inhibition at primary afferent Aδ- and C-fibers. J Neurosci 2011；31：1313-22.
12) Scherrer G, Imamachi N, Cao YQ, et al. Dissociation of the opioid receptor mechanisms that control mechanical and heat pain. Cell 2009；137：1148-59.
13) Wu ZZ, Chen SR, Pan HL. Differential sensitivity of N- and P/Q-type Ca^{2+} Channel currents to a μ opioid in isolectin B4-positive and -negative dorsal root ganglion neurons. J Pharmacol Exp Ther 2004；311：939-47.
14) Cavanaugh DJ, Lee H, Lo L, et al. Distinct subsets of unmyelinated primary sensory fibers mediate behavioral responses to noxious thermal and mechanical stimuli. Proc Natl Acand Sci 2009；106：9075-80.
15) Spuike RC, Puskar Z, Sakamoto H, et al. MOR-1-immunoreactive neurons in the dorsal horn of the spinal cord：evidence for nonsynaptic innervation by substance P-containing primary afferents and for selecyive activation by noxious thermal stimuli. Eur J Neurosci 2002；15：1306-16.
16) Rau KK, Caudle RM, Cooper BY, et al. Diverse immunocytochemical expression of opioid receptors in electrophysiologically defined cells of rat dorsal root ganglia. J Chem Neuroanat 2005；29：255-64.
17) Wang HB, Zhao B, Zhong YQ, et al. Coexpression of δ- and μ-opioid receptors in nociceptive sensory neurons. Proc Natl Acand Sci 2010；107：13117-22.
18) Gomes I, Gupta A, Filipovska J, et al. A role for heterodimerization of μ and κ opiate receptors in enhancing morphine analgesia. Proc Natl Acand Sci 2004；101：5135-9.
19) Gupta A, Mulder J, Gomes I, et al. Increased abundance of opioid receptor heteromers after chronic morphine administration. Sci Signal 2010；3：ra54.
20) Stanfa LC, Dickenson AH. Cholecystokinin as a factor in the enhanced potency of spinal morphine following carrageenan inflammation. Br J Pharmacol 1993；108：967-73.
21) Hylden JL, Thomas DA, Iadarola MJ, et al. Spinal opioid analgesic effects are enhanced in a model of

unilateral inflammation/hyperalgesia: possible involvement of noradrenergic mechanisms. Eur J Pharmacol 1991; 194: 135-43.
22) Ji RR, Zhang Q, Law PY, et al. Expression of μ-, δ-, and κ-opioid receptor-like immunoreactivities in rat dorsal root ganglia after carrageenan-induced inflammation. J Neurosci 1995; 15: 8156-66.
23) Mousa SA, Cheppudira BP, Shaqura M, et al. Nerve growth factor governs the enhanced ability of opioids to suppress inflammatory pain. Brain 2007; 130: 502-13.
24) Zollner C, Shaqura MA, Bopaiah CP, et al. Painful inflammation increase in μ-opioid receptor binding and G-protein coupling in primary afferent neurons. Mol Ther 2003; 64: 202-10.
25) Antonijevic I, Mousa SA, Chaafer M, et al. Perineural defect and peripheral opioid analgesia in inflammation. J Neurosci 1995; 15: 165-72.
26) Janson W, Stein C. Peripheral opioid analgesia. Curr Pharm Biotechnol 2003; 4: 270-4.
27) Nozaki-Taguchi N, Yaksh TL. Characterization of the antihyperalgesic action of a novel peripheral μ-opioid receptor agonist-loperamide. Anesthesiology 1999; 90: 225-34.
28) Kohno T, Ji RR, Ito N, et al. Peripheral axonal injury results in reduced μ opioid receptor pre- and post-synaptic action in the spinal cord. Pain 2005; 117: 77-87.
29) Rashid MH, Inoue M, Toda K, et al. Loss of peripheral morphine analgesia contributes to the reduced effectiveness of systemic morphine in neuropathic pain. J Pharmacol Exp Ther 2004; 309: 380-7.
30) Schug SA, Zech D, Dorr U. Cancer pain management according to WHO analgesic guidelines. J Pain Symptom Manage 1990; 5: 27-32.
31) Zech DF, Grond S, Lynch J, et al. Validation of World Health Organization Guidelines for cancer pain relief: a 10-year prospective study. Pain 1995; 63: 65-76.
32) Mach DB, Rogers SD, Sabino MC, et al. Origins of skeletal pain: sensory and sympathetic innervation of the mouse femur. Neuroscience 2002; 113: 155-66.
33) Mantyh PW, Clohisy DR, Koltzenburg M, et al. Molecular mechanisms of cancer pain. Nat Rev Cancer 2002; 2: 201-9.
34) Sevcik MA, Luger NM, Mach DB, et al. Bone cancer pain: the effects of the bisphosphonate alendronate on pain, skeletal remodeling, tumor growth and tumor necrosis. Pain 2004; 111: 169-80.
35) Mantyh PW. Cancer pain and its impact on diagnosis, survival and quality of life. Nat Rev Neurosci 2006; 7: 797-809.
36) Kerba M, Wu JSY, Duan Q, et al. Neuropathic pain features in patients with bone metastasis referred for palliative radiotherapy. J Clin Oncol 2010; 28: 4892-7.
37) Luger NM, Sabino MA, Schwei MJ, et al. Efficacy of systemic morphine suggests a fundamental difference in the mechanisms that generate bone cancer vs inflammatory pain. Pain 2002; 99: 397-406.
38) Niiyama Y, Kawamata T, Yamamoto J, et al. Bone cancer increases transient receptor potential vanilloid subfamily 1 expression within distinct subpopulations of dorsal root ganglion neurons. Neuroscience 2007; 148: 560-72.
39) Peters CM, Ghilardi JR, Keyser CP, et al. Tumor-induced injury of primary afferent sensory nerve fibers in bone cancer pain. Exp Neurol 2005; 193: 85-100.
40) Niiyama Y, Kawamata T, Yamamoto J, et al. SB366791, a TRPV1 antagonist, potentiates analgesic effects of systemic morphine in a murine model of bone cancer pain. Brit J Anaesth 2009; 102: 251-8.

(川股　知之)

I. 鎮痛機序　　II. 依存・耐性および副作用

2　慢性疼痛とオピオイドの鎮痛効果

はじめに

　オピオイドは，癌性疼痛治療の中核をなす強力な鎮痛薬であるが，神経障害性疼痛などの慢性疼痛に対しては，無効あるいは効果不十分であるとされてきた．ところが，神経障害性疼痛に対しても，オピオイドがある程度有効であることが確認され，欧米では，慢性非癌性疼痛に対する積極的なオピオイドの使用が急速に広まった．実際，国際疼痛学会（International Association for the Study of Pain）が2007年に作成した神経障害性疼痛の治療ガイドラインにおいても，オピオイドは第二選択薬，あるいは状況によっては第一選択薬として使用できるとされている．わが国においても，他の先進諸国と比較するとまだまだ圧倒的に少ないが，オピオイド使用量は年々増加傾向にあり，さらに，慢性非癌性疼痛に対して，リン酸コデイン，塩酸モルヒネ，ブプレノルフィンに加え，経皮吸収型フェンタニル貼付薬やトラマドールも使用可能となり，今後，より長期間にわたるオピオイド療法が拡充していくと予測される．これらにより，多くの慢性疼痛に苦しむ患者が痛みから解放され，quality of life（QOL）も大きく向上すると思われるが，同時に，オピオイド長期投与に伴うさまざまな弊害（精神/身体依存，鎮痛耐性，痛覚過敏，免疫系への影響など）も指摘されている．

　本稿では，慢性疼痛に対してオピオイドを適切に使用するうえで必要な知識を提供するため，慢性疼痛発症の機序と慢性疼痛に対するオピオイド長期使用時の鎮痛作用や問題点などについて，最新の基礎研究の成果も踏まえて概説したい．

1　慢性疼痛の発症機構

　痛みは，熱・冷刺激，機械刺激，化学刺激などの侵害刺激が，それぞれの侵害受容器〔transient receptor potential（TRP）チャネル（TRPV1，TRPA1，TRPM8など），酸感受性イオンチャネル（acid-sensing ion channel：ASIC），機械刺激感受性イオンチャネル，アデノシン三リン酸（adenosine triphosphate：ATP）受容体，ブラジキニン受容体など〕を活性化し，活動電位を生じることで発生する．C線維あるいはAδ線維などの一次感覚神経で発生した活動電位が脊髄後角表層部（I層あるいはII層）にまで到達すると，脊髄後角内の神経終末からグルタミン酸やサブスタンスPなどの痛覚情報伝達物質が放出される．この侵害受容情報は，下行性痛覚抑制系などの影響を受けつつ，脊髄後角神経へと伝達され，上行性痛覚伝達系を介して，大脳辺縁系や大脳皮質（体性感覚野など）に達することで"痛み"と認知される．このような正

常状態時の痛みは，急性疼痛（生理的疼痛）と呼ばれ，生体防御警告系として重要な役割を果たす。一方，慢性疼痛の病態は急性疼痛とは大きく異なると理解されている。

まず，組織や末梢神経に損傷などが加わると，一次感覚神経の反応閾値が低下し，その反応性が増強する末梢性感作（peripheral sensitization）が誘導される[1]。この末梢性感作の誘導には，炎症応答が大きくかかわっている。以前から，ブラジキニン，セロトニン，ヒスタミンやプロスタグランジン（prostaglandin：PG）E_2といった炎症メディエータが痛みを増強させることが知られていたが，これらはそれぞれの受容体を介して，プロテインキナーゼ（protein kinase：PK）AやPKC（PKCεなど）を活性化させ，例えばNa^+チャネル（$Na_v1.8$など）やTRPV1をリン酸化し，反応閾値の低下および反応性の増大を引き起こす[2]。また，常在性のマクロファージからさまざまな炎症性サイトカイン，ケモカインが放出され，当該部位への好中球や単球/マクロファージの浸潤・活性化を誘導する。これらの炎症細胞やシュワン細胞などから放出された炎症性サイトカイン，ケモカイン，成長因子類，PG類，一酸化窒素，過酸化水素などが，末梢性感作誘導のトリガーになると考えられている[3,4]。また，癌細胞は，腫瘍周辺の炎症反応とともに，癌細胞自身からPGE_2，エンドセリン-1，神経成長因子やブラジキニンを遊離し，末梢性感作を誘導することが知られている[5]。

損傷・炎症などにより末梢神経の強い活動が引き起こされると，脊髄後角神経の反応性が増強する中枢性感作（central sensitization）が誘導される[1]。一次感覚神経終末からグルタミン酸あるいはサブスタンスPなどが遊離されると，AMPA受容体，N-メチル-D-アスパラギン酸（N-methyl-D-aspartate：NMDA）受容体，あるいはサブスタンスPの受容体であるニューロキニン（neurokinin：NK）1受容体などが刺激され，PKC，CaMK-Ⅱ，MAPKファミリー（ERKなど）などの細胞内PKを活性化し，リン酸化あるいは遺伝子発現制御などにより，それらの機能を変化させる。例えば，NMDA受容体の活性化により，CaMK-Ⅱを介して，AMPA受容体サブタイプGluR1の活性増強を引き起こすだけでなく，GluR1の細胞膜表面への輸送，シナプス部位への挿入を誘導し，シナプス可塑性の形成に関与することが知られている[6]。

また，脊髄内のミクログリアやアストロサイトといったグリア細胞が，慢性疼痛に重要な役割を果たしていることが明らかにされている[3,4]。まず，神経損傷・炎症が発生した一次感覚神経から，なんらかの神経損傷シグナル（CCL2，CX3CL1，CCL21などが候補）が産生・遊離される[3]。これらのシグナルが脊髄内ミクログリアに作用すると，ミクログリアは活性型へと変化し，インターロイキン（interleukin：IL）-1β，IL-6，腫瘍壊死因子（tumor necrosis factor：TNF）-αなどの炎症性サイトカイン，脳由来神経栄養因子（brain-derived neurotrophic factor：BDNF），一酸化窒素，活性酸素種など，さまざまな因子を産生・放出する。これらの因子が，脊髄後角神経，抑制性介在神経などに作用し，中枢性感作を引き起こすと考えられている。一方，ミクログリアの活性化からやや遅れて，脊髄内のアストロサイトが活性化される。このアストロサイト活性化のメカニズムについては，不明な点も多いが，活性型ミクログリアから放出されるTNF-α，IL-1βやIL-18がその候補であるとされている。この反応性アストロサイトから，さらにTNF-αやCCケモカインリガンド〔chemokine（C-C motif）ligand：CCL〕

Ⅰ．鎮痛機序 159

2などが産生され，脊髄後角神経の過敏化を惹起する[7]。また著者ら[8]は，アストロサイトのグルタミン酸トランスポーター（GLT-1，GLAST）の発現量が低下することにより，脊髄後角内のグルタミン酸神経伝達が亢進し，中枢性感作の誘導に寄与していることを報告している。

2 慢性疼痛下でのオピオイドの鎮痛作用

　モルヒネ，フェンタニル，オキシコドンなど臨床使用されているオピオイドの多くは，主にμオピオイド受容体に作用して鎮痛作用を惹起する。その機序として，一次感覚神経終末からの痛覚情報伝達物質の遊離抑制，脊髄後角神経や視床といった痛覚情報伝導路の抑制，延髄-脊髄下行性ノルアドレナリンおよびセロトニン神経からなる下行性痛覚抑制系の賦活化などが知られている。このようなオピオイドの鎮痛作用は，急性疼痛や炎症性疼痛に対しては著効を示すが，神経障害性疼痛に対しては，特に髄腔内投与の場合，弱いとされている[9]。その原因として，神経損傷により脊髄後角第Ⅰ/Ⅱ層やC/Aδ線維のμオピオイド受容体がダウンレギュレーションする[10]ことや，μオピオイド受容体の発現が少ないAβ線維が，脊髄浅層への発芽，侵害性および非侵害性神経線維間のエファプス（混線）などにより，非侵害情報（触覚）を侵害情報（痛覚）として伝達するよう変化することなどが推察されている。ただし，神経障害性疼痛に対するオピオイドの効果は消失するのではなく，用量反応曲線の右方向へのシフトであり，用量を上げると正常時と同程度の鎮痛効果が現れる。

　また，正常動物にオピオイドを反復投与すると鎮痛耐性が形成されるが，ある種の疼痛下では，この鎮痛耐性が形成しにくいことが知られている。例えば，ホルマリンや完全フロイントアジュバントによる炎症性疼痛モデル[11,12]あるいは癌性骨痛モデル動物[13]において，モルヒネ反復投与による鎮痛耐性の形成が減弱する。この機序として，κオピオイド受容体が関与することや[11]，通常，μオピオイド受容体のエンドサイトーシスを引き起こさないモルヒネが，炎症性疼痛下では一次感覚神経のμオピオイド受容体エンドサイトーシスを引き起こし，受容体の脱感作が抑制されること[12]などが考えられている。ところが，神経障害性疼痛モデル動物では，前述のようにオピオイドの鎮痛作用効力が弱いばかりか，逆にオピオイド鎮痛耐性の形成が促進されることが報告[14]されている。近年，このような神経障害性疼痛下でのオピオイドの鎮痛作用減弱や鎮痛耐性促進のメカニズムとして，オピオイド長期投与による痛覚過敏惹起のメカニズムとともに，脊髄グリア細胞の関与が提唱されている[15]。2001年，モルヒネの長期投与により，脊髄や一部の脳部位においてアストロサイトが活性化し，グリア細胞抑制薬がモルヒネ鎮痛耐性を減弱させることが報告[16]された。その後，他の複数のグループからも，オピオイドの長期投与が，脊髄においてアストロサイトだけでなく，ミクログリアも活性化させ，種々の炎症性サイトカイン，ケモカインを産生させることが報告[14,15]されている。このオピオイド長期投与による脊髄グリア細胞の活性化は，神経障害性疼痛下の状況と類似しており，このことが，少なくとも一部，オピオイドの鎮痛耐性や痛覚過敏，さらに，神経障害性疼

痛に対する鎮痛作用の減弱に関与しているのではないかと考えられている。実際，ミクログリアやアストロサイトの抑制薬は，モルヒネの鎮痛作用を増強し，鎮痛耐性の形成および痛覚過敏を抑制する[15～17]。このようなグリア細胞活性化は，モルヒネだけでなく，オキシコドン，メサドンでも生じ，オピオイド受容体拮抗薬のナロキソンで拮抗される。ところが，この作用にはオピオイドの立体選択性が認められず，オピオイド受容体に対する親和性が極めて低いモルヒネ-3-グルクロニドでも認められること[15, 16]，さらに，μ，δ，κオピオイド受容体すべてを欠損したマウスでもモルヒネやフェンタニルによる痛覚過敏が惹起されること[18]などから，古典的なオピオイド受容体を介したものではないと推察されている。現在，グリア細胞上のオピオイドの作用点として，リポ多糖の受容体であるトール様受容体（toll-like receptor：TLR）4が有力な候補として挙げられている[15, 19]。

著者らは，神経障害性疼痛モデルラットを用い，オピオイドや三環系抗うつ薬アミトリプチリンを反復投与する実験を行った。モルヒネを1日1回反復投与すると，投与後，顕著な鎮痛作用が惹起されるが，その作用は翌日には完全に消失するというパターンを繰り返す。ところが，アミトリプチリンの反復投与は，投与後に鎮痛作用を示すだけでなく，翌日以降もアロディニアを抑制し，アロディニア緩解作用を示した。また，抗うつ薬と同様，セロトニン・ノルアドレナリン再取り込み阻害作用を有するオピオイドであるトラマドールも，投与後の鎮痛作用およびアロディニア緩解作用を示した。これら薬物の反復投与後，神経損傷により活性化された脊髄内グリア細胞は，モルヒネによりさらに活性増強され，アロディニア緩解作用を示したアミトリプチリン，トラマドールは抑制作用を示した。このように，アミトリプチリンやトラマドールの神経障害性疼痛に対する有益な効果には，従来の作用機序に加えて，グリア細胞に対する抑制作用も寄与しているのかもしれない[20]。

おわりに

近年，慢性疼痛発症のメカニズムが次々と明らかとなり，新たな作用機序をもったさまざまな疼痛治療薬が開発段階にある。しかしながら，副作用などの問題もあり，画期的な新規疼痛治療薬はまだ世に出ていないのが現状である。一方，オピオイドは非常に歴史の古い鎮痛薬であり，使用経験も豊富であることから，今後も疼痛治療のゴールデンスタンダードであり続けることは間違いのないことである。

本稿で述べたように，オピオイド長期使用に伴う問題点のうち，少なくとも一部は，オピオイド受容体の関与しないグリア細胞に対する作用であると考えられている。このことは，オピオイドの強力な鎮痛作用と長期使用時の鎮痛耐性，痛覚過敏などを一部切り離すことが可能であることを示しており，これら問題点を軽減させた新たなオピオイド，あるいはグリア細胞を標的とした鎮痛補助薬の開発も期待できるのではないかと考えられる。

【文　献】

1) Costigan M, Scholz J, Woolf CJ. Neuropathic pain : a maladaptive response of the nervous system to damage. Annu Rev Neurosci 2009 ; 32 : 1-32.
2) Gold MS, Gebhart GF. Nociceptor sensitization in pain pathogenesis. Nat Med 2010 ; 16 : 1248-57.
3) Scholz J, Woolf CJ. The neuropathic pain triad : neurons, immune cells and glia. Nat Neurosci 2007 ; 10 : 1361-8.
4) Ren K, Dubner R. Interactions between the immune and nervous systems in pain. Nat Med 2010 ; 16 : 1267-76.
5) Mantyh PW. Cancer pain and its impact on diagnosis, survival and quality of life. Nat Rev Neurosci 2006 ; 7 : 797-809.
6) Larsson M, Broman J. Translocation of GluR1-containing AMPA receptors to a spinal nociceptive synapse during acute noxious stimulation. J Neurosci 2008 ; 28 : 7084-90.
7) Nakagawa T, Kaneko S. Spinal astrocytes as therapeutic targets for pathological pain. J Pharmacol Sci 2010 ; 114 : 347-53.
8) Maeda S, Kawamoto A, Yatani Y, et al. Gene transfer of GLT-1, a glial glutamate transporter, into the spinal cord by recombinant adenovirus attenuates inflammatory and neuropathic pain in rats. Mol Pain 2008 ; 4 : 65.
9) Lee YW, Chaplan SR, Yaksh TL. Systemic and supraspinal, but not spinal, opiates suppress allodynia in a rat neuropathic pain model. Neurosci Lett 1995 ; 199 : 111-4.
10) Zhang X, Bao L, Shi TJ, et al. Down-regulation of μ-opioid receptors in rat and monkey dorsal root ganglion neurons and spinal cord after peripheral axotomy. Neuroscience 1998 ; 82 : 223-40.
11) Tokuyama S, Nagae R, Mashida E, et al. Involvement of κ opioid receptors in formalin-induced inhibition of analgesic tolerance to morphine in mice. J Pharm Pharmacol 2007 ; 59 : 1109-15.
12) Zöllner C, Mousa SA, Fischer O, et al. Chronic morphine use does not induce peripheral tolerance in a rat model of inflammatory pain. J Clin Invest 2008 ; 118 : 1065-73.
13) Cao F, Gao F, Xu AJ, et al. Regulation of spinal neuroimmune responses by prolonged morphine treatment in a rat model of cancer induced bone pain. Brain Res 2010 ; 1326 : 162-73.
14) Raghavendra V, Rutkowski MD, DeLeo JA. The role of spinal neuroimmune activation in morphine tolerance/hyperalgesia in neuropathic and sham-operated rats. J Neurosci 2002 ; 22 : 9980-9.
15) Watkins LR, Hutchinson MR, Rice KC, et al. The"toll"of opioid-induced glial activation : improving the clinical efficacy of opioids by targeting glia. Trends Pharmacol Sci 2009 ; 30 : 581-91.
16) Song P, Zhao ZQ. The involvement of glial cells in the development of morphine tolerance. Neurosci Res 2001 ; 39 : 281-6.
17) Mika J, Wawrzczak-Bargiela A, Osikowicz M, et al. Attenuation of morphine tolerance by minocycline and pentoxifylline in naive and neuropathic mice. Brain Behav Immun 2009 ; 23 : 75-84.
18) Juni A, Klein G, Pintar JE, et al. Nociception increases during opioid infusion in opioid receptor triple knock-out mice. Neuroscience 2007 ; 147 : 439-44.
19) Hutchinson MR, Zhang Y, Shridhar M, et al. Evidence that opioids may have toll-like receptor 4 and MD-2 effects. Brain Behav Immun 2010 ; 24 : 83-95.
20) Hutchinson MR, Loram LC, Zhang Y, et al. Evidence that tricyclic small molecules may possess toll-like receptor and myeloid differentiation protein 2 activity. Neuroscience 2010 ; 168 : 551-63.

〈中川　貴之〉

II 依存・耐性および副作用

1 オピオイドの依存と耐性に関する最近の知見

はじめに

　モルヒネに代表されるオピオイド製剤は，緩和医療をはじめとする疼痛治療の主役を担う薬物であり，現在ではモルヒネ，フェンタニルならびにオキシコドンを中心にその使用頻度は増加しつつある．しかしながら，オピオイドは優れた鎮痛作用をもつ反面，非疼痛下での長期使用により強度の依存を形成するという特性から，その使用が躊躇されることもあり，わが国における使用量は相変わらず他の先進諸国と比べ圧倒的に低いのが現状である．一方，疼痛緩和を目的にこうしたオピオイド製剤を適切に使用した場合，その精神依存はほとんど問題にならないことが幅広い臨床経験より明らかにされている．したがって，オピオイド製剤に対する"乱用・中毒"といった誤解を改めることは，臨床医の積極的なオピオイド製剤の使用を促すのみならず，患者とその家族の麻薬使用への不安を解消し患者のquality of life（QOL）の向上に大きく貢献できるものと考えられる．

　そこで本稿では，オピオイドに関する誤解や偏見を払拭に貢献すべく，われわれがこれまで明らかにしてきた疼痛下でのオピオイド依存不形成機構ならびにオピオイド鎮痛耐性とその分子機構について概説する．

1 炎症性疼痛下におけるモルヒネの精神依存不形成機構

　動物の足蹠にホルマリンやカラゲニンといった起炎物質を投与すると，著明な浮腫や投与後数時間～数日間にわたる疼痛閾値の低下が観察される．そこでわれわれは，この炎症性疼痛モデルを用いて慢性炎症性疼痛下におけるモルヒネ精神依存形成を条件づけ場所嗜好性試験

（conditioned place preference：CPP）法に従い評価したところ，炎症性疼痛モデルにおけるモルヒネの報酬効果はほぼ完全に抑制された[1]。この結果は，臨床において癌患者に鎮痛目的でモルヒネを使用しても，精神依存がほとんど形成されないという臨床報告と一致する。そこで，この炎症性疼痛下で認められたモルヒネの精神依存不形成機構について，詳細な検討を行った。モルヒネは，中脳辺縁ドパミン神経系の起始核である腹側被蓋野に存在するμオピオイド受容体に結合し，抑制性の介在ニューロンであるγアミノ酪酸（gamma-aminobutyric acid：GABA）神経系を抑制する。その結果として，中脳辺縁ドパミン神経系の活性化を引き起こす。この活性化は，投射先である前脳辺縁部の側坐核からのドパミンの著明な遊離を引き起こし，モルヒネによる強化効果や報酬効果を発現する引き金になると考えられている。一方，κオピオイド受容体は主に側坐核領域に高密度に分布しており，活性化されると側坐核におけるドパミン遊離を抑制するために嫌悪効果を発現する。脳内にはオピオイド受容体に結合する内因性リガンドであるオピオイド様ペプチドの存在が確認されており，それらは主としてエンドルフィン系，エンケファリン系およびダイノルフィン系に分類されている。われわれは慢性疼痛下におけるモルヒネ誘発報酬効果の抑制に，内因性κオピオイド様ペプチドであるダイノルフィンが関与しているのではないかと想定し，慢性疼痛モデルにおけるモルヒネ誘発報酬効果の抑制に対するダイノルフィン抗体の側坐核投与における影響を検討した。その結果，炎症性疼痛下におけるモルヒネ誘発報酬効果の抑制は，ダイノルフィン抗体の処置によって消失することが明らかとなった[2]。次に，モルヒネは側坐核領域でのドパミンの著明な遊離を引き起こすことから，われわれは炎症性疼痛下におけるモルヒネ投与によって誘発されるドパミン遊離量の変化について，*in vivo* microdialysis法に従い検討を行った。非疼痛下のラットの側坐核では，モルヒネにより著明な細胞外ドパミン遊離量の増加が認められる。これに対して，炎症性疼痛モデルラットの側坐核では，モルヒネ誘発細胞外ドパミン遊離量は著しく低下した。またこうした反応は，側坐核内へのダイノルフィン抗体処置により消失した。以上の研究結果により，炎症性疼痛下では中脳辺縁ドパミン神経系の投射先である側坐核領域において，内因性κオピオイドであるダイノルフィン神経系の機能亢進が誘導され，これによりモルヒネによる側坐核領域でのドパミン遊離量が減少する可能性が示唆された[3]（図1）。

2 神経障害性疼痛下におけるモルヒネの精神依存不形成機構

　一般的に疼痛は，組織の損傷により引き起こされる侵害受容性疼痛と，神経の損傷や機能障害などに由来する痛みの症候群である神経障害性疼痛に大別される。オピオイド鎮痛薬は侵害受容性疼痛には著効するものの，神経障害性疼痛には抵抗性を示すことが多い。こうした背景から，神経障害性疼痛下では，炎症性疼痛下で認められたモルヒネ精神依存不形成機構とは異なる機序が存在する可能性が想定される。そこでわれわれは，坐骨神経を結紮して作製する神経障害性疼痛モデルを用いて炎症性疼痛下と同様の検討を行った。その結果，神経障害性疼痛

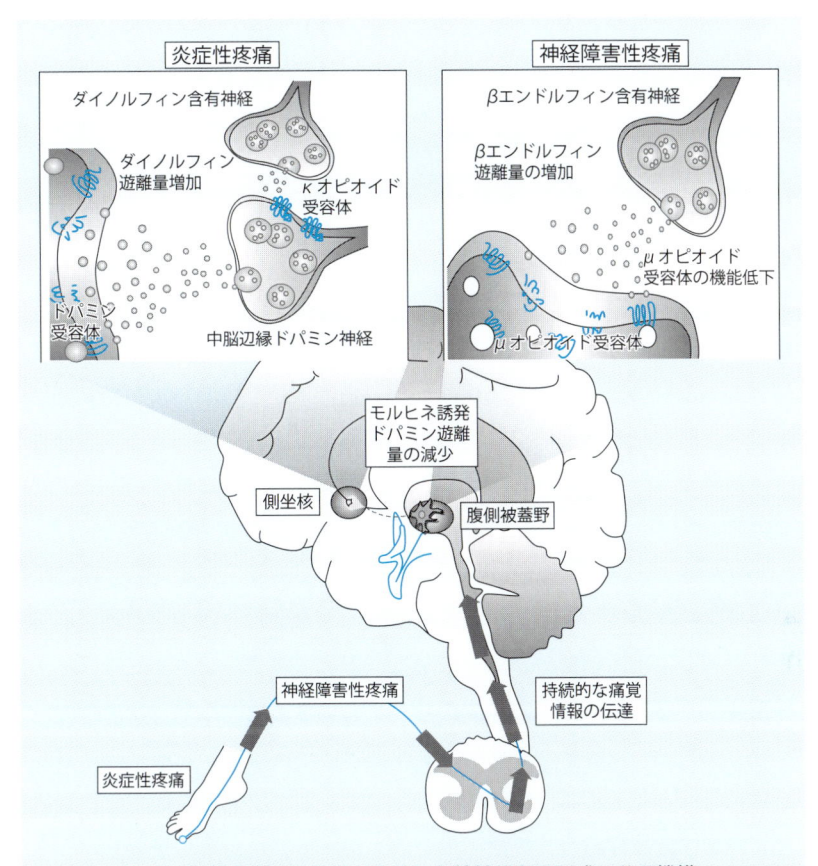

図1 慢性疼痛下におけるモルヒネ精神依存不形成の分子機構

中脳辺縁ドパミン神経系の起始核である腹側被蓋野には，抑制性 GABA 神経が投射しており，ドパミン神経系を抑制的に調節している．モルヒネは，この GABA 神経上に存在するμオピオイド受容体に作用して抑制性 GABA 神経を抑制し，GABA の遊離を抑制する（脱抑制）．その結果，ドパミン神経系が活性化され中脳辺縁系の投射先である側坐核においてドパミンが過剰に遊離し，精神依存が引き起こされると考えられている．炎症性疼痛下では，κオピオイド神経系（ダイノルフィン神経系）が活性化されており，中脳辺縁ドパミン神経系の終末に存在するκオピオイド受容体は活性化されることによりドパミンの遊離を抑制する．また，神経障害性疼痛下では，脊髄からの持続的な疼痛刺激により腹側被蓋野においてβエンドルフィンが持続的に遊離されることで，GABA 神経上におけるμオピオイド受容体の機能低下が誘導される．その結果，いずれの疼痛下においてもドパミン神経系の活性化が引き起こされにくくなり，モルヒネによるドパミン遊離量増加が抑制されるため，モルヒネの精神依存が形成されにくいと考えられる．
(Niikura K, Narita M, Butelman ER, et al. Neuropathic and chronic pain stimuli downregulate central mu-opioid and dopaminergic transmission. Trends Pharmacol Sci 2010；31：299-305 より改変引用)

モデルでも炎症性疼痛下と同様にモルヒネの精神依存不形成が認められたものの，その機序にはやはり相違点が存在した．神経障害性疼痛下では，炎症性疼痛下で認められた κ オピオイド神経系の機能亢進は起こっておらず，むしろモルヒネによる報酬効果発現に重要な部位である腹側被蓋野を含む領域での μ オピオイド受容体の機能低下が引き起こされていることを突き止めた．これまでの先行研究から，痛み刺激により中脳辺縁領域において内因性 μ オピオイドペプチドが遊離されることが明らかになっていた．そこで，疼痛下における μ オピオイド受容体の機能低下に内因性 μ オピオイドペプチドである β エンドルフィンが関与する可能性を想定し，神経障害性疼痛下でのモルヒネ精神依存抑制機構における β エンドルフィンの関与について，行動薬理学的および機能解剖学的に検討した．坐骨神経結紮前および結紮後に腹側被蓋野へ β エンドルフィンに対する特異的抗体を微量注入することで，β エンドルフィンによる μ オピオイド受容体刺激を遮断し，選択的 μ オピオイド受容体作動薬である［D-Ala2, N-MePhe4, Gly5-ol］エンケファリン（DAMGO）により誘発される報酬効果発現を評価した．その結果，DAMGO を腹側被蓋野へ微量注入することにより強度の報酬効果，すなわち精神依存が形成されるが，この効果は神経障害性疼痛モデル動物においては著しく阻害された．一方，こうした疼痛下でのオピオイドによる精神依存の不形成は，腹側被蓋野へ β エンドルフィンに対する特異的抗体を微量注入することで完全に消失した．さらに β エンドルフィンを特異的に欠損させた β エンドルフィン遺伝子欠損マウスを用いて神経障害性疼痛によるモルヒネ誘発報酬効果の変化について検討を行ったところ，腹側被蓋野へ β エンドルフィンに対する特異的抗体を微量注入したときと同様に，神経障害性疼痛下での β エンドルフィン遺伝子欠損マウスにおいては神経障害性疼痛モデル野生型マウスで認められるモルヒネ誘発報酬効果の抑制は全く観察されず，強度のモルヒネ精神依存が形成された．さらには，神経障害性疼痛モデル野生型マウスの腹側被蓋野膜分画標本において DAMGO 誘発 G タンパク質活性化作用の著しい減弱，すなわち μ オピオイド受容体の機能低下が認められた．一方，神経障害性疼痛下での β エンドルフィン遺伝子欠損マウスにおいては，こうした DAMGO 誘発 G タンパク質活性化作用の減弱は全く認められなかった．こうしたことから，神経障害性疼痛による腹側被蓋野領域での μ オピオイド受容体機能低下は，痛みによる内因性 β エンドルフィンの持続的な遊離によることが明らかとなった[3, 4]（図1）．

　一方，オピオイドによるオピオイド受容体脱感作は，G-protein-coupled receptor kinase 2（GRK2）による受容体のリン酸化と，それに伴う受容体と G タンパク質の脱共役によって引き起こされることが知られている．そこでわれわれは，神経障害性疼痛モデルにおける GRK2 の変化を検討したところ，腹側被蓋野を含む中脳底部領域において GRK のタンパク量は対照群と比較して著明かつ有意に増加していることを見いだした．さらに，GRK2 と μ オピオイド受容体ならびに GABA 含有神経の腹側被蓋野における同一局在が確認された．これらの結果から，坐骨神経の結紮により増加した GRK2 が腹側被蓋野の介在性 GABA 神経上に存在する μ オピオイド受容体の機能低下を起こして，介在性 GABA 神経の抑制を抑制する"脱抑制機構"が減弱することにより，モルヒネによる側坐核領域でのドパミン遊離が抑制される可能性が示唆

された[5]。

　近年，オピオイド受容体を介した情報伝達に重要な役割を果たしている mitogen activated protein kinase（MAPK）である extracellular signal regulated kinase（ERK）が，ドパミン神経の活性（発火）を調節していることが報告されている。そこでこの ERK に着目し，神経障害性疼痛モデルにおける ERK の変化を検討したところ，坐骨神経の結紮により腹側被蓋野を含む中脳底部領域および側坐核領域を含む前脳辺縁部における ERK 活性は，著明かつ有意に減少していた。さらに，ERK はドパミン合成酵素であるチロシン脱水素酵素（tyrosine hydroxylase：TH）の転写調節およびリン酸化にも関与していることから，リン酸化 TH（p-TH）量についても検討したところ，神経障害性疼痛モデル動物の腹側被蓋野において p-TH 量は著明に減少していた[4]。さらにわれわれは，神経障害性疼痛下における中脳辺縁ドパミン神経系の活性変化について解剖学的な解析を行った。神経逆行性輸送マーカである fluoro-gold をラットの側坐核に微量注入したところ，腹側被蓋野において側坐核から逆行性に輸送されてきた fluoro-gold の自家発光が多数観察された。これらの自家発光の細胞の p-TH 陽性反応は著明に低下していた。このことより，神経障害性疼痛により腹側被蓋野から側坐核に投射しているドパミン神経の活性低下が引き起こされていることが明らかとなった[5]。次に，神経障害性疼痛下における側坐核でのモルヒネ誘発細胞外ドパミン遊離量の変化に対するβエンドルフィンの役割について検討した。野生型マウスの側坐核ではモルヒネにより著明な細胞外ドパミン遊離量の増加が認められるのに対して，神経障害性疼痛モデル野生型マウスの側坐核ではモルヒネ誘発細胞外ドパミン遊離促進作用の著明な抑制が認められた。一方，神経障害性疼痛下でのβエンドルフィン遺伝子欠損マウスにおいては，モルヒネによる細胞外ドパミン遊離促進作用が認められた。これらのことから，神経障害性疼痛下では腹側被蓋野においてβエンドルフィンの持続的な遊離が引き起こされることにより，μオピオイド受容体の機能低下が誘導されることが明らかとなった。さらにこうした生理反応に伴って中脳辺縁ドパミン神経系の活性化が抑制され，モルヒネによる側坐核における細胞外ドパミン遊離が著しく抑制されることが明らかとなった。こうした一連の変化が，神経障害性疼痛下におけるオピオイドによる精神依存不形成の主因であると想定される[3]。

3　モルヒネ，フェンタニルおよびオキシコドンの身体依存性に関する比較検討

　オピオイドによる依存性については，精神依存だけでなく身体依存についての詳細な検討も必要不可欠である。事実，癌性疼痛治療における不適切なオピオイド・ローテーションやコンプライアンス不良などにより，下痢，腹痛，冷汗，異常感覚といった退薬症候が引き起こされることもある。そこでわれわれは，各種オピオイド鎮痛薬が誘発する退薬症候を観察し，オキシコドンによる退薬症候はモルヒネ誘発退薬症候に類似しているが，フェンタニルによる退薬症候はモルヒネおよびオキシコドンと比べ質的な違いが認められることを見いだした。今後こ

のような情報の集積が，より効果的なオピオイド・ローテーションにつながるものと期待している。

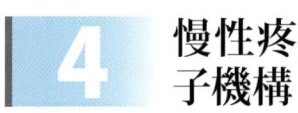

4 慢性疼痛下におけるオピオイド鎮痛耐性形成分子機構

臨床において，鎮痛を目的にモルヒネを使用している癌性疼痛患者では，モルヒネの鎮痛耐性は形成されにくいことが明らかにされている。一方フェンタニルは，モルヒネとは異なり，適切に使用しても鎮痛作用の減弱が早期から認められることや，増量しても良好な鎮痛効果が得られないといった現象が問題となっている。しかしながら，こうした現象を立証し，そのメカニズムを説明する基礎研究はほとんど行われていなかった。こうした背景から，われわれは慢性疼痛モデルマウスを使用し，除痛用量のモルヒネ，フェンタニルおよびオキシコドンを反復投与して，疼痛下におけるオピオイド鎮痛耐性機構について検討を行った。

慢性疼痛モデルマウスに除痛用量のモルヒネを反復投与すると，モルヒネおよびオキシコドンによる鎮痛効果のわずかな減弱は認められるものの，反復投与 15 日目においてもモルヒネによる十分な鎮痛効果が認められた。一方，フェンタニルの除痛用量の反復投与では，経日的な除痛効果の減弱が認められ，投与 15 日後にはほとんど鎮痛効果が認められなくなった。そこでこうした条件のもと，疼痛下におけるフェンタニルの鎮痛耐性機構に関して分子生物学的な解析を行った。一般に，μオピオイド受容体は長期的な作動薬の刺激により受容体の脱感作を引き起こすことが知られており，この反応は受容体の細胞内陥入／移行に起因していると考えられている。そこでこの受容体の代謝回転機構に着目し，検討を行ったところ，フェンタニルの反復投与による鎮痛耐性形成時に，脊髄の脱リン酸化酵素である PP2A の不活性化に依存したリン酸化型μオピオイド受容体の増加が起こることが明らかとなった。また，こうした条件下において，μオピオイド受容体の細胞膜への再感作効率の低下を引き起こす低分子量 G タンパク質である Rab4 タンパク質量の減少が認められた。また，このような状態ではフェンタニル誘発 G タンパク質活性化作用は，対照群と比較して最大反応の頭打ちを伴う有意な減弱が認められる。μオピオイド受容体は，モルヒネ結合によっては細胞内陥入を起こしにくいが，フェンタニルの結合によっては容易に細胞内陥入を起こし，さらに細胞膜へリサイクルされるという反応を起こす。非疼痛下では，μオピオイド受容体の細胞内陥入から細胞膜へのリサイクルは非常に早い。しかしながら，疼痛時には，前述したような受容体再感作機構の機能低下が引き起こされ，結果的に機能的な膜における μオピオイド受容体数の低下が引き起こされているものと考えられる。さらに，こうした可能性を示唆するように，最近われわれは内因性オピオイドペプチドである β エンドルフィン欠損マウスにフェンタニルを反復投与しても，良好な鎮痛効果が認められることを見いだしている。このことより，持続的な疼痛刺激に対して内因性オピオイドペプチドである β エンドルフィンが生理応答として遊離されることが，疼痛下におけるフェンタニル鎮痛耐性形成の原因の一部となっている可能性が想定される[6]（図 2）。

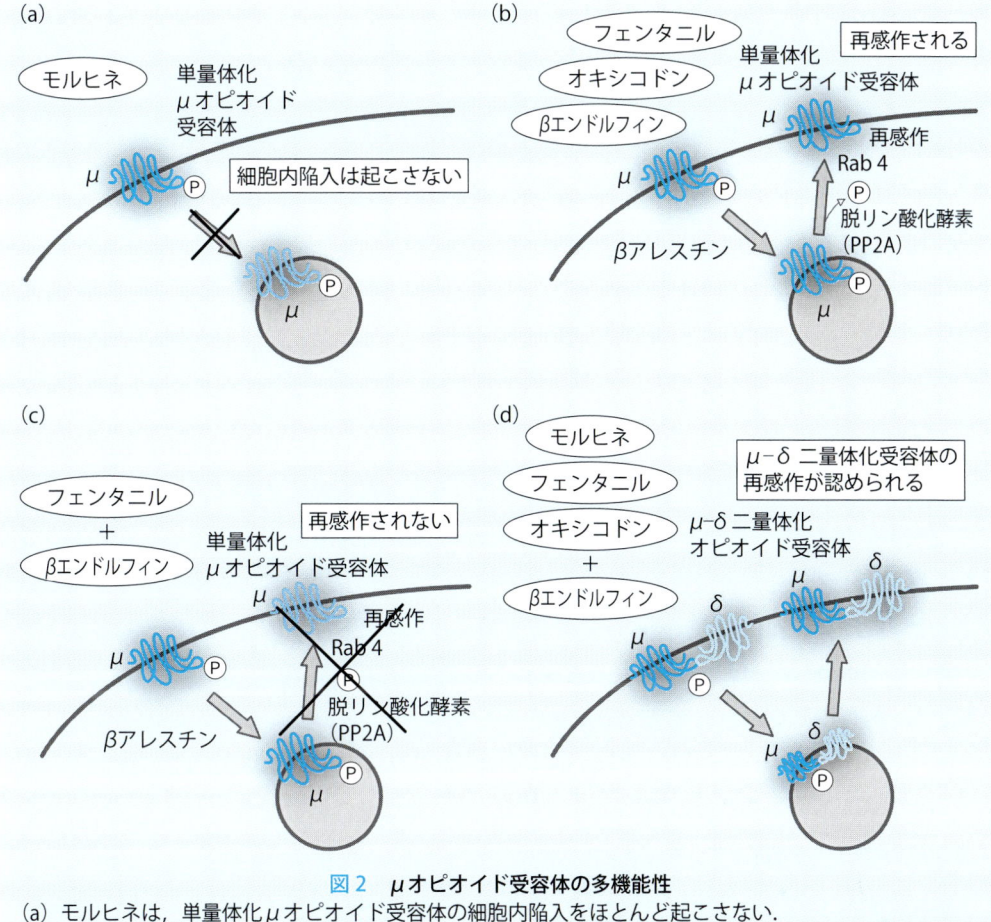

図2 μオピオイド受容体の多機能性
(a) モルヒネは，単量体化μオピオイド受容体の細胞内陥入をほとんど起こさない．
(b) フェンタニル，オキシコドンあるいはβエンドルフィン処置により，単量体化μオピオイド受容体の細胞内陥入が認められ，その後すみやかに細胞膜上への再感作が認められる．
(c) βエンドルフィン存在下にフェンタニルを処置すると，単量体化μオピオイド受容体は細胞膜上へ再感作せず，細胞内に留まっている．
(d) βエンドルフィン存在下では，単量体化μオピオイド受容体とは異なり，モルヒネやフェンタニル，オキシコドン処置後においてμ-δ二量体化オピオイド受容体の細胞膜への再感作が認められる．

(Imai S, Narita M, Hashimoto S, et al. Differences in tolerance to anti-hyperalgesic effects between chronic treatment with morphine and fentanyl under a state of pain. Nihon Shinkei Seishin Yakurigaku Zasshi 2006；26：183-92 より改変引用)

これらの基礎研究の結果から，疼痛コントロールの際，フェンタニルの過剰投与には十分な注意が必要である可能性が考えられる．しかしながら，これはフェンタニルが臨床ですぐ効きにくくなるという解釈ではなく，あくまでも良質な疼痛管理の必要性を訴える基礎研究における現象であり，今後さらなる基礎研究および臨床研究が必要である．

おわりに

　本稿では，慢性疼痛下におけるモルヒネの精神依存不形成機構と鎮痛耐性形成分子機構について，われわれの基礎研究成果を概説した。また，身体依存性や鎮痛耐性に関する研究によりモルヒネ，フェンタニルおよびオキシコドンは同じμオピオイド受容体作動薬であっても，それぞれ異なったプロファイルをもつことが明らかとなった。近年，"μオピオイド受容体のようなGタンパク質共役型受容体（G protein-coupled receptor：GPCR）は，異なった数種類のGタンパク質と相互作用を示す能力を有する"というGPCRの多様性を示す仮説が提唱されている[7]。すなわち，作動薬の違いによってGPCRはそれぞれ異なる生物活性をもつ形状（三次元構造）を取り，これらがそれぞれ特定のGタンパク質と相互作用して異なる細胞内シグナル伝達経路を活性化すると考えられる。またGPCRの作用は，作動薬などのリガンドだけではなく細胞膜上のGPCRの数によっても左右される。言い換えれば，標的GPCRの数が多い臓器や脳部位では，それだけ多様性を発揮しやすいということになる。このような個々の薬物に特有のシグナルがあるといった"ligand-biased efficacy"説に呼応したμオピオイド受容体の多機能性とその解釈は，今まで便宜的でその遺伝子配列やタンパク質の存在も明らかになっていなかったμオピイド受容体のサブタイプによる分類よりも何倍も論理的かつ科学的であり，従来の"鍵"と"鍵穴"という単純な形で1つだけの反応のオン・オフだけが調節されているという説とは一線を画しており，臨床現場におけるモルヒネ，フェンタニルおよびオキシコドンの3薬物の違いやオピイド・ローテーションの意義を議論するときには理論的で説得力のあるものであるといえる。こうした研究の進歩の中で，オピオイドの適正使用の本質を理解することは最も重要なことである。

　本稿で概説してきたわれわれの最新の研究成果が，臨床におけるオピオイドに関する誤解や偏見の払拭とオピオイドの適正使用につながることを期待している。

【文　献】

1) Suzuki T, Kishimoto Y, Misawa M. Formalin- and carrageenan-induced inflammation attenuates place preference produced by morphine, methamphetamine and cocaine. Life Sci 1996；59：1667-74.
2) Narita M, Kishimoto Y, Ise Y, et al. Direct evidence for the involvement of the mesolimbic kappa-opioid system in the morphine-induced rewarding effect under an inflammatory pain-like state. Neuropsychopharmacology 2005；30：111-8.
3) Niikura K, Narita M, Butelman ER, et al. Neuropathic and chronic pain stimuli downregulate central mu-opioid and dopaminergic transmission. Trends Pharmacol Sci 2010；31：299-305.
4) Niikura K, Narita M, Narita M, et al. Direct evidence for the involvement of endogenous beta-endorphin in the suppression of the morphine-induced rewarding effect under a neuropathic pain-like state. Neurosci Lett 2008；435：257-62.
5) Ozaki S, Narita M, Narita M, et al. Suppression of the morphine-induced rewarding effect and G-protein activation in the lower midbrain following nerve injury in the mouse：Involvement of G-protein-coupled receptor kinase 2. Neuroscience 2003；116：89-97.
6) Imai S, Narita M, Hashimoto S, et al. Differences in tolerance to anti-hyperalgesic effects between chronic

treatment with morphine and fentanyl under a state of pain. Nihon Shinkei Seishin Yakurigaku Zasshi 2006 ; 26 : 183-92.
7) Galandrin S, Oligny-Longpré G, Bouvier M. The evasive nature of drug efficacy : implications for drug discovery. Trends Pharmacol Sci 2007 ; 28 : 423-30.

〔吉澤　一巳，鳥越　一宏，鈴木　勉，成田　年〕

I. 鎮痛機序　　II. 依存・耐性および副作用

2　オピオイドによる副作用に関する基礎研究

A　便秘

はじめに

　オピオイド，特にモルヒネは強力な鎮痛作用，鎮咳作用のほかに，副作用として嘔気・嘔吐，眠気などが出現することが知られている。また，消化器症状として便秘の発現頻度が高く，臨床的にはその副作用対策の重要性が強調されている。オピオイド誘発性便秘に対する副作用対策は，刺激性下剤，便軟化剤（stool softer）で行われているのが現状であるが，あくまで対症療法であり，個々人で副作用が異なることが多く不十分である場合も多い。その点に関して，薬物の副作用対策としては本来，機序に基づく対応が最も有効であると考えられるが，オピオイド誘発性便秘に関してもその機序に基づく，根本的な治療法の開発が求められている。
　本稿では，便秘の発生，機序に関する基礎研究，機序に基づく治療法と臨床での意義について述べる。

〈臨床での便秘の定義〉
　便秘とは，糞便の腸管内における異常な停滞あるいは通過時間の異常な延長により，排便回数や排便量が減少した状態を指す。また，同時に糞便が腸管内に停滞するため，水分量が減少し，糞便が硬くなることが多い。排便回数や排便量には個人差が大きく，また個々人でも食事内容や量によって変動が大きいため，便秘を厳密に定義することは難しい。一般的には排便回数の減少（3～4日以上排便のないもの），便量の減少（35 g/日以下），硬い糞便の排出のいずれかにより，排便に困難を感じた状態と定義することが多い[1]。実際には排便回数が最も重要であると考えられるが，このような基準を満たす以前から患者自身が便秘として感じることが多いといわれている。

1　排便の生理と緩和ケアにおける便秘の要因

1）便秘を規定する因子

　①小腸および大腸における蠕動運動，②小腸および大腸における水分，電解質の吸収，③排

便機能など，が挙げられる[2]。

a．小腸および大腸における蠕動運動

　小腸の中では胃液や膵液，胆汁などの排泄に伴って約90〜120分間ごとに強い蠕動が起こるとされているが，それによって消化管の混和，腸内の清掃機能が起こっていると考えられている。これに対して，大腸では蠕動運動は頻度が少なく，1日に6回程度で，起床時，昼食時に比較的大きな蠕動がみられるという報告がある。これらの蠕動運動をつかさどっているのは，自律神経系であり，糖尿病では便秘が，進行癌では自律神経系が癌で障害されると転移があるなしにかかわらず，もともと便秘に傾く理由[3]と考えられている。動物の研究では，蠕動運動に2つの物質がかかわっているとされている。アセチルコリンと血管作動性腸ペプチド（VIP）である。蠕動運動には上向性の収縮と下向性弛緩という2つの要素があり，アセチルコリンはその両方に，VIPは下向性の因子に働くことが分かってきている。そしてこれらの物質は，内因性オピオイド関連物質によって影響を受けると考えられている。

b．小腸および大腸における水分，電解質の吸収

　日常生活の中で胃液，唾液，膵液，胆汁など約71種類の消化管液がおおよそ1.5 lの消化液として，回腸に流れ込むと考えられており，その約75％が小腸で吸収され，大腸で残りのうち150 mlが吸収されると考えられている。便秘と下痢の差は大腸における約100 ml/day水分吸収の差によるものと考えられ，その点では大腸における水分調節の正確さがうかがえる。ただ，便秘の原因として，内容物の停滞に伴う水分吸収量の増加により起こることは科学的根拠として証明されていない。腸内での水分吸収は能動的であり，Na^+などの移動によって行われるプロセスである。その調節は，神経系の調節下にあると考えられている。基本的な腸内の絨毛上皮からの分泌調整はコリン作動性であり，細胞内のCa^{2+}の濃度の変化により調節されている。したがって，抗コリン薬や高カルシウム血症は便秘を惹起し，低カルシウム血症は下痢を起こすことになる。

c．排便機能

　排便中は，排便姿勢による腹筋群の緊張の増加により腹圧が上昇する。その圧は，直腸に伝達され直腸内にある便を押し出すように働く。基本的には下行結腸に溜まっている部分はいったん排泄が開始されると後は圧のあるなしにかかわらず排便される。通常の排便は，上部肛門管にある便を感知する受容体の機能と不随意筋である内肛門括約筋の弛緩によっている。これらの機能は，下位運動ニューロンの損傷によって直腸の感覚障害，直腸の緊張，排便障害などが起こると減弱される。

Ⅱ．依存・耐性および副作用

2) 緩和ケアにおける便秘の要因

進行性の悪性疾患などによる便秘の原因は通常，多要因であるといわれている。食物摂取の低下，運動量の低下，癌疼痛治療のためのオピオイドの必要性などが三大要因である。そして，腫瘍などによる直接的な影響も大きな要因のうちの一つである。

2 オピオイド誘発性便秘の発生機序

これに関しては，上述のうちの通常の排便機能に対する影響を中心に考えると理解しやすい。①回盲部と肛門括約筋の緊張の増加，②小腸，大腸での蠕動運動の低下，③排便反射の障害（腸管の拡大に対して鈍感となり，内肛門括約筋の緊張増加が起こる）である。したがって，モルヒネ，オキシコドンなどのオピオイドが癌疼痛患者に鎮痛薬として投与されると，それらは主として腸管のミュー（μ）オピオイド受容体に作用し，腸管神経叢からのアセチルコリンの遊離抑制やセロトニン遊離促進によるセロトニン神経を介した腸管平滑筋の持続的緊張を起こす。それに伴い，腸管への消化管液の分泌も抑制し，また蠕動運動も減少させ，腸管の緊張が高まった結果，攣縮を起こすことにより，腸管内容物の停滞時間が延長することに加えて肛門括約筋の緊張亢進が起こることが知られている[4～6]。そして，これによって臨床的に便秘が発生する。

基礎研究による裏づけ：近年，これを裏づけるように μ オピオイド受容体欠損マウスを用いた研究により，正常マウスではモルヒネの投与により消化管運動が抑制されるのに対して，μ オピオイド受容体欠損マウスでは消化管運動抑制作用が認められないことが明らかにされている[7]。

オピオイド誘発性便秘は，オピオイドが腸管分泌を抑制し内容物の粘稠度を増加させるとともに，腸管の輪状筋を収縮させて蠕動運動を抑制し，肛門括約筋の緊張が亢進し直腸における反射性の弛緩作用が減弱することにより生じるものと考えられる。モルヒネを継続投与することにより，便秘はオピオイドが投与された患者のほぼ全例にみられる。そして，便秘の程度はモルヒネの投与量に相関するが，薬物による耐性は形成されないと考えられ[8]，時とともに自然に症状が緩和されてくる可能性が高い眠気や吐き気と同様に考えてはならず，便秘が発現した場合にはすみやかに下剤による対応を開始すべきである。

3 オピオイド誘発性便秘に対する治療

1）便秘の評価と対症療法

a．便秘の評価

　オピオイドが投与されている患者に便秘が発現した場合，まず排便状況や便秘の有無を評価する。排便状況の評価として，最近と現在の便の回数，量，硬さ，排便時の不快感（排便困難感，痛み，残便感）を聴取する。特に，腸閉塞と宿便の有無を評価する。腹部の診察では，腸蠕動，腸管内のガス貯留の有無，便かいの有無，圧痛を確認する。腸閉塞が疑われる場合には，腹部単純X線撮影を行い，腸閉塞が診断されれば腸閉塞に対する治療と処置を行う。

b．オピオイド誘発性便秘を予防する意義

　モルヒネが鎮痛，鎮咳，呼吸抑制，嘔気・嘔吐，消化管運動抑制などの作用を示すことは知られているが，用量と各薬理作用の関連性についてはあまり知られていない。すなわち，モルヒネの各薬理作用が一律に発現するとの誤解が医療従事者にあると思われる。当然のことながら，モルヒネを使用すれば痛みが取れるというものではない。モルヒネの投与量が重要であり，各患者に対する十分な鎮痛用量を使用しなければ，鎮痛効果は発現しない。WHO方式がん疼痛治療法に記載されている鎮痛薬の使用法においても"患者ごとの個別的な量で"と述べられている[9]。モルヒネには天井効果がないことから，患者ごとに適切な鎮痛用量を選択することができる。もし，各患者の適切な鎮痛用量よりも低用量のモルヒネが使用された場合，鎮痛作用は現れずに副作用しか現れないことになる。臨床的にモルヒネの三大副作用として，便秘，嘔気・嘔吐および眠気が知られている。そこで，動物実験でモルヒネの用量と薬理作用の関連を検討した。その結果，モルヒネは鎮痛用量よりも低用量で嘔気・嘔吐（鎮痛用量の約1/10用量）や便秘（鎮痛用量の約1/50用量）を引き起こすことが明らかとなった。また，眠気は鎮痛用量よりも高用量（鎮痛用量の約2.5倍用量）を必要とした。したがって，鎮痛用量よりも低用量のモルヒネを用いた場合，癌患者は痛みから解放されないだけでなく，さらにモルヒネの副作用（嘔気・嘔吐，便秘など）が加わり，大変な苦痛を示すことになる。その結果，癌患者は強い拒薬を示し，二度とモルヒネを服用しなくなってしまう。また，眠気は鎮痛用量より高用量で発現することから，過量投与の指標となる[10]。このようなことから，WHO方式がん疼痛治療法の"患者ごとの個別的な量で"をよく理解し，十分な鎮痛用量のモルヒネを使用することに心がけなければならない。

4 末梢性オピオイド受容体とその拮抗薬

　オピオイドによる消化管運動抑制作用に対してμオピオイド受容体拮抗薬であるナロキソン少量を経口投与することで，消化管の運動抑制を解除しようとする臨床研究が行われた。排便間隔の短縮，下剤の使用量の減少といった消化管運動の改善がみられたが，その一方，約24％の症例でオピオイドの退薬徴候がみられた[11]。前述のように現在の段階では，オピオイドによる便秘に対しては緩下薬，刺激性下剤の併用が基本となっており，難治例に対しては有効な治療薬は確立していない。癌患者では活動性の低下，摂食量の低下など便秘を悪化させる要因が重なるため，モルヒネなどのオピオイドを使用する際は，緩下薬を併用し便秘を予防することが重要である。末梢性オピオイド受容体拮抗薬の腸管に対する作用は中枢神経系に存在する受容体に作用するよりも，主として胃や腸管に存在する受容体を介するものといわれている。一般臨床でよく処方されるロペラミドは末梢性オピオイド受容体刺激薬で，腸管のオピオイド受容体に作用し腸管の分泌や蠕動運動を抑制し強力な止痢作用を有する。現在，注目を集めているのが末梢性オピオイド受容体拮抗薬である methylnaltrexone（本邦未承認）や alvimopan（本邦未承認）といった薬物である。現在のところ臨床治験の段階で実臨床では使用されていないが，開腹手術後の患者や長期にオピオイドを使用している患者など，消化管運動機能が抑制された患者の治療への応用が期待されている。ナルトレキソンの誘導体である methylnaltrexone は，難脂溶性で血液脳関門を通過せずに，末梢性オピオイド受容体拮抗薬として作用するため，オピオイドの鎮痛作用に影響を与えず，また退薬徴候も起こさずに，オピオイドによる腸管分泌や蠕動運動の抑制を改善するといわれている。長期にオピオイドの投与を受けている患者に，methylnaltrexone を投与する二重盲検化無作為試験が行われたが，プラセボ群と比較して，消化管運動遅延の抑制および便通の誘発がみられ，腸管運動不全に有効であるとの結果が得られ，さらにオピオイドの退薬徴候はみられなかった[12,13]。Alvimopan は，合成の末梢性μオピオイド受容体拮抗薬であるが，血液脳関門を通過せず，消化管で吸収される。methylnaltrexone より①μオピオイド受容体への親和性が高いこと，②長時間作用すること，③経口投与での生体内利用率が低いことにより注目されている薬物である[14]。分子量は461kDa で，両性イオン性の性質をもつ。チトクロム P450（CYP450）で代謝されないため，CYP450 で代謝される薬物と相互作用を起こさないといわれている。半減期は alvimopan 12mg を経口投与したのち，1.3 時間である[15〜17]。海外では臨床第 1 相試験，臨床第 2 相試験で安全性が確認され，臨床第 3 相試験が行われている。腸切除や子宮摘出などの開腹術後の患者に alvimopan を投与すると，腸管運動機能の回復が早くなり，在院日数が短縮すると報告[18〜20]されている。また，Paulson ら[21]の研究では，長期にオピオイドを使用している患者 168 名を対象に，21 日間 alvimopan を投与するという二重盲検化無作為試験を行ったところ，オピオイドの鎮痛作用に影響を与えず，また退薬徴候もみられずに，便秘を改善させることが明らかとなった。さらに，Gonenne ら[22]は，健常人女性 43 名を① alvimopan 投与群，

②コデインと alvimopan 投与群，③コデイン投与群，④プラセボ群の 4 群に分け，二重盲検化無作為試験を実施し，alvimopan がコデインによる消化管運動低下を改善させると報告している。米国食品医薬品局（Food and Drug Administration：FDA）は一時，alvimopan を期限付きで承認していたが，その後の臨床試験で心筋梗塞の発現が有意に高いことが示され，2010 年 12 月にさらなる研究の推進は中止となった。現在，同系列の薬物が臨床試験中である。

5 ガイドライン（National Comprehensive Cancer Network：NCCN）[23]

　NCCN のガイドラインには，オピオイド誘発性便秘への対応が段階的にまとめられている。まずオピオイドの副作用に関しては，通常，時とともに耐性が形成され減少していく可能性があるが，便秘に関してはそれが期待できないこと，非オピオイド鎮痛薬，非薬物療法なども最大限に利用して副作用に対応すること，副作用が改善しない場合にはオピオイドローテーションを検討すること，などが記載されている。そして，便秘に対しての臨床的な治療法として，下記事項が示されている。

①予防的方法

　刺激性下剤と便軟化剤を組み合わせ，便の性状を観察し便秘の発生とともに投与し，オピオイドの増量とともに刺激性下剤を増量することがポイントである[24]。予防的に投与することが望ましい場合が多い。また，十分な水分を摂取し，適切な量の食物繊維の摂取が重要であること，可能であれば運動を並行して行う。

②進行性の便秘

　便秘の原因および程度を評価し，腸管の閉塞によるものを除外すること，ほかの原因による便秘に対する対策を施すこと，1～2 日に 1 回のペースで排便があるように下剤の量を調節すること，鎮痛補助薬の適応を検討することによって，オピオイド投与量を下げることが可能となり，便秘を軽減させることができる可能性がある。

③改善しない場合

　便秘の原因を再評価し，あらためて腸管の閉塞ではないことを確認すること，腸が陥頓していないことを確認すること，刺激性下剤，軟下剤以外の坐薬などによる方法を検討すること，浣腸も考慮する。また，メトクロプラミドなどの蠕動増強剤も考慮する。進行性の疾患にかかっており緩和ケアを受けている患者に対しては，末梢性オピオイド受容体に拮抗させるために，1 日最大量として methylnaltrexone 0.15 mg/kg 皮下注すること，神経ブロックなどによって鎮痛を図ることにより，オピオイド投与量を減量することなどが有用である。

おわりに

オピオイド誘発性便秘に対して，対症療法としての下剤が中心となっていたが，機序の解明，その根本的な治療法に関する基礎研究，それにつながる臨床研究によって機序に基づく症状緩和法が開発されつつある。緩和医療における症状緩和法はまだ十分でないところが多く，今後も研究に基づく質の高い治療法の開発を忘れてはいけない。

【文　献】

1) 武田宏司，杉山敏郎，浅香正博．便秘．福井次矢，奈良信雄編．内科診断学．東京：医学書院；2000. p.20.
2) Sykes N. Constipation and diarrhea. Doyle D, Hanks G, Cherny N, et al. editors. Oxford textbook of palliative care. third ed. New York：Oxford University Press；2004. p.483-5.
3) Bruera E. Autonomic failure in patients with advanced cancer. J Pain Symptom Manage 1989；4：163-6.
4) Sykes NP. Methods of assessment of bowel function in patients with advanced cancer. Palliative Medicine 1990；4：287-92.
5) Haward B, Gutstein HA. Opioid analgesics. In：Hardman JG, Limbird LE, editors. Goodman and Gilman's the Pharmacological Basis of Therapeutics. 10th ed. New York：McGraw Hill；2001. p.569-619.
6) Kurz A, Sessler DI. Opioid-induced bowel dysfunction. Drugs. 2003；63：649-71.
7) Roy S, Liu HC, Low HH. μ-opioid receptor knockout mice：the roe of μ-opioid receptor in gastrointestinal transit. Brain Res Mol Brain Res 1998；56：281-3.
8) 日本緩和医療学会緩和医療ガイドライン作成委員会編．便秘，背景知識，薬理学的知識，がん疼痛の薬物療法に関するガイドライン（2010年版）．東京：金原出版；2010. p.48.
9) 日本緩和医療学会緩和医療ガイドライン作成委員会編．便秘，推奨，オピオイドによる副作用，がん疼痛の薬物療法に関するガイドライン（2010年版）．東京：金原出版；2010. p.158-63.
10) 鈴木 勉，武田文和．モルヒネの低用量投与では，なぜ副作用しか出ないのか．鎮痛薬・オピオイド研究会編．オピオイド治療―課題と新潮流．東京：ミクス；2000. p.31.
11) Meissner W, Schmidt U, Hartmann M, et al. Oral naloxone reverses Opioid—associated constipation. Pain 2000；84：105-9.
12) Yuan CS, Foss JF, O' connor M, et al. Methylnaltrexone prevents morphine-induced delay in oral—cecal transit time without affecting analgesia：a double-blind randomized placebo-controlled trial. Clin Pharmacol Ther 1996；59：469-75.
13) Foss JF. A review of the potential role of methylnaltrexone in opioid bowel dysfunction. Am J Surg 2001；182：S19-26.
14) Greenwood-Van Meerveld B, Gardner CJ, Little PJ, et al. Preclinical studies of opioids and opioid antagonists on gastrointestinal function. Neurogastroenterol Motil 2004；16：46-53.
15) Schmidt WK. Alvimopan（ADL 8-2698）is a novel peripheral opioid antagonist. Am J Surg 2001；182：S27-38.
16) Camilleri M. Alvimopan, a selectie peripherally acting μ-opioid antagonist. Neurogastroenterol Motil 2005；17：157-64.
17) Neary P, Delaney CP. Alvimopan. Expert Opin Investig Drugs 2005；14：479-88.
18) Taguchi A, Sharma N, Saleen RM, et al. Selective postoperative inhibition of gastrointestinal opioid receptos. N Engl J Med 2001；345：935-40.
19) Wolff BG, Michelassi F, Gerkin TM, et al. Alvimopan, a novel, peripheraly acting μ-opioid antagonists：results of a multicenter, randomized, double-blind, placebo-controlled, phase Ⅲ trial of major abdominal surgery and postoperative ileus. Ann Surg 2004；240：728-34.

20) Delaney CP, Weese JL, Hyman NH, et al. Phase Ⅲ trial of alvimopan, a novel, peripherally acting μ-opioid antagonist, for postoperative ileus after major abdominal surgery. Dis Colon Rectum 2005;48:1114-25.
21) Paulson DM, Kennedy DT, Donovick RA, et al. Alvimopan:an oral peripherally, μ-opioid receptor antagonists for the treatment of opioid-indeuced bowel dysfunction-a 21-day treatment-randomized clinical. J Pain 2005;6:184-92.
22) Gonenne J, Camilleri M, Feber I, et al. Effect of alvimopan and codein on gastrointestinal transit:a rondomaized controlled study. Clin Gastroenterol Hepatol 2005;3:784-91.
23) Constipation, management of opioid side effect, adult cancer pain, NCCN clinical practice guideline. 2009. p.1-3（PAIN-F）.
24) Sykes NP. The relationship between opioid use and laxative use in terminally ill cancer patients. Palliative Medicine 1998;12:375-82.

（下山　直人，下山　恵美）

B　悪心・嘔吐

はじめに

　オピオイドによる悪心・嘔吐（opioid induced nausea and vomiting：OINV）は，鎮痛用量以下から出現する頻度の高い副作用である。種類や投与経路にかかわらずすべてのオピオイドにより誘発される可能性があり，臨床において最も留意すべき副作用の一つとなっている。本項では OINV のメカニズムと各種制吐剤の作用機序，ならびにオピオイドおよび遺伝子多型による違いについて解説する。

1　疫　学

　OINV の発生頻度は，10～50％と報告[1～3]によりさまざまであり，不快な症状であるため結果として患者の服薬コンプライアンスに影響を来しやすい。オピオイドは手術麻酔，術後急性痛，慢性疼痛や緩和医療など，さまざまな医療現場において優れた鎮痛薬として用いられているが，術後の悪心・嘔吐（postoperative nausea and vomiting：PONV）に関しては術中のオピオイド使用が危険因子の一つとなっている。また性差研究では，女性が男性より発生頻度が高いとする報告[4]がある。これには鎮痛用量や代謝経路の違い，女性ホルモンの影響などが示唆されている。

2　作用機序

　OINV には，さまざまなメカニズムが関与しており，嘔吐反応は最終的には延髄弧束核（nucleus tractus solitarius：NTS），小細胞性網様体，内臓体性運動神経核の複合体からなる嘔吐中枢（vomiting center：VC）からのシグナルにより誘発される。VC に至る経路のうち，オピオイドそのものによるものは，以下が考えられている（図1）。

1）中枢における機序

a．延髄第 4 脳室の化学受容器引き金帯からの経路

　第 4 脳室底の最後野（area postrema：AP）は，血液脳関門（blood-brain barrier：BBB）の機能が不完全な数少ない脳部位の一つである。種々の代謝産物や電解質異常，浸透圧異常およびオピオイドなどの化学物質が検知されやすいことから，化学受容器引き金帯（chemoreceptor trigger zone：CTZ）と呼ばれる。CTZ には，μ受容体，ドパミン受容体などが存在し，血液中

図1 OINVの発生メカニズム

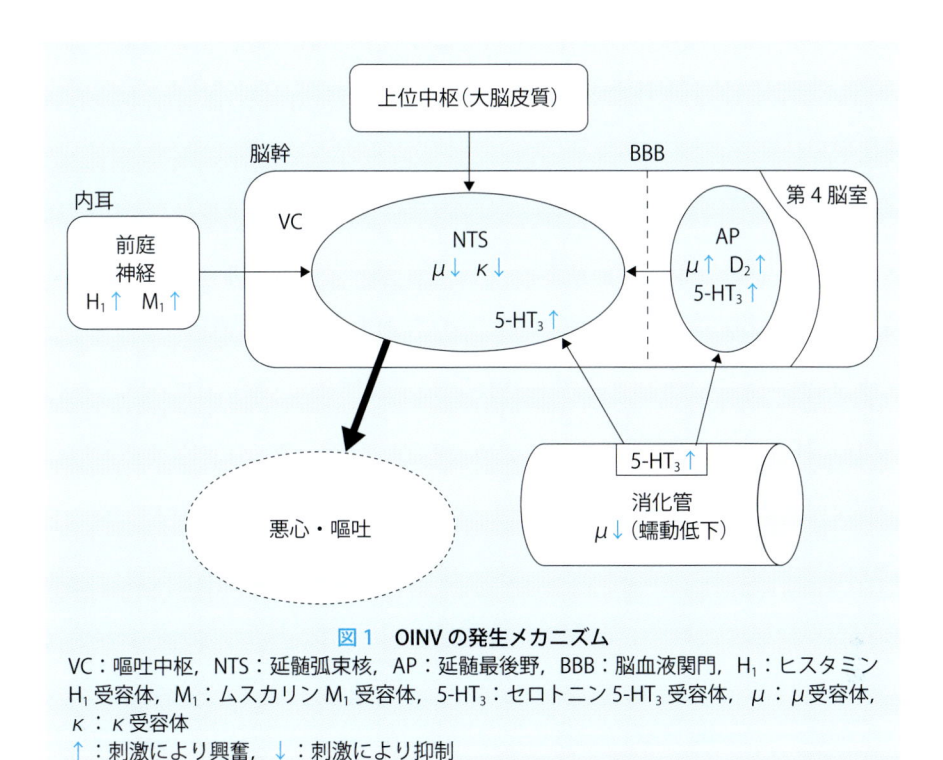

VC：嘔吐中枢，NTS：延髄弧束核，AP：延髄最後野，BBB：脳血液関門，H_1：ヒスタミンH_1受容体，M_1：ムスカリンM_1受容体，5-HT_3：セロトニン5-HT_3受容体，μ：μ受容体，κ：κ受容体
↑：刺激により興奮，↓：刺激により抑制

のオピオイドが直接的あるいは間接的にこれらを活性化することによりシグナルがVCへと伝達され，迷走神経遠心路やその他の副交感神経系を介し嘔吐が起こる。

b．内耳前庭（第Ⅷ脳神経）からの経路

体動時に起こる嘔吐は，内耳前庭からの経路によることが多い。内耳の平衡前庭器に存在するμ受容体を介してヒスタミン神経が刺激され，ヒスタミンを遊離する。遊離されたヒスタミンによりCTZが刺激され，VCへと伝わる。

c．上位中枢からの興奮性入力

オピオイドによる精神的興奮が大脳皮質を直接刺激し，CTZを介してVCを刺激する経路も存在する。

2）末梢における機序

消化管運動は，自律神経を介する中枢神経系と，末梢の壁内筋層神経および種々の消化管ホルモンにより調節されている。オピオイドは，末梢から求心性に悪心・嘔吐を惹起する作用をもつ。その機序は完全には明らかとなっていないが，消化管に豊富に分布する末梢性μおよびδ受容体への直接刺激による壁内筋層神経の脱分極抑制作用や，共局在するサブスタンスPや

アセチルコリン，血管作動性小腸ペプチド（vasoactive intestinal peptide：VIP）などの神経伝達物質抑制作用，そして上位中枢からの迷走神経系抑制作用が報告[5]されている。これらの抑制性の働きは腸管分泌機能を低下させ，下部消化管においては便秘を誘起する。また，上部消化管では食道下部括約筋が弛緩し，胃や十二指腸においては規則的な収縮運動を抑制し不規則収縮となり，胃-十二指腸間の協調運動抑制および排泄時間延長を来すため，腹部膨満感を助長する。これによる圧上昇などのシグナルが，迷走神経求心路を介してVCを刺激し，悪心・嘔吐を誘発する。さらに律動的蠕動運動が消失し，異所性の逆行性強収縮が起こることで激しい嘔吐が惹起されることもある[6]。

3 制吐薬

OINVに対し用いられる制吐薬には，作用機序および作用部位によりさまざまな種類がある（表1）。

1）主にCTZに作用するもの

CTZには，催吐に関与するμ受容体，ドパミンD_2受容体，セロトニン5-ヒドロキシトリプタミン（5-hydroxytryptamine：$5-HT_3$）受容体，ニューロキニン-1（neurokinin-1：NK-1）受容体がある。オピオイドによる催吐反応には，直接的作用としては主に前二者が関与していると考えられているが，後二者も間接的に影響を及ぼしている可能性がある。

a．D_2受容体拮抗薬（MEMO ①）

OINVに対して用いられるD_2受容体拮抗薬には，フェノチアジン系（クロルプロマジン，プロクロルペラジン），ブチロフェノン系（ハロペリドール，ドロペリドール），ベンザミド系（メトクロプラミド）がある。わが国では，フェノチアジン系のプロクロルペラジンが第一選択として用いられることが多い。D_2受容体拮抗薬は基底核線条体のD_2受容体遮断作用を有し，これによる錐体外路症状（パーキンソニズム，アカシジア，ジストニア，遅発性ジスキネジアなど）が誘発されることがある。D_2遮断作用はブチロフェノン系が最も強く，次いでフェノチアジン系，ベンザミド系の順に起こりやすい。その他の副作用に，抗コリン作用による口渇，抗ヒスタミン作用による眠気，$α_1$受容体拮抗作用による起立性低血圧，および悪性症候群などがある。これらの副作用の可能性を考慮し，遷延する悪心・嘔吐に対しては，2週間程度を目安に他の制吐薬へのスイッチングを行うことが望ましい。

表1 OINVに用いられる主な制吐薬

作用機序	薬物名	中枢/末梢	作用機序
D$_2$受容体拮抗薬			
フェノチアジン系	プロクロルペラジン クロルプロマジン	C C	CTZでD$_2$受容体遮断作用
ブチロフェノン系	ハロペリドール ドロペリドール	C C	
	ドンペリドン	P	末梢性D$_2$受容体遮断作用
ベンズアミド系	メトクロプラミド	P（高用量でC）	末梢性D$_2$受容体遮断作用 高用量で中枢性D$_2$受容体遮断作用および5-HT$_3$受容体遮断作用
非定型抗精神病薬	オランザピン	C	D$_2$，5-HT$_3$など複数の受容体拮抗作用
セロトニンドパミン拮抗薬	リスペリドン ペロスピロン	C C	CTZでD$_2$受容体遮断作用
抗コリン剤	スコポラミン アトロピン	C, P C, P	VCおよび消化管でM$_1$受容体遮断
抗ヒスタミン剤	ヒドロキシジン ジフェンヒドラミン	C, P C, P	VCおよび前庭でH$_1$受容体遮断
5-HT$_3$受容体拮抗薬	オンダンセトロン グラニセトロン	C, P C, P	消化管およびCTZで5-HT$_3$受容体遮断
ステロイド	リンデロン デキサメタゾン	C（不明） C（不明）	不明
ベンゾジアゼピン	ジアゼパム ロラゼパム	C C	大脳皮質抑制作用
末梢性オピオイド受容体拮抗薬	alvimopan* methylnaltrexone*	P P	末梢性μ受容体遮断による腸管運動促進作用

C：中枢作用，P：末梢作用
*：本邦未使用薬物

M・E・M・O

❶ アリピプラゾール

　近年，ドパミン神経系の興奮性により，D$_2$受容体アンタゴニスト作用とアゴニスト作用双方の効果を有するドパミンシステムスタビライザー（dopamine system stabilizer：DSS）であるアリピプラゾールが，OINVに有効であったとする報告[7]がある。アリピプラゾールは，ドパミン神経系が過剰に活動している状態ではアンタゴニストとして，活動が低下している場合にはアゴニストとして作用することが分かっており，臨床での制吐薬としての応用が期待される。

b．5-HT₃ 受容体拮抗薬

　グラニセトロン，オンダンセトロンなどの 5-HT₃ 受容体拮抗薬は，腸管のセロトニン神経系において VC への催吐シグナルを抑制するほか，CTZ の 5-HT₃ 受容体にも作用する。しかし過去の研究から，モルヒネは 5-HT₃ 受容体拮抗薬に対し，臨床的濃度でセロトニンとの競合的阻害作用を示したとの報告があり，中枢においてオピオイドは VC における 5-HT₃ 受容体の直接的抑制作用がある可能性がある[8]。このため OINV に対する 5-HT₃ 受容体拮抗薬の投与は，それほど意味をなさないのではないかとする見解もある。コスト面の問題もあり，わが国では治療抵抗性の場合や化学療法による悪心・嘔吐に対し第一選択となることが多い。

c．複数の受容体に作用するもの（MEMO ②）

　ドパミン D₂ 受容体拮抗薬による副作用の懸念から，錐体外路症状が出にくい抗精神病薬が開発され，制吐薬としても注目されている。セロトニンドパミン拮抗薬（serotonin-dopamine andagonist：SDA）は，D₂ 受容体遮断作用のほか，ドパミンニューロンに対して抑制的な機能をもっている 5-HT₂ 受容体を遮断することで，ドパミンニューロンの脱抑制を生じさせ，錐体外路症状を抑制すると考えられている。リスペリドンやペロスピロンは，OINV に対し有効であったとする報告[9,10]があり，従来の制吐薬でコントロールが困難な患者や，副作用が憂慮される場合などに有効である。また，多次元受容体拮抗薬（multi-acting-receptor-targeted-antipsychotics：MARTA）であるオランザピンは，H_1，D_1，D_2，D_4，$5\text{-}HT_{2a}$，$5\text{-}HT_{2c}$，M，α_1，α_2 受容体に対し，ほぼ同程度に拮抗作用を示す薬物であり，制吐薬としても使用されている[11]。しかしこれらの薬物には，いずれも体重増加やセロトニン受容体遮断による耐糖能異常，糖尿病悪化の可能性があり，注意が必要となる。

2）前庭を介する経路を抑制するもの

　体動に伴う悪心・嘔吐の場合は，前庭を介した働きであると考えられ，ヒスタミン H_1 受容体拮抗薬であるジフェンヒドラミンやヒドロキシジンが有効である。

3）上位中枢（大脳皮質）に作用すると考えられるもの

　ステロイドの制吐作用については，その詳細な機序は不明である。上位中枢（大脳皮質）への作用や BBB の透過性亢進作用などが機序として考えられている。臨床においてもデキサメタゾンの OINV に対する効果が報告[12]されている。

4）主に末梢性（腸管運動）に作用するもの（MEMO ③）

　食事をきっかけに悪心・嘔吐を来す場合は，腸管蠕動の低下や内容物の停滞が影響している

M・E・M・O

❷ アプレピタント

　腸管からのサブスタンスP遊離による迷走神経求心路を介した催吐作用には，APやNTSのNK-1受容体が関与しているとされている。NK-1受容体拮抗薬のアプレピタントは，化学療法に伴う悪心・嘔吐に対しての使用がわが国でも承認されている。欧米では予防的投与により，OINVやPONVにも効果があるという報告[13]があり，難治性OINVの複合的治療の一手段となりうる可能性がある。

❸ 末梢性オピオイド受容体拮抗薬

　BBBを通過せず，末梢にのみ作用するオピオイド拮抗薬が，消化器系の副作用対策に用いられはじめている。末梢性オピオイド受容体は腸管運動の低下を起こすことから，この働きをブロックすることにより，鎮痛効果に影響を及ぼすことなく嘔気や便秘などの副作用を改善させるものである。alvimopanやmethylnaltrexoneは，海外でオピオイドによる消化器系副作用に有効であったとする報告[14,15]があり，わが国での適用が待たれる。

❹ フェンタニル（高脂溶性オピオイドの制吐作用）について

　オピオイドは，BBBの末梢側では催吐作用を示し，中枢側ではVCを抑制性に制御することで制吐作用を示すとする意見がある。フェンタニルは，モルヒネよりもPONVを起こしにくかったとする報告[16]があるが，高脂溶性オピオイドが水溶性のものよりBBBを通過しやすく，末梢性作用が現れるよりも早期にVCを抑制したと考察されている。

可能性があり，末梢性ドパミンD_2受容体拮抗薬であるメトクロプラミドや，ドンペリドンが有効である。

　また，γアミノ酪酸（gamma-aminobutyric acid：GABA）$_B$受容体アゴニストであるバクロフェンは鎮痙作用をもち，胃食道逆流や吃逆を抑制し，嘔気に有効であったとする報告[17]がある。

4　オピオイドの種類および剤形による違い

1）モルヒネとの比較（MEMO ④）

　同じオピオイドでもその種類により消化管への影響は異なり，臨床ではモルヒネに比べオキシコドン，フェンタニルは悪心・嘔吐や便秘などの消化管系副作用が少ないという報告が多く存在する。モルヒネは代謝を受けたのち，約10％が催吐作用を有するM6Gへと変化し，体内に長く蓄積されるのに対し，オキシコドン，フェンタニルは活性代謝産物の影響をほとんど

受けないことが一因といわれる。フェンタニルは脂溶性が高く，中枢に移行しやすいという特徴があるため，低い血中濃度で出現する催吐作用よりも中枢抑制作用（鎮痛，眠気）により症状がマスクされてしまうという可能性も示唆される。またオキシコドンはモルヒネの約6倍 BBB を通過しやすいという報告[18]があり，モルヒネよりも脳内濃度が高濃度になりやすく，結果として嘔吐中枢を負に制御しやすい可能性が考えられる。

2）剤形による違い

オピオイド製剤にはさまざまな剤形のものがあるが，より早く中枢へと移行するほうが VC を抑制する働きが出やすく，催吐作用が少ない可能性がある。臨床においても経口薬はより OINV が起こりやすかったとする報告[19]がある。一方で，非癌患者などにオピオイドを用いる際は，血中濃度および脳内濃度が上昇しやすいオピオイド製剤が依存や耐性形成に関与する可能性もあり，単純に制吐だけの目的に剤形選択を行うべきではないと考える。

5 耐性形成（図2）

臨床的には，OINV は鎮痛用量以下から出現し，1～2週間ほどで耐性が形成されるといわれ，動物実験においてもオピオイドは鎮痛作用を発現しない低用量から催吐作用を示し，増量による鎮痛作用の出現に伴い催吐作用が減弱したとの報告[20]がある。オピオイドの長期間曝露により，なぜ催吐作用の減弱が起きるのかについては，詳細な機序は明らかとなっていない。しかし，μ 受容体および κ 受容体アゴニストが高濃度条件下では，CTZ において AP からの催吐シグナルを抑制したとの報告[16]があり，こうした嘔吐中枢の抑制作用が耐性形成の一因となっている可能性が示唆される。

6 遺伝子多型

薬物に対する効果および副作用発現には個人差があるが，これにはさまざまな遺伝子多型が関与しているといわれるようになった。これらの遺伝子多型の研究は，オーダーメイド医療の発展につながると考えられ，近年注目されている。悪心・嘔吐発現に関連している可能性のある遺伝子多型として，いくつかの報告が挙げられている。しかし同一の遺伝子を対象とした研究でも，報告により OINV との関連性には違いがあり，遺伝子多型と OINV との関連性については人種や疾患の有無，使用薬物などによるより詳細な研究が望まれる。

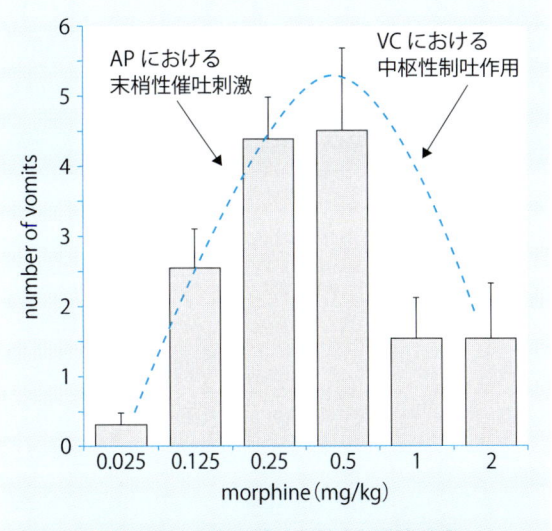

図2 モルヒネの嘔吐に対する耐性形成
低用量では末梢性刺激が優位となって催吐作用が起こり，高用量では嘔吐中枢抑制作用により制吐作用が出現すると考えられている．
(Aldrete JA. Reduction of nausea and vomiting from epidural opioids by adding droperidol to the infusate in home-bound patients. J Pain Symptom Manage 1995；10：544-7 より改変引用)

1) μオピオイド受容体（MOP）遺伝子

健康者を対象にモルヒネを用いた研究で，MOP 遺伝子 OPRM1 の A118G 多型の G アレル群に悪心・嘔吐が少ないという報告[21]はあるが，胆癌患者での検討では副作用の頻度に有意差はなかったとするもの[22]もある。

2) オピオイド代謝関連の遺伝子

グルクロン酸抱合に関連する UGT2B7 は，ほとんどのオピオイドがグルクロン酸抱合を受ける酵素である。胆癌患者を対象に経口モルヒネ製剤を用いた研究では，UGT2B7*2 アレルをもたない群において有意に OINV の頻度が高かったとされている[22]。また，オキシコドンやコデインの代謝に関与する CYP2D6 の poor metabolizer（PM）群である *4/*4 タイプと *4/*6 タイプにおいて，オキシコドンによる悪心・嘔吐が激しかったとする報告[23]がある。ほかに，モルヒネやフェンタニルの細胞内濃度および代謝・排泄に関連する ABC トランスポータの ABCB1 の塩基配列の違いが，OINV に関与したとの報告[22]もある。

3）ドパミン受容体遺伝子

癌性疼痛患者を対象とした研究で，ドパミン D_2 受容体遺伝子の機能性多型である Taq I A と Taq I B アレルと食欲不振との関連性が指摘されている[24]。

おわりに

OINV は一度経験すると以降患者の拒薬感情を引き起こしかねないため，オピオイドを処方する際は最初から制吐剤を併用し，予防に努める必要がある。また十分にインフォームドコンセントを行い，OINV に対する理解を得ることも重要なポイントとなる。今後遺伝子多型に関する研究が進み，オピオイドの効果と副作用のバランスがより良くコントロールされるようになることを期待したい。

【文　献】

1) Chou R, Clark E, Helfand M. Comparative efficacy and safety of long-acting oral opioids for chronic non-cancer pain：A systematic review. J Pain Symptom Manage 2003；26：1026-48.
2) Villars P, Dodd M, West C, et al. Differences in the prevalence and severity of side effects based on type of analgesic prescription in patients with chronic cancer pain. J Pain Symptom Manage 2007；33：67-77.
3) Moore RA, McQuay HJ. Prevalence of opioid adverse events in chronic non-malignant pain：Systematic review of randomised trials of oral opioids. Arthritis Res Ther 2005；7：R1046-51.
4) Cepeda MS, Farrar JT, Baumgarten M, et al. Side effects of opioids during short-term administration：effect of age, gender, and race. Clin Pharmacol Ther 2003；74：102-12.
5) Kromer W. Endogenous and exogenous opioids in the control of gastrointestinal motility and secretion. Pharmacol Rev 1988；40：121-62.
6) Lang IM, Marving J, Sarna SK, et al. Gastrointestinal myoelectric correlates of vomiting in the dog. Am J Physiol 1986；14：G830-8.
7) Narita M, Takei D, Shiokawa M, et al. Suppression of dopamine-related side effects of morphine by aripiprazole, a dopamine system stabilizer. Eur J Pharmacol 2008；600：105-9.
8) Wittmann M, Peters I, Schaaf T, et al. The effects of morphine on human 5-HT3A receptors. Anesth Analg 2006；103：747-52.
9) Okamoto Y, Tsuneto S, Matsuda Y, et al. A retrospective chart review of the antiemetic effectiveness of risperidone in refractory opioid-induced nausea and vomiting in advanced cancer patients. J Pain Symptom Manage 2007；34：217-22.
10) 余宮きのみ，松尾直樹，奥山慎一郎．Opioid 投与時の嘔気予防としての perospirone の有用性．癌と化学療法 2008；35：625-8.
11) Passik SD, Lundberg J, Kirsh KL, et al. A pilot exploration of the antiemetic activity of olanzapine for the relief of nausea in patients with advanced cancer and pain. J Pain Symptom Manage 2002；23：526-32.
12) Lee Y, Lin YS, Chen YH. The effect of dexamethasone upon patient-controlled analgesia-related nausea and vomiting. Anaesthesia 2002；57：705-9.
13) Hartrick CT, Tang YS, Hunstad D, et al. Aprepitant vs. multimodal prophylaxis in the prevention of nausea and vomiting following extended-release epidural morphine. Pain Pract 2010；10：245-8.
14) Foss JF, Bass AS, Goldberg LI. Dose-related antagonism of the emetic effect of morphine by

methylnaltrexone in dogs. J Clin Pharmacol 1993 ; 33 : 747-51.
15) Webster L, Jansen JP, Peppin J, et al. Alvimopan, a peripherally acting mu-opioid receptor（PAM-OR）antagonist for the treatment of opioid-induced bowel dysfunction : Results from a randomized, double-blind, placebo-controlled, dose-finding study in subjects taking opioids for chronic noncancer pain. Pain 2008 ; 137 : 428-40.
16) Johnston KD. The potential for μ-opiod receptor agonists to be anti-emetic in humans : a review of clinical data. Acta Anaesthesiol Scand 2010 ; 54 : 132-40.
17) Kawai M, Kawahara H, Hirayama S, et al. Effect of baclofen on emesis and 24-hour esophageal pH in neurologically impaired children with gastroesophageal reflux disease. J Pediatr Gastroenterol Nutr 2004 ; 38 : 317-23.
18) Leppert W. Role of oxycodone and oxycodone/naloxone in cancer pain management. Pharmacol Rep 2010 ; 62 : 578-91.
19) Aldrete JA. Reduction of nausea and vomiting from epidural opioids by adding droperidol to the infusate in home-bound patients. J Pain Symptom Manage 1995 ; 10 : 544-7.
20) Barnes NM, Bunce KT, Naylor RJ, Rudd JA. The actions of fentanyl to inhibit drug-induced emesis. Neuropharmacology 1991 ; 30 : 1073-83.
21) Skarke C, Darimont J, Schmidt H, et al. Analgesic effects of morphine and morphine-6-glucuronide in a transcutaneous electrical pain model in healthy volunteers. Clin Pharmacol Ther 2003 ; 73 : 107-21.
22) Fujita K, Ando Y, Yamamoto W, et al. Association of UGT2B7 and ABCB1 genotypes with morphine-induced adverse drug reactions in Japanese patients with cancer. Cancer Chemother Pharmacol 2010 ; 65 : 251-8.
23) Susce MT, Murray-Carmichael E, de Leon J. Response to hydrocodone, codeine and oxycodone in a CYP2D6 poor metabolizer. Prog Neuropsychopharmacol Biol Psychiatry 2006 ; 30 : 1356-8.
24) 曽良一郎, 小松　浩, 猪狩もえほか. 遺伝子多型とオピオイドの副作用. 麻酔 2009 ; 58 : 1109-11.

（武田　泰子, 井関　雅子）

C 痒み

はじめに

痒みは，皮膚の表層（あるいは皮膚に隣接した粘膜）の寄生虫や異物を感知して，掻き動作などによりこれらを除去するための生体防御感覚である。同じ生体防御感覚である痛みが，組織を損傷する可能性のある侵害刺激から逃避し，生体の損傷を保護し生体の異常を治癒するための行動を取らせることを目的とした感覚であるのに対して，痒みは，自分の組織を傷つけてまで原因を取り除くことを目的とした感覚である。痒みのこのような特質により，痒みは耐えることが難しく，抑制できない痒みは痛み以上にイライラ感と苦痛を引き起こす。したがって，オピオイドによる副作用の痒みは，患者の quality of life（QOL）を低下させ，オピオイド治療の障害の一因となる。

1 オピオイドにより誘発される痒み

1）オピオイドの全身性投与による痒み

鎮痛量のモルヒネを静脈内注射すると，皮膚血管の拡張および顔や首，胸上部の紅斑とともに，痒みを生じる。また，モルヒネの注射部位局所には蕁麻疹を生じる（図1①）。蕁麻疹は，メペリジン（ペチジン）でもみられるが，フェンタニル，スフェンタニル，オキシモルフォン，メサドンなどのオピオイド鎮痛薬ではみられない[1]。モルヒネによる蕁麻疹は，H_1 ヒスタミン受容体拮抗薬で抑制され，主にマスト細胞からのヒスタミン遊離を介して生じると考えられる[1]。モルヒネによるマスト細胞からのヒスタミン遊離作用は，オピオイド拮抗薬ナロキソンでは抑制されない[1]。

小児科における術後痛の管理にモルヒネを投与した1万人以上の患者を対象とした研究で，患者の9.4％が痒みを訴えたことが報告[2]されている。患者管理鎮痛法において，ナロキソンをモルヒネと同時に静脈内注射してもモルヒネによる痒みの発生率は抑制されないが，ナロキソンを持続的に点滴静注するか長時間作用型のオピオイド拮抗薬ナルメフェンの投与により，モルヒネによる痒みの発生率が抑制される[3,4]。モルヒネの全身性投与により生じる痒みは，オピオイド受容体を介さない（マスト細胞の脱顆粒による）機序とオピオイド受容体を介した機序がある。なお，モルヒネの経口投与では痒みの訴えは少ない。

モルヒネ，フェンタニル，およびアルフェンタニルをサルに静脈内注射すると，用量依存的に掻き動作を引き起こす[5]。モルヒネとフェンタニルの静脈内注射による掻き動作は，オピオイド拮抗薬ナルトレキソンの静脈内注射で抑制されるが，中枢移行性の低いオピオイド拮抗薬の4級ナルトレキソンと H_1 ヒスタミン受容体拮抗薬の静脈内注射では抑制されない[5]。この

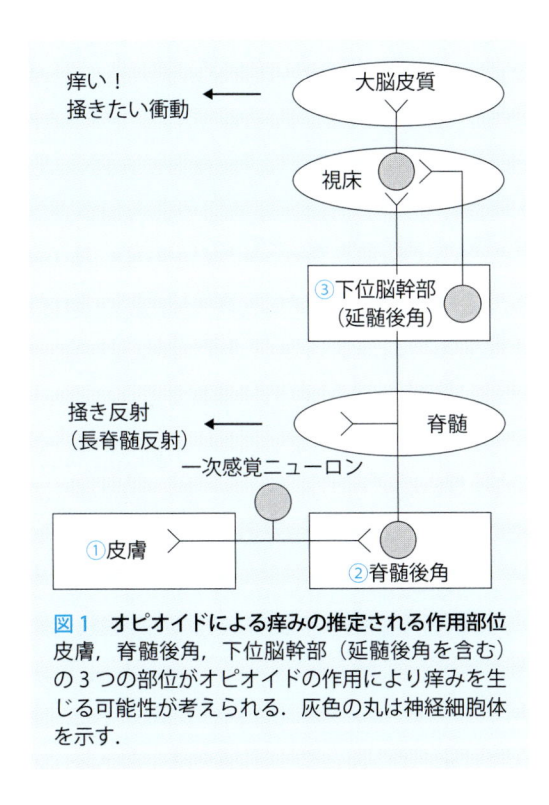

図1　オピオイドによる痒みの推定される作用部位
皮膚，脊髄後角，下位脳幹部（延髄後角を含む）の3つの部位がオピオイドの作用により痒みを生じる可能性が考えられる．灰色の丸は神経細胞体を示す．

知見から，全身性投与したオピオイドによる痒みは，少なくとも一部は中枢神経系のオピオイド受容体を介して生じることが示唆される．

2) オピオイドの硬膜外および髄腔内投与による痒み

オピオイドを硬膜外あるいは脊髄くも膜下腔（髄腔）内に投与した際に生じる副作用の中で，最も頻度の高いものの一つが痒みである[6]．痒みは，全身性に起こるが，顔，首，胸上部に頻度が高く[6]，全身性投与した際の痒みの分布と共通性があるように思われる．モルヒネ0.1 mg/kgを硬膜外注射された患者の28％が痒みを訴え，同用量の全身性投与（筋肉内注射で4％）より発症率が高い[7]．痒みの発症率は，オピオイドの種類や投与量などによって大きく異なるが，髄腔内のほうが硬膜外注射よりも高いようである[8]．痒みが生じるのは，早くて投与後30分であり，数時間後の報告も多い．

サルの髄腔内にモルヒネを投与すると用量依存的に全身性の掻き動作を引き起こし，掻き動作のピークは投与後1～2時間で，その後数時間にわたって徐々に減少する[9]．モルヒネの髄腔内注射による掻き動作は，ナルメフェンの静脈内注射により用量依存的に抑制される[9]．マウスでもモルヒネの髄腔内注射により用量依存的に後肢による体幹（側腹部と吻側背部）への掻き動作を生じ，ナロキソンの皮下注射によりほぼ完全に抑制される[10]．掻き動作のピークは投与後10分間でありヒトやサルに比べて非常に早いが，投与用量が相対的に多いのが原

因の一つかもしれない。髄腔内注射により顔面への掻き動作も観察されるが，回数は体幹への掻き動作より少ない[10]。オピオイドの硬膜外あるいは髄腔内注射の脊髄のレベルに対応した皮膚節に痒みを生じた場合の作用部位は，脊髄後角である可能性が考えられる（図1②）。

3）オピオイドの脳内投与による痒み

動物では，オピオイドの脳内注射により主に顔面への掻き動作が観察される。モルヒネをマウスに大槽内注射すると後肢による顔面への掻き動作が引き起こされ，ナロキソンで拮抗される[11]。大槽内注射による顔面の掻き動作の回数は，同用量のモルヒネの髄腔内注射により引き起こされる顔面の掻き動作より明らかに多い[10]。サルおよびラットでは，モルヒネの延髄後角内注射により顔面への掻き動作が引き起こされ，ナロキソンで拮抗される[12,13]。モルヒネを腰椎レベルの硬膜外あるいは髄腔内に注射しても，痒みが生じるのは全身性であり，下半身よりもむしろ顔や上半身に頻度が高いことの理由は不明であるが，モルヒネによる顔面の痒みは，モルヒネが髄腔内を拡散し延髄後角を含む下位脳幹部に達して作用することにより生じるのかもしれない（図1③）。

2　痒みとオピオイド受容体

硬膜外注射による痒みの発生率は，μオピオイド受容体の完全アゴニストであるモルヒネとフェンタニルでは高く，部分アゴニストのブトルファノールとブプレノルフィンでは低い[14]。サルにおいて，フェンタニルの静脈内注射が掻き動作を引き起こすが，κオピオイド受容体作動薬とδオピオイド受容体作動薬の静脈内注射では，掻き動作が観察されない[5]。また，モルヒネの髄腔内注射による掻き動作は，μオピオイド受容体拮抗薬で抑制されるが，κおよびδオピオイド受容体拮抗薬では抑制されない[5]。サルの延髄後角内注射およびマウスの大槽内注射でも，μオピオイド受容体作動薬は掻き動作を引き起こすが，κおよびδオピオイド受容体作動薬は掻き動作を引き起こさない[11,15]。これらの知見から，オピオイドはμオピオイド受容体に作用して痒みを生じると考えられる。

μオピオイド受容体の遺伝子には20以上のエクソンが存在し，20以上のスプライス変異が知られている。また，μオピオイド受容体は，ナロキソナジンで遮断されるμ_1受容体と，遮断されないμ_2受容体に薬理学的に分類される。モルヒネとその活性代謝産物モルヒネ-6-グルクロニドは，鎮痛効果発現に関与するμオピオイド受容体のエクソンが異なることが指摘されている[16]。モルヒネ-6-グルクロニドは，マウスの大槽内に注射すると，モルヒネの100倍程度強力な鎮痛効果を発揮するが，掻き動作は有意には増加させない[17]。ナロキソナジンは，モルヒネとモルヒネ-6-グルクロニドの鎮痛効果を抑制するが，モルヒネによる掻き動作を抑制しない[17]。これらの知見は，μ_1オピオイド受容体の選択的作動薬あるいはμ_2オピオイド

受容体の選択的拮抗薬が，オピオイド治療における副作用としての痒みの軽減に貢献することを期待させる。

3 オピオイドによって生じた痒みの抑制法

1) μオピオイド受容体拮抗薬

オピオイドの鎮痛効果と起痒作用はともにμオピオイド受容体が関与することから，μオピオイド受容体拮抗薬は痒みを抑制するだけでなく，鎮痛効果も減弱させると危惧される。実際，術後痛の管理にモルヒネを硬膜外注射した患者において，ナロキソンの静脈内注射が痒みを抑制するとともに痛みを増強すると報告[18]されている。他方，ナロキソンとナルメフェンがモルヒネの鎮痛効果を減弱せずに副作用の痒みを抑制するとの報告[3,4]もある。μオピオイド受容体拮抗薬が，$μ_1$オピオイド受容体よりも$μ_2$オピオイド受容体に作用しやすいのであれば，投与量を選択することによりオピオイドの鎮痛効果を減弱させずに痒みを抑制することは可能であると考えられる。

2) κオピオイド受容体作用薬

モルヒネの静脈内注射あるいは髄腔内注射で生じるサルの掻き動作が，ナルフラフィンを含むκオピオイド受容体作動薬の静脈内注射により抑制される[19,20]。マウスの大槽内にモルヒネを注射して引き起こされる掻き動作も，ナルフラフィンの皮下注射が抑制する[21]。モルヒネによる痒みに対するκオピオイド受容体作動薬の抑制効果の作用部位は，少なくとも一部は中枢神経系（おそらく脳）であると推測される。

ブトルファノール，ナルブフィン，ペンタゾシンなどのμオピオイド受容体の部分作動薬は，モルヒネによる痒みに対して無効とする報告もあるが，鎮痛効果を減弱せずに痒みを抑制するとの報告[22〜24]もある。サルにおいて，ブトルファノールの皮下注射が，モルヒネ（皮下注射と髄腔内注射）による鎮痛効果を抑制せずに掻き動作を抑制する[25]。これらの薬物はκオピオイド受容体に対するアゴニスト活性も有しており，この作用も痒みの抑制に寄与している可能性がある。

3) その他

全身麻酔薬プロポフォールが，モルヒネによる痒みを抑制するとの報告[26]がある。プロポフォールは$GABA_A$ γアミノ酪酸受容体-Cl^-チャネル複合体に作用して薬効を発揮するが，$GABA_A$受容体-Cl^-チャネル複合体に作用するバルビツレートおよび$GABA_A$受容体に作用する

> ### ミニ知識
> **オピオイド受容体とガストリン放出ペプチド受容体**
>
> ガストリン放出ペプチド（GRP）は無髄C線維の一次感覚ニューロンに存在し，脊髄後角ニューロンのBB_2ボンベシン（GRP）受容体に結合して，痒みシグナルの伝達にかかわり，痛みシグナルの伝達には関与しないと考えられている．最近，脊髄後角ではMOR1Dオピオイド受容体がBB_2受容体とヘテロダイマーを形成しており，モルヒネがMOR1D受容体に結合すると，BB_2受容体の活性化を介して痒みを生じ，モルヒネがMOR1オピオイド受容体に結合すると鎮痛効果を発揮することが報告された．MOR1D受容体には結合しないMOR1受容体アゴニストが創製できれば，痒みを生じないオピオイド鎮痛薬となると期待される．

ベンゾジアゼピン系の薬物には，オピオイドによる痒みに対する有効性の報告がない．オンダンセトロンなどの$5-HT_3$セロトニン受容体遮断薬がオピオイドによる痒みに有効であるとの報告があるが無効とする報告[27]も複数ある．D_2ドパミン受容体拮抗薬ドロペリドールとアリザプリドが，モルヒネによる痒みを抑制するとの報告[26,27]がある．ジクロフェナクなど非ステロイド性抗炎症薬が，モルヒネの痒みを抑制するとの報告[28]もある．オピオイドによる痒みは，薬物による抑制の報告はあるが確立した予防法・治療法がないのが現状である．

おわりに

アルカロイドであるモルヒネは皮膚のマスト細胞を脱顆粒させて痒みを生じるが，オピオイドによる痒みは主に中枢神経系に作用して生じるのであろう．オピオイドによる痒みの程度は患者により異なるが，掻いても抑制されない中枢性の痒みは強いイライラ感と苦痛を伴うことから，痒みの副作用の起こりにくいオピオイド，あるいはオピオイドの鎮痛作用を減弱せずに痒みを抑制するオピオイド拮抗薬の開発が望まれる．

【文献】

1) Duthie DJR, Nimmo WS. Adverse effects of opioid analgesic drugs. Br J Anaesth 1987；59：61-77.
2) Howard RF, Lloyd-Thomas A, Thomas M, et al. Nurse-controlled analgesia（NCA）following major surgery in 10,000 patients in a children's hospital. Paediatr Anaesth 2010；20：126-34.
3) Maxwell LG, Kaufmann SC, Bitzer S, et al. The effects of a small-dose naloxone infusion on opioid-induced side effects and analgesia in children and adolescents treated with intravenous patient-controlled analgesia：a double-blind, prospective, randomized, controlled study. Anesth Analg 2005；100：953-8.
4) Joshi GP, Duffy L, Chehade J, et al. Effects of prophylactic nalmefene on the incidence of morphine-related

side effects in patients receiving intravenous patient-controlled analgesia. Anesthesiology 1999 ; 90 : 1007-11.
5) Ko MC, Song MS, Edwards T, et al. The role of central μ-opioid receptors in opioid-induced itch in primates. J Pharmacol Exp Ther 2004 ; 310 : 169-76.
6) Chaney MA. Side effects of intrathecal and epidural opioids. Can J Anaesth 1995 ; 42 : 891-903.
7) Lanz E, Theiss D, Riess W, et al. Epidural morphine for postoperative analgesia : a double-blind study. Anesth Analg 1982 ; 61 : 236-40.
8) Ballantyne JC, Loach AB, Carr DB. Itching after epidural and spinal opiates. Pain 1988 ; 33 : 149-60.
9) Ko MC, Naughton NN. An experimental itch model in monkeys : characterization of intrathecal morphine-induced scratching and antinociception. Anesthesiology 2000 ; 92 : 795-805.
10) Kuraishi Y, Yamaguchi T, Miyamoto T. Itch-scratch responses induced by opioids through central mu opioid receptors in mice. J Biomed Sci 2000 ; 7 : 248-52.
11) Tohda C, Yamaguchi T, Kuraishi Y. Intracisternal injection of opioids induces itch-associated response through m-opioid receptors in mice. Jpn J Pharmacol 1997 ; 74 : 77-82.
12) Thomas DA, Williams GM, Iwata K, et al. The medullary dorsal horn. A site of action of morphine in producing facial scratching in monkeys. Anesthesiology 1993 ; 79 : 548-54.
13) Thomas DA, Hammond DL. Microinjection of morphine into the rat medullary dorsal horn produces a dose-dependent increase in faicial scratching. Brain Res 1995 ; 695 : 267-70.
14) Ackerman WE, Juneja MM, Kaczorowski DM, et al. A comparison of the incidence of pruritus following epidural opioid administration in the parturient. Can J Anaesth 1989 ; 36 : 388-91.
15) Thomas DA, Williams GM, Iwata K, Kenshalo Jr DR, Dubner R. Effects of central administration of opioids on facial scratching in monkeys. Brain Res 1992 ; 585 : 315-7.
16) Pasternak GW. Incomplete cross tolerance and multiple mu opioid peptide receptors. Trends Pharmacol Sci 2001 ; 22 : 67-70.
17) Andoh T, Yageta Y, Konno M, et al. Evidence for separate involvement of different m-opioid receptor subtypes in itch and analgesia induced by supraspinal action of opioids. J Pharmacol Sci 2008 ; 106 : 667-70.
18) Saiah M, Borgeat A, Wilder-Smith OHG, et al. Epidural-morphine-induced pruritus : propofol versus naloxone. Anesth Analg 1994 ; 78 : 1110-3.
19) Wakasa Y, Fujiwara A, Umeuchi H, et al. Inhibitory effects of TRK-820 on systemic skin scratching induced by morphine in rhesus monkeys. Life Sci 2004 ; 75 : 2947-57.
20) Ko MC, Husbands SM. Effects of atypical κ-opioid receptor agonists on intrathecal morphine-induced itch and analgesia in primates. J Pharmacol Exp Ther 2009 ; 328 : 193-200.
21) Umeuchi H, Togashi Y, Honda T, et al. Involvement of central m-opioid system in the scratching behavior in mice, and the suppression of it by the activation of k-opioid system. Eur J Pharmacol 2003 ; 477 : 29-35.
22) Gunter JB, McAuliffe J, Gregg T, et al. Continuous epidural butorphanol relieves pruritus associated with epidural morphine infusions in children. Paediatr Anaesth 2000 ; 10 : 167-72.
23) Charuluxananan S, Kyokong O, Somboonviboon W, et al. Nalbuphine versus propofol for treatment of intrathecal morphine-induced pruritus after cesarean delivery. Anesth Analg 2001 ; 93 : 162-5.
24) Tamdee D, Charuluxananan S, Punjasawadwong Y, et al. A randomized controlled trial of pentazocine versus ondansetron for the treatment of intrathecal morphine-induced pruritus in patients undergoing cesarean delivery. Anesth Analg 2009 ; 109 : 1606-11.
25) Lee H, Naughton NN, Woods JH, et al. Effects of butorphanol on morphine-induced itch and analgesia in primates. Anesthesiology 2007 ; 107 : 478-85.
26) Horta ML, Morejon LC, da Cruz AW, et al. Study of the prophylactic effect of droperidol, alizapride, propofol and promethazine on spinal morphine-induced pruritus. Br J Anaesth 2006 ; 96 : 796-800.
27) 倉石 泰．オピオイドとかゆみ―その後の展開―．ペインクリニック 2006 ; 27 : 1005-10.

28) Colbert S, O' Hanlon DM, Galvin S, et al. The effect of rectal diclofenac on pruritus in patients receiving intrathecal morphine. Anaesthesia 1999；54：948-52.
29) Liu XY, Liu ZC, Sun YG, et al. Unidirectional cross-activation of GRPR by MOR1D uncouples itch and analgesia induced by opioids. Cell 2011；147：447-58.

（倉石　泰）

D 呼吸抑制

はじめに

　オピオイドのもつ薬理作用の一つに呼吸に対する抑制作用がある。一般的に，癌性疼痛に限らず痛みの治療に適正に使用される場合，オピオイドを投与しても，依存性や耐性などと同様に呼吸抑制が生じることは非常にまれであるとされている。しかし，オピオイドの投与を受ける患者では，痛み刺激の変化など個々の病態変化により，思わぬ呼吸抑制が生じる可能性がある。

　そこで本稿では，癌性疼痛の薬物治療を行う際に考慮すべき呼吸機能に対するオピオイドの作用を解説し，呼吸抑制を引き起こす可能性のある患者の条件ならびにその際の対応策についてまとめた。

1 呼吸の調節

　基本的な呼吸運動リズムは脳幹，特に延髄および橋に存在する呼吸筋に神経情報を送るニューロン群により形成されるいわゆる呼吸中枢で形成，調節されている。この呼吸中枢で形成された自律的な呼吸運動は，肺や気道に存在する伸展受容器などの機械的受容器，頸動脈小体や大動脈弓に存在する末梢性化学受容器および延髄腹側野の中枢性化学受容野からの求心入力の修飾を受けている。呼吸器系は二酸化炭素（CO_2）と酸素（O_2）を至適レベルに維持する機能を有しているため，体液中の CO_2 および O_2 レベルの変化に非常に敏感に反応する。中枢性化学受容器は血液中の二酸化炭素分圧（P_{CO_2}）の増加の結果生じる水素イオン濃度（H^+）の上昇，すなわち pH の低下に反応し，また，末梢性化学受容器は酸素分圧（P_{O_2}）の低下，P_{CO_2} の増加と H^+ の上昇に反応して，呼吸を不随意的に促進させる（図1）。

2 呼吸機能に対するオピオイドの作用

　呼吸抑制を強く引き起こすのは μ 受容体である。呼吸抑制作用の一部は延髄呼吸中枢への直接作用によるもので，血液中の P_{CO_2} の増加に対する呼吸中枢の反応性を低下させることによると考えられている。また，呼吸リズムを調節している橋および延髄を抑制し，延髄呼吸中枢の応答性を抑制する。また，呼吸抑制作用は意識レベルの低下を起こさせるよりもはるかに少ない用量でも認められ，用量の増加によりしだいに増強される。呼吸抑制は，単なる呼吸数減ではなく，呼吸活性のすべての相（呼吸数，毎分換気量および1回換気量）を抑制するとともに，不規則な呼吸や周期性変動呼吸を起こす。オピオイドは主として呼吸中枢にある呼吸リ

図1 呼吸中枢と呼吸調節の仕組み

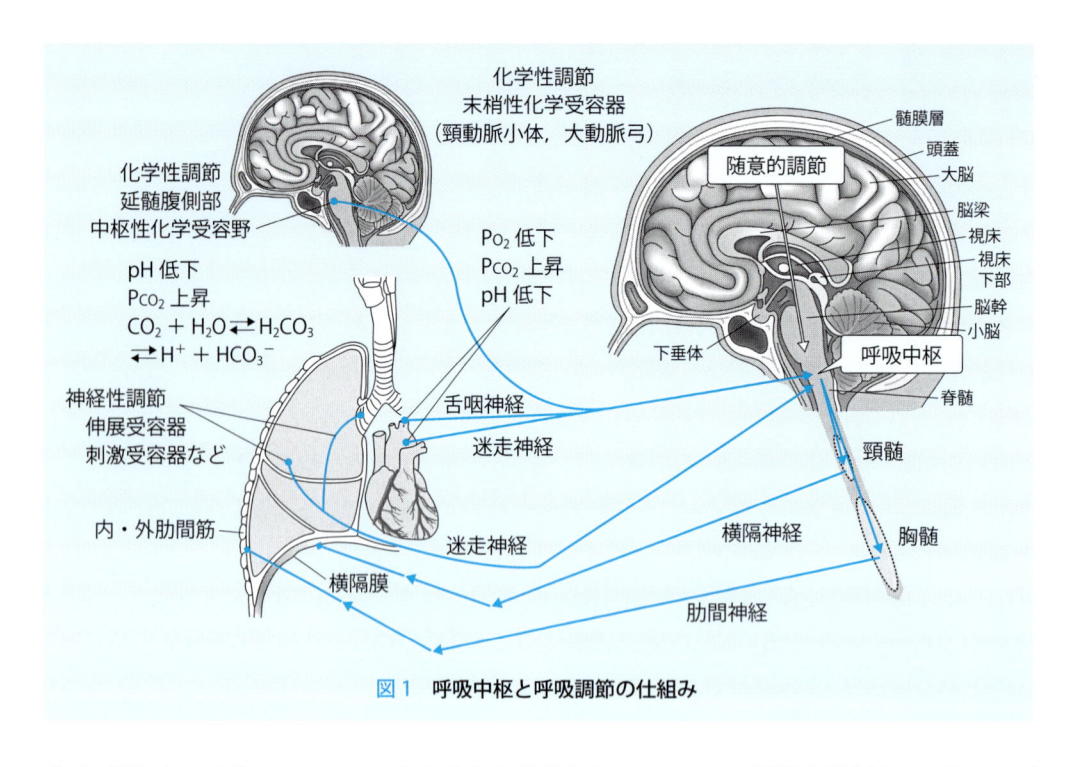

ズムに関与する呼吸ニューロンのうち吸息を形成するニューロンの活動を抑制することで，呼吸抑制を引き起こすことも示唆されている．すなわち呼吸量の減少は，原則的には呼吸数の低下によるもので，中毒量では呼吸数が1分間に3〜4回にまで低下してしまう．急性中毒時の主症状は，高度の呼吸抑制（チェーン・ストークス呼吸）である．したがって，肺気腫や脊椎後側彎症あるいは重度の肥満症のような呼吸予備能が減少している患者には注意が必要である．

3 呼吸抑制に対するオピオイドの作用

1) オピオイドの作用点

　血液中のP_{CO_2}の増加に対する呼吸中枢の反応性を低下させることが，オピオイドによる呼吸抑制作用機序の一つであることを先に述べた．この機序に関与する脳部位として，延髄腹外側部に存在する中枢性化学受容野が重要である．中枢性化学受容野は，Mitchell's area（M野），Schlefke's area（S野）およびLoeschcke's area（L野）の3野に分類されている．Taveira da Silvaら[1]はヘロインをこれら3野にそれぞれ局所適用したところ，M野に適用したときにのみ，1回換気量と呼吸回数の両者の抑制に伴う分時換気量の抑制が認められると報告している．また，ヘロインの静脈内投与による呼吸抑制がM野へのナロキソンの局所適用により拮抗されることも報告しており，オピオイドによる呼吸抑制には延髄腹外側部中枢性化学受容野，特に

M野が重要な役割を果たしていることを明らかにしている[1]。

2）呼吸調節に対するオピオイド受容体タイプによる相違

　Lingら[2]がモルヒネによる呼吸抑制作用と鎮痛作用に対するμオピオイド受容体サブタイプの一つであるμ₁受容体に選択的な拮抗薬であるナロキサネイジンの効果を調べた結果，鎮痛効果は拮抗されるものの，呼吸抑制作用に対してはなんら影響を与えないことを見いだしている。これらの結果は，オピオイドμ₂受容体がμ受容体を介した呼吸抑制作用に重要であることを示唆している。しかし，μ₁受容体に選択性をもつとされるフェンタニルが強い呼吸抑制作用をもつことから，受容体選択性というよりもリガンド選択性による相違である可能性が考えられる。

　一方，オピオイド受容体タイプのδ受容体は，μ受容体を介する呼吸抑制作用に対して拮抗的に作用することが示唆されている。事実，アルフェンタニルによる呼吸抑制作用はδ受容体アゴニストのBW373U86により拮抗され，このBW373U86による拮抗作用はδ受容体アンタゴニストのDPI2505により抑制されることが報告[3]されている。また，κ受容体アゴニストのU-50,488Hがモルヒネおよびμ受容体アゴニストのDAMGOによる呼吸抑制作用に拮抗することも報告[4]されている。したがって，呼吸抑制にはオピオイドμ受容体が主として関与しており，δおよびκ受容体はμ受容体を介した呼吸抑制に対して拮抗的に作用していることが示唆される。

4　疼痛下でオピオイドによる呼吸抑制作用の減弱

　癌疼痛のみならず，痛みの治療目的で適正に使用されている限り，オピオイドによる呼吸抑制が生じることはまれである。この理由の一つとして，鎮痛作用と呼吸抑制作用を生じさせるオピオイドの用量に大きな違いがあることが挙げられる。われわれがマウスを用いモルヒネ，オキシコドンおよびフェンタニルの呼吸抑制作用とテイルフリック法による鎮痛作用の効力比を比較検討したところ，表1のようにいずれのオピオイドも，分時換気量に対する抑制作用は鎮痛作用のそれに比べ12〜50倍，高用量側にシフトしている。

　オピオイドによるμ受容体を介した呼吸抑制作用に拮抗する神経系として，セロトニン（5-hydroxytryptamine：5-HT）神経系の存在がクローズアップされている。セロトニンは，5-HT₁ₐ，5-HT₄および5-HT₇受容体を介して，呼吸ニューロンの活動を興奮させることが知られている[5]。Manzkeら[6]は5-HT₄ₐ受容体作動薬がフェンタニルの鎮痛作用を抑制することなく，呼吸抑制作用のみを選択的に拮抗することを報告している。延髄の呼吸ニューロン上にμオピオイド受容体と5-HT₄ₐ受容体が共発現しており，オピオイドはGi/oタンパクを介してアデニル酸シクラーゼの抑制によりcAMP量を減少させるのに対し，5-HT₄ₐ受容体はGsおよ

表1 オピオイドの鎮痛作用と呼吸抑制作用の効力比

	効力比（95%信頼限界）
モルヒネ	35.4（10.0〜125.8）
オキシコドン	52.3（2.3〜1,212.3）
フェンタニル	12.8（3.9〜42.7）

効力比：テイルフリック法による鎮痛作用の用量反応曲線に対して，分時換気量の抑制作用の用量反応曲線の高用量側へのシフト倍数．

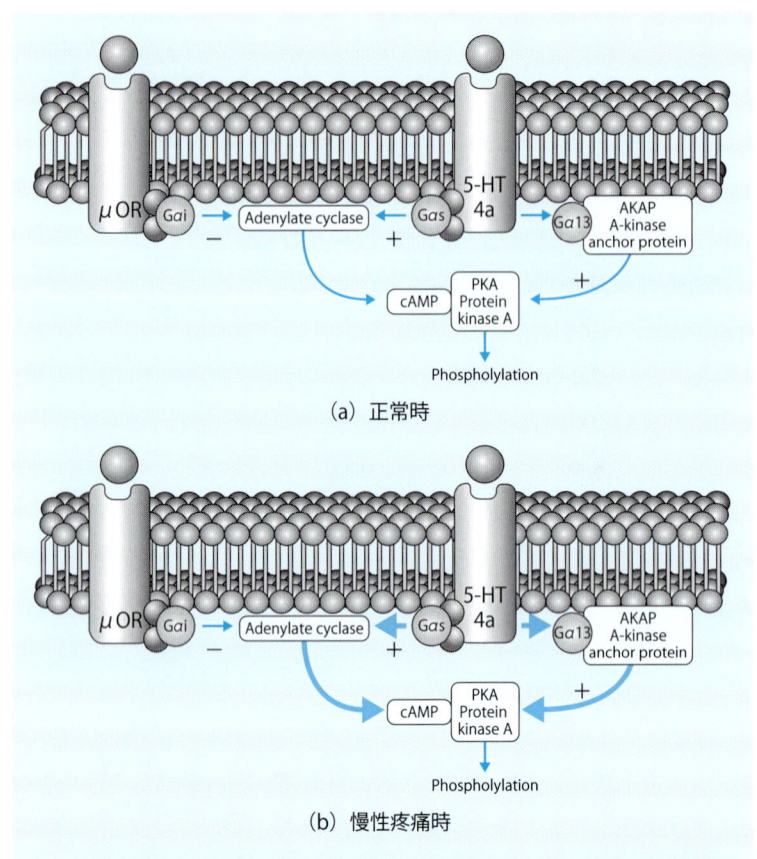

(a) 正常時

(b) 慢性疼痛時

図2 μオピオイド受容体と 5-HT$_{4a}$ 受容体の呼吸ニューロンの細胞内情報伝達に関係
(Manzke T, Guenther U, Ponimkaskin EG, et al. 5-HT$_{4(a)}$ receptors avert opioid-induced breathing depression without loss of analgesia. Science 2003 ; 301 : 226-9 より改変引用)

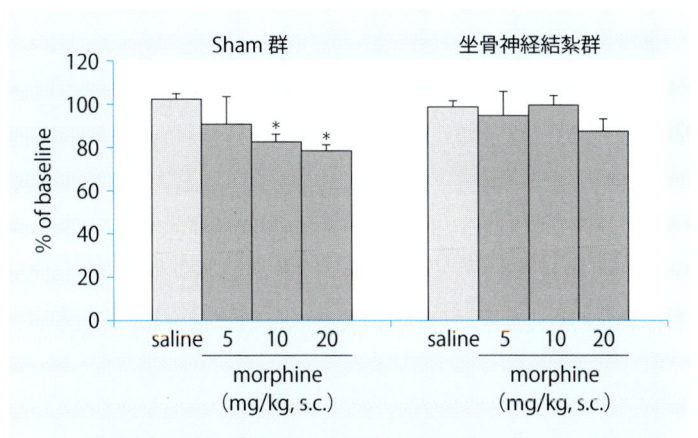

図3 モルヒネにより誘発される呼吸（分時換気量）抑制に対する慢性疼痛の影響

坐骨神経結紮7日後のマウスにモルヒネを投与し，30分後に測定した呼吸回数および1回換気量より分時換気量を算出した．
＊：$P < 0.05$：各群の saline 投与群との比較
（Kamei J, Ohsawa M, Hayashi SS, et al. Effect of chronic pain on morphine-induced respiratory depression in mice. Neuroscience 2011；174：224–33 より改変引用）

びG13タンパクを介してアデニル酸シクラーゼを刺激し，cAMP量を増大させる（図2-a）。このような機序により，呼吸調節の細胞内情報伝達においてμ受容体と5-HT$_{4a}$受容体が相反しあうことで，5-HT$_{4a}$受容体作動薬がオピオイドの呼吸抑制作用のみを拮抗することが示唆されている。一方，慢性疼痛のある状態下では，さまざまな神経系の神経伝達が直接あるいは間接的に変化し，オピオイドの薬理作用を修飾していることはよく知られた事実である。われわれはこれまでに，図3に示すように坐骨神経結紮により神経因性疼痛を起こしたマウスにおいて，モルヒネの呼吸抑制が対照群マウスに比べさらに生じにくくなることを見出している。また，呼吸抑制の耐性形成は，神経因性疼痛時に早期に形成されることも報告している。これらの慢性疼痛下のオピオイドによる呼吸抑制作用の変化に，先に述べたオピオイドの呼吸抑制作用に拮抗する5-HT神経系，特に5-HT$_{4a}$受容体の機能変化が関与していると思われる。そこで，呼吸中枢局在部位である延髄の5-HT$_{4a}$受容体の発現を神経因性疼痛モデルマウスにおいて調べたところ，図4で認められるように正常動物に比べ5-HT$_{4a}$受容体タンパクの発現が著明に増加していることが明らかとなった[7]。しかし，延髄におけるμ受容体の最大結合量（Bmax値）および結合定数（Kd値）は，坐骨神経結紮による影響は認められない。また，図5に示すように，正常マウスにおいて認められるモルヒネの呼吸抑制作用が，5-HT$_{4a}$受容体作動薬の投与により認められなくなることも見出している。これらのことは，慢性疼痛時には主に呼吸中枢における5-HT$_{4a}$受容体を介した機能が亢進し，これがモルヒネ呼吸抑制作用の減弱に関与している可能性を示唆している[7]（図2-b）。

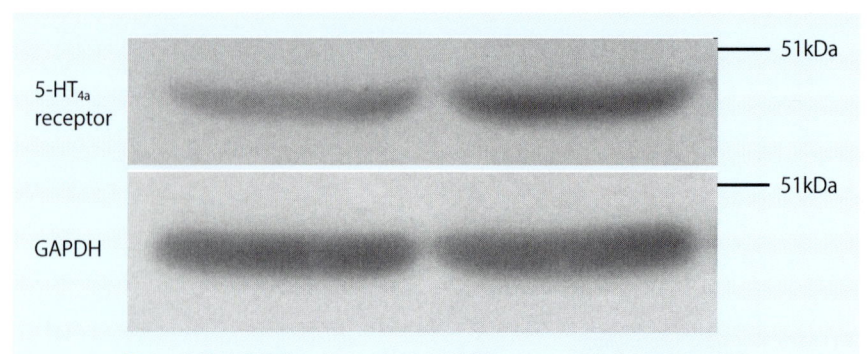

図4 坐骨神経結紮マウスにおける脳幹部 5-HT$_{4a}$ 受容体発現量の変化
坐骨神経結紮 7 日後に，脳幹部 5-HT$_{4a}$ 受容体発現量をウエスタンブロット法に従い測定した．
(Kamei J, Ohsawa M, Hayashi SS, et al. Effect of chronic pain on morphine-induced respiratory depression in mice. Neuroscience 2011；174：224-33 より改変引用)

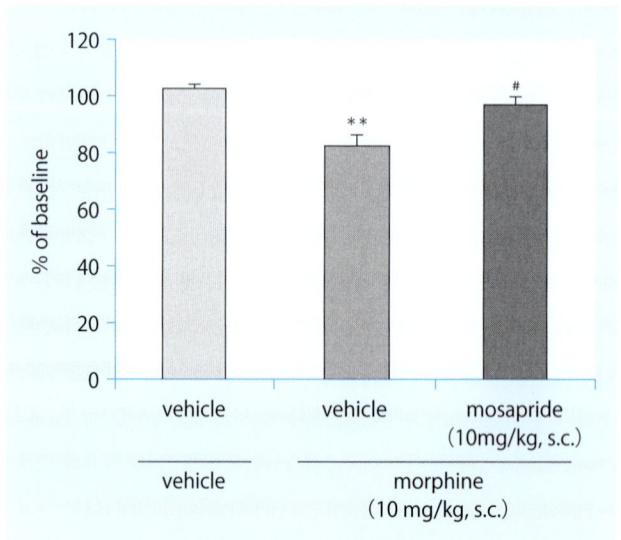

図5 正常マウスにおけるモルヒネ誘発呼吸（分時換気量）抑制に対する 5-HT$_4$ 受容体作動薬（mosapride）の影響
マウスにモルヒネを投与し，30 分後に測定した呼吸回数および 1 回換気量より分時換気量を算出した．Mosapride はモルヒネ投与 30 分前に皮下投与した．
*：P＜0.01：vehicle（saline）投与群との比較
#：P＜0.05：vehicle（saline）を前処置したモルヒネ投与群との比較
(Kamei J, Ohsawa M, Hayashi SS, et al. Effect of chronic pain on morphine-induced respiratory depression in mice. Neuroscience 2011；174：224-33 より改変引用)

表2 オピオイド製剤による呼吸抑制を生じさせる危険因子

過量投与	癌による痛みそのものの軽減や新たな除痛治療の追加などによる相対的過量投与 オピオイドローテーションの際の効力換算ミスなど
患者の年齢	加齢とともに増加
肥満	肺容量の低下
睡眠時無呼吸の有無	化学受容器からの信号減弱
腎・肝臓障害	代謝・排泄の障害による薬物曝露の増加
中枢抑制薬との併用	抗不安薬，抗ヒスタミン薬，筋弛緩薬など

おわりに

オピオイドが，癌疼痛のみならず痛みの治療目的で適正に使用されている限り，呼吸抑制が生じることはまれである。ただし，表2に示すようにオピオイド以外の除痛治療や患者の病態改善などによる痛みの軽減がもたらす，オピオイドの相対的過量投与，患者の年齢[8]，腎臓や肝臓機能の障害[9〜11]あるいはほかの薬物，特に中枢抑制作用をもつ薬物との併用[11,12]により呼吸抑制を生じさせる危険性があるので注意が必要となる。

最近，腎透析患者の瘙痒症に適応が認められたナルフラフィンはκ受容体アゴニストであり，鎮痛作用も有する。κ受容体アゴニストは，モルヒネなどのオピオイドμ受容体を介した呼吸抑制に対して拮抗的に作用することが示唆されていることから，ナルフラフィンは鎮痛作用に拮抗することなくオピオイドによる呼吸抑制を改善する可能性が考えられる。またサルを用いた実験から，ナルフラフィンはモルヒネによる痒みを抑制することも報告[13]されている。したがって，ナルフラフィンの併用によりオピオイドによる痒みを抑制するとともに，相対的過量投与などによる呼吸抑制の発現を予防する可能性が考えられる。基礎および臨床における検証が望まれる。

また，オピオイドの呼吸抑制に拮抗する神経系としてセロトニン神経系の関与が解明されつつあり，$5\text{-}HT_{4a}$受容体作動薬がオピオイドの呼吸抑制に対する拮抗薬となる可能性が示唆されていることから，今後の研究の進展により，ナロキソンなどの従来の麻薬拮抗薬とは異なりオピオイド製剤の鎮痛作用に影響することなく呼吸抑制作用のみを選択的に阻害する薬物の開発が進むことを期待したい。

【文献】

1) Taveira da Silva AM, Souza JD, Quest JA, et al. Central nervous system site of action for the respiratory depressant effect of diacetylmorphine (heroin) in the cat. J Clin Invest 1983；72：1209-17.
2) Ling GS, Spiegel K, Lockhart SH, et al. Separation of opioid analgesia from respiratory depression：

evidence for different receptor mechanisms. J Pharm Exp Ther 1985 ; 232 : 149-55.
3) Su YF, McNutt RW, Chang KJ. Delta-opioid ligands reverse alfentanil-induced respiratory depression but not antinociception. J Pharmacol Exp Ther 1998 ; 287 : 815-23.
4) Dosaka-Akita K, Tortella FC, Holaday JW, et al. The κ opioid agonist U-50, 488H antagonizes respiratory effects of μ opioid receptor agonists in conscious rats. J Pharm Exp Ther 1993 ; 264 : 631-7.
5) Richter DW, Manzke T, Wilken B, et al. Serotonin receptors : guardians of stable breathing. Trends Mol Med 2003 ; 9 : 542-8.
6) Manzke T, Guenther U, Ponimkaskin EG, et al. 5-HT$_{4(a)}$ receptors avert opioid-induced breathing depression without loss of analgesia. Science 2003 ; 301 : 226-9.
7) Kamei J, Ohsawa M, Hayashi SS, et al. Effect of chronic pain on morphine-induced respiratory depression in mice. Neuroscience 2011 ; 174 : 224-33.
8) Cepeda MS, Farrar JT, Baumgarten M, et al. Side effects of opioids during short-term administration : Effect of age, gender, and race. Clin Pharmacol Therap 2003 ; 74 : 102-12.
9) Taylor S, Kirton OC, Staff I, et al. Postoperative day one : A high risk period for respiratory events. Am J Surg 2005 ; 190 : 752-6.
10) Flisberg P, Rudin A, Linner R, et al. Pain relief and safety after major surgery. A prospective study of epidural and intravenous analgesia in 2,696 patients. Acta Anaesthesiol Scand 47 : 457-65.
11) McCaffery M, Pasero C. Pain. Clinical manual 2nd ed. St. Louis : Mosby ; 1999.
12) Etches RC. Respiratory depression associated with patient-controlled analgesia : A review of eight cases. Can J Anesth 1994 ; 41 : 125-32.
13) Wakasa Y, Fujiwara A, Umeuchi H, et al. Inhibitory effects of TRK-820 on systemic skin scratching induced by morphine in rhesus monkeys. Life Sci 2004 ; 75 : 2947-57.

資料　日本で入手不可能だと思われていた研究用オピオイドが入手可能に
鎮痛薬・オピオイドペプチド研究会
事務局長　亀井淳三（星薬科大学薬物治療学教室教授）

　鎮痛薬・オピオイドペプチド研究会はオピオイドおよび鎮痛薬に関する基礎研究者および臨床における専門家で構成され，日本のオピオイド研究を組織的に進める唯一の研究会です．本研究会では「入手困難なオピオイド類」の供給体制につきまして種々の努力をしてまいりましたが，この度，世界最大規模で最古参の麻薬原料メーカーである米国のコヴィディエン社（Covidien/Mallinckrodt）から相当種の化合物を輸入，入手できることになりました．

　しかし，麻薬という特殊性から，必要に応じて随時輸入するということは不可能であり，原則として1年に1回（5月）次年度に使用する麻薬の種類と量の「枠」を確保することが当局から要求されております．すなわち，「枠」の範囲でのみ輸入・供給が可能となり，枠外のものは輸入できません．なお，この「枠」は毎年，国際麻薬統制委員会（INCB）にファイルされることになると思います．

　コヴィディエン社が供給している化合物は研究会のホームページ（http://www.jnrc.net/）に掲載させていただいております．入手希望の化合物がございましたら，その品目，数量，入手希望時期をコヴィディエン社の日本法人であるコヴィディエンジャパン（2010年1月にタイコヘルスケアジャパンより社名変更）・マリンクロット原薬事業部までご連絡ください．また，質問，ご不明な点も同様に直接おたずねください．

　なお，Amphetamine・Methamphetamine類及びHeroinは輸入禁止品目です．

連絡先：コヴィディエンジャパン（株）マリンクロット原薬事業部
〒158-8615　東京都世田谷区用賀4-10-2
担当；立花寿美（e-mail：kazumi.tachibana@covidien.com）
電話：03-5717-2700（代）FAX：03-5717-2709

（亀井　淳三）

索 引

和 文

【あ】
アイソボログラム ……… 67, 78
アセチルコリン ……… 173, 182
アトロピン ……………………… 183
アプレピタント ………………… 185
アリザプリド …………………… 194
アリピプラゾール ……………… 183
アルフェンタニル ……………… 190

【い】
一次痛 …………………………… 146
遺伝子多型 ……………………… 186
インターロイキン-1 …………… 152
インドシアニングリン ………… 29

【え】
エフェドリン …………………… 132
炎症性疼痛モデル ……………… 153
延髄後角 ………………………… 192
延髄弧束核 ……………………… 180
延髄腹外側部 …………………… 198

【お】
嘔気・嘔吐 ……………………… 12
嘔吐 ……………………………… 113
応答曲面 ………………………… 67
嘔吐中枢 ………………………… 180
オキシコドン ……………… 15, 163
オキシモルフォン ……………… 190
悪心 ……………………………… 113
オピオイド ……………………… 158
オピオイド受容体 ……… 3, 4, 6, 8, 48, 141
オピオイド抵抗性癌疼痛 …………………………… 150
オランザピン ……………… 183, 184

オンダンセトロン ……… 132, 183, 184, 194

【か】
化学受容器引き金帯 …………… 180
掻き動作 ………………………… 190
覚醒時間 ………………………… 69
下行性疼痛抑制神経 …………… 142
ガストリン放出ペプチド …………………………… 194
ガバペンチン …………………… 54
カプサイシン受容体 …………… 147
痒み ……………………………… 190
顆粒球コロニー刺激因子 …………………………… 150
カルシウムチャネル遮断薬 …………………………… 54
カルシトニン遺伝子関連ペプチド …………………………… 144
肝機能障害患者 ………………… 99

【き】
気管挿管時 ……………………… 62
急性疼痛 ………………………… 159
橋中脳背外側被蓋部 …………… 142
局所麻酔薬 ……………………… 51

【く】
くも膜下モルヒネ ……………… 153
グラニセトロン ………… 132, 183, 184
グリア細胞 ……………………… 159
クロルプロマジン ………… 182, 183

【け】
血管作動性小腸ペプチド …………………………… 182
血管作動性腸ペプチド ………… 173

血行動態 ………………………… 72
顕在性記憶 ……………………… 72

【こ】
効果部位濃度 …………… 125, 126
交感神経 ………………………… 66
硬膜外 …………………………… 191
硬膜外自己調節鎮痛 …………… 112
硬膜外投与 ……………………… 108
高齢者 …………………………… 98
呼吸中枢 ………………………… 201
呼吸抑制 ………… 65, 71, 132, 197
孤束核 …………………………… 12
骨癌疼痛 ………………………… 150
コデイン ………………………… 14
コレラ毒素サブユニット …………………………… 144
コンパートメントモデル …… 32

【さ】
最小投与量 ……………………… 93
最小肺胞濃度 ……………… 22, 61
最小流量 ………………………… 93
最大投与量 ……………………… 93
最大流量 ………………………… 93
細胞内陥入／移行 ……………… 168
催眠鎮静 ………………………… 64
サブスタンスP ………… 144, 181
酸素分圧 ………………………… 197

【し】
ジアゼパム ……………………… 183
シクロオキシゲナーゼ阻害薬 …………………………… 53
ジクロフェナク ………………… 194
刺激性下剤 ……………………… 172
持続硬膜外投与 ………………… 116
実測濃度 ………………………… 38

ジフェンヒドラミン ……… 183, 184
術後悪心・嘔吐 ……………… 130
術後疼痛管理研究会 ……… 133
術中覚醒 …………………… 26, 65
術中覚醒記憶 …………………… 96
術中記憶 …………………………… 27
腫瘍壊死因子-α ……………… 152
受容体再感作機構 …………… 168
条件づけ場所嗜好性試験 …………………………………… 163
消失速度定数 …………………… 92
小児 ……………………………… 99
侵害受容器 ……………………… 158
神経 ……………………………… 164
神経障害性疼痛 ………… 149, 160
神経障害性疼痛モデル ……… 164
神経成長因子 …………………… 148
新生児 …………………………… 99
身体依存 ………………………… 167
心拍出量 ………………………… 29
蕁麻疹 …………………………… 190

【す】
髄腔内 …………………………… 191
水素イオン濃度 ………………… 197
錐体外路症状 …………………… 130
睡眠紡錘波 ……………………… 23
スコポラミン …………………… 183
ステロイド ……………………… 184
スフェンタニル ………… 108, 190
スペクトル端周波数 …………… 23

【せ】
精神依存 ………………………… 163
脊髄くも膜下腔 ………………… 191
脊髄後角 ……………………… 9, 48
セロトニン 5-ヒドロキシトリプタミン受容体 ……………… 182
セロトニンドパミン拮抗薬 …………………………………… 184
潜在性記憶 ……………………… 27
全静脈麻酔 …………………… 27, 89

蠕動運動 ………………………… 173

【そ】
相互作用 …………………………… 77
相乗作用 …………………………… 98
相対的過量投与 ………………… 203
側坐核 …………………………… 164

【た】
大槽内 …………………………… 192
体動 ……………………………… 72
ダイノルフィン ………………… 164
退薬症候 ………………………… 167
大量フェンタニル麻酔 ………… 25
多次元受容体拮抗薬 …………… 184
脱抑制 ……………………………… 8
脱抑制機構 ……………………… 166

【ち】
チェーン・ストークス呼吸 …………………………………… 198
遅発性呼吸抑制 ………………… 117
中枢性化学受容器 ……………… 197
中枢性感作 ……………………… 159
中脳水道周囲灰白質 …… 10, 142
中脳辺縁ドパミン神経系 …………………………………… 164
超音波ガイド下末梢神経ブロック ……………………………… 135
鎮静スコア OAA/S …………… 68
鎮痛耐性 ……………… 160, 163, 168

【つ】
痛覚過敏 ………………………… 160

【て】
ディスポーザブル PCA 注入器 …………………………… 125, 127
デキサメタゾン ……… 132, 183, 184
電動式 PCA 注入器 …… 125, 127

【と】
ドパミン D_2 受容体 ………… 182
ドパミンシステムスタビライザー ……………………………… 183
ドパミン受容体遺伝子 ……… 188
トラマドール …………………… 16
トランスフォーミング増殖因子β …………………………………… 152
ドロペリドール ……… 132, 182, 183, 194
ドンペリドン …………………… 183

【な】
ナルトレキソン ………………… 190
ナルフラフィン ………… 14, 193, 203
ナルメフェン ………… 190, 193
ナロキソナジン ………………… 192
ナロキソン ……… 17, 190, 193

【に】
二酸化炭素分圧 ………………… 197
二次痛 …………………………… 146
ニューロキニン-1 受容体 …………………………………… 182

【ね】
ネオスチグミン ………………… 54
眠気 ……………………………… 132

【の】
脳波バイコヒーレンス ………… 24

【は】
配合変化 …………………………… 77
バイスペクトル解析 …………… 24
バクロフェン …………………… 185
破骨細胞 ………………………… 152
ハロペリドール ……… 182, 183

【ひ】
ヒスタミン ……………………… 190
非ステロイド性抗炎症薬

―――― 151
ビスフォスフォネート ―― 151
ヒドロキシジン ―――― 183, 184
肥満者 ―――――――― 101

【 ふ 】

フェンタニル ― 15, 30, 50, 61, 108, 163, 190
腹横筋膜面ブロック ―― 135
腹側被蓋野 ――――― 166
腹直筋鞘ブロック ――― 135
不動化 ――――――― 64
ブトルファノール ―― 192, 193
ブプレノルフィン ――― 17, 50, 192
プロクロルペラジン ―― 132, 182, 183
プロポフォール ――― 193
プロメタジン ―――― 132
吻側延髄腹内側部神経 ―― 142

【 へ 】

平均誤差 ―――――― 100
平均絶対誤差 ―――― 100
ペロスピロン ―――― 183
ペンタゾシン ―――― 17
便軟化剤 ―――――― 172
便秘 ――――――――― 13

【 ほ 】

放射線治療 ――――― 151
補正身長 ―――――― 103
補正体重 ―――――― 102

【 ま 】

麻酔深度 ―――――― 24
末梢性オピオイド受容体拮抗薬
―――――――――― 176
末梢性オピオイド受容体刺激薬
―――――――――― 176
末梢性化学受容器 ―― 197
末梢性感作 ―――――― 159
慢性腎不全患者 ――― 99

慢性疼痛 ―――――― 158

【 み 】

ミダゾラム ―――――― 55

【 め 】

メトクロプラミド ―― 132, 182, 183
メペリジン ―――――― 190

【 も 】

目標制御注入 ――― 34, 89
目標制御注入ポンプ ―― 29
モルヒネ ―― 8, 50, 108, 163, 190, 193
モルヒネ-3-グルクロニド ―― 8
モルヒネ-6-グルクロニド ―― 9, 192

【 や 】

薬物動態パラメータ ――― 71

【 よ 】

溶骨性 2,472 肉腫細胞 ―― 151
溶骨性骨癌疼痛 ―――― 151
抑制性 GABA 作動性介在神経
―――――――――― 142
予測濃度 ――――――― 38

【 り 】

離床 ―――――――― 129
リスペリドン ――――― 183
リドカイン ―――――― 19
履歴依存性半減時間 ―― 71
リンデロン ―――――― 183

【 れ 】

レミフェンタニル ― 15, 26, 30, 50

【 ろ 】

ロラゼパム ―――――― 183

欧 文

【 ギリシャ 】

α_2 アドレナリン受容体作動薬
―――――――――― 51
β エンドルフィン ――― 166
γ アミノ酪酸 ――――― 164
γ アミノ酪酸$_A$ 受容体 ―― 22
δ アゴニスト ――――― 55
δ オピオイド受容体 ―― 192
κ アゴニスト ――――― 55
κ オピオイド受容体 ―― 192, 193
μ_1 オピオイド受容体 ―― 192
μ_2 オピオイド受容体 ―― 192
μ オピオイド受容体 ― 49, 166, 192
μ オピオイド受容体遺伝子
―――――――――― 187
μ 受容体 ――――――― 182

【 数 】

5-HT$_3$ 受容体 ―――― 182
5-HT$_{4a}$ 受容体 ――― 199, 201

【 A 】

Aδ 線維 ――――――― 146
AAI ――――――――― 74
AepEX ―――――― 27, 86
alvimopan ―――― 183, 185
ATF-3 ――――――― 154
auditory evoked potentials index ――――――― 74

【 B 】

BAR ――――――――― 62
BB$_2$ ボンベシン受容体 ―― 194
BIS ――――――――― 74
bispectral index ――― 74
bispectral index モニター
―――――――――― 22, 85
BIS 値 ―――――――― 26
BIS モニター ――――― 22, 85

索 引 207

【C】

- c-Fos ……… 147
- C₅₀ ……… 78
- chemoreceptor trigger zone ……… 180
- Cheyne-Stokes 呼吸 ……… 11
- CHST ……… 98
- closed loop system ……… 104
- context sensitive half time ……… 40, 41, 71, 82, 98
- COX 阻害薬 ……… 53
- Cp₅₀ ……… 64, 78
- CSDT ……… 40
- CSHT ……… 41
- CTZ ……… 180
- CYP2D6 ……… 14, 16
- C 線維 ……… 146

【D】

- [D-Ala², N-MePhe⁴, Gly-ol⁵]-enkephalin ……… 49
- DAMGO ……… 49
- depth of anesthesia ……… 24
- dopamine system stabilizer ……… 183
- DSS ……… 183

【E】

- EC₅₀ ……… 43
- EC₉₅ ……… 43
- ERK ……… 167
- extracellular signal regulated kinase ……… 167

【G】

- G-protein-coupled receptor kinase 2 ……… 166
- GABA_A 受容体 ……… 22
- gamma-aminobutyric acid_A 受容体 ……… 22
- GRK2 ……… 166

【H】

- H⁺ ……… 197

【I】

- IL-1 ……… 152
- insulin growth factor ……… 152
- interleukin-1 ……… 152
- intravenous patient controlled analgesia ……… 122
- isolectin B4 ……… 144
- iv-PCA ……… 122

【L】

- ligand-biased efficacy 説 ……… 170
- Loeschcke's area ……… 198
- L 野 ……… 198

【M】

- M-3-G ……… 9
- M-6-G ……… 9, 133
- MAC ……… 22, 61, 62, 64
- MAC-awake ……… 61, 64
- MAC-BAR ……… 66
- MAC-blocking adrenergic responses ……… 62
- MAC-TI ……… 62
- MAC-tracheal intubation ……… 62
- MAPE ……… 100
- MAPK ……… 167
- MARTA ……… 184
- Mas-related G-protein-coupled receptor D ……… 147
- maximum concentration with pain ……… 122
- MCP ……… 122
- MEAC ……… 122
- MEAC–MCP 間較差 ……… 123
- methadone ……… 16, 190
- methylnaltrexone ……… 18, 183, 185
- middle latency auditory evoked potential ……… 74
- minimum alveolar concentration ……… 22, 61
- minimum effective analgesic concentration ……… 122
- Mitchell's area ……… 198
- mitogen activated protein kinase ……… 167
- MLAEP ……… 74
- MOP 遺伝子 ……… 187
- MOR1D オピオイド受容体 ……… 194
- MOR1 オピオイド受容体 ……… 194
- morphine-6-glucironide ……… 133
- MPE ……… 100
- multi-acting-receptor-targeted-antipsychotics ……… 184
- M 野 ……… 198

【N】

- N-methyl-D-aspartic acid 受容体 ……… 23
- N-メチル-D-アスパラギン酸受容体 ……… 23
- Na⁺ チャネル ……… 18
- NCA ……… 128
- nerve growth factor ……… 148
- neurofilament 200kD ……… 144
- neurokinin-1 受容体 ……… 182
- NK-1 受容体 ……… 182
- NMDA 受容体 ……… 23
- NTS ……… 180
- nucleus tractus solitarius ……… 180
- nurse controlled analgesia ……… 128

【O】

- OAA/S スケール ……… 25
- Observer's Assessment of Alertness/Sedation スケール ……… 25
- OINV ……… 180
- open TCI system ……… 90

opioid induced nausea and vomiting ⋯⋯⋯⋯⋯⋯ 180
overshoot ⋯⋯⋯⋯⋯⋯⋯⋯⋯ 90

【 P 】

partial nerve injury ⋯⋯⋯⋯ 149
patient-controlled epidural analgesia ⋯⋯⋯⋯⋯⋯⋯ 112
PCA-TCI ⋯⋯⋯⋯⋯⋯⋯⋯ 103
PCEA ⋯⋯⋯⋯⋯⋯⋯⋯⋯ 112
P_{CO_2} ⋯⋯⋯⋯⋯⋯⋯⋯⋯ 197
PD ⋯⋯⋯⋯⋯⋯⋯⋯⋯⋯⋯ 32
pharmacodynamics ⋯⋯⋯⋯ 32
pharmacokinetics ⋯⋯⋯⋯ 32
PK ⋯⋯⋯⋯⋯⋯⋯⋯⋯⋯⋯ 32
P_{O_2} ⋯⋯⋯⋯⋯⋯⋯⋯⋯⋯ 197
PONV ⋯⋯⋯⋯⋯⋯⋯ 130, 180
POPS 研究会 ⋯⋯⋯⋯⋯⋯ 133
population PK モデル ⋯⋯⋯ 37
postoperative nausea and vomiting ⋯⋯⋯⋯ 130, 180
postoperative pain service 研究会 ⋯⋯⋯⋯⋯⋯⋯⋯⋯⋯ 133
PP2A ⋯⋯⋯⋯⋯⋯⋯⋯⋯ 168
prediction probability ⋯⋯⋯ 74

【 R 】

Rab4 ⋯⋯⋯⋯⋯⋯⋯⋯⋯ 168
RBR ⋯⋯⋯⋯⋯⋯⋯⋯⋯⋯ 23
rectus sheath block ⋯⋯⋯ 135
relative β ratio ⋯⋯⋯⋯⋯ 23
response surface analysis ⋯ 78
RSB block ⋯⋯⋯⋯⋯⋯⋯ 135

【 S 】

Schlefke's area ⋯⋯⋯⋯⋯ 198
SDA ⋯⋯⋯⋯⋯⋯⋯⋯⋯⋯ 184
SEF95 ⋯⋯⋯⋯⋯⋯⋯ 23, 26
serotonin-dopamine andagonist ⋯⋯⋯⋯⋯⋯⋯⋯⋯⋯ 184
spared nerve injury ⋯⋯⋯ 149
spectral edge frequency 95％ ⋯⋯⋯⋯⋯⋯⋯⋯⋯⋯⋯⋯ 23

S 野 ⋯⋯⋯⋯⋯⋯⋯⋯⋯⋯ 198

【 T 】

TAP block ⋯⋯⋯⋯⋯⋯⋯ 135
target controlled infusion ⋯ 34, 89
target controlled infusion ポンプ ⋯⋯⋯⋯⋯⋯⋯⋯⋯⋯ 29
TCI ⋯⋯⋯⋯⋯⋯⋯⋯ 34, 89
TCIeffect ⋯⋯⋯⋯⋯⋯⋯⋯ 90
TCIplasma ⋯⋯⋯⋯⋯⋯⋯ 90
TCI ポンプ ⋯⋯⋯⋯⋯⋯⋯ 29
TGF β ⋯⋯⋯⋯⋯⋯⋯⋯ 152
TI ⋯⋯⋯⋯⋯⋯⋯⋯⋯⋯⋯ 62
TIVA ⋯⋯⋯⋯⋯⋯⋯⋯⋯⋯ 89
TNF α ⋯⋯⋯⋯⋯⋯⋯⋯ 152
total intra venous anesthesia ⋯⋯⋯⋯⋯⋯⋯⋯⋯⋯⋯⋯ 89
transitional opioid ⋯⋯⋯⋯ 30
transversus abdominis plane block ⋯⋯⋯⋯⋯⋯⋯⋯ 135
TrkA ⋯⋯⋯⋯⋯⋯⋯⋯⋯ 148
TRPV1 ⋯⋯⋯⋯⋯⋯⋯⋯ 147
TRPV1 拮抗薬 ⋯⋯⋯⋯⋯ 154
tumor necrosis factor-α ⋯ 152

【 V 】

vasoactive intestinal peptide ⋯⋯⋯⋯⋯⋯⋯⋯⋯⋯⋯⋯ 182
VC ⋯⋯⋯⋯⋯⋯⋯⋯⋯⋯ 180
VIP ⋯⋯⋯⋯⋯⋯⋯⋯⋯⋯ 182
vomiting center ⋯⋯⋯⋯ 180

【 W 】

WHO 方式癌疼痛治療法 ⋯ 149

オピオイド
基礎を知って臨床で使いこなす　　　　　　　　　　　　　　　　　＜検印省略＞

2012年6月1日　第1版第1刷発行

定価（本体7,700円＋税）

　　　　　　　　　　　　　編集者　垣　花　　　学
　　　　　　　　　　　　　　　　　成　田　　　年
　　　　　　　　　　　　　発行者　今　井　　　良
　　　　　　　　　　　　　発行所　克誠堂出版株式会社
　　　　　　　　　〒113-0033　東京都文京区本郷 3-23-5-202
　　　　　　　　　電話 (03)3811-0995　振替 00180-0-196804
　　　　　　　　　URL　http://www.kokuseido.co.jp

ISBN 978-4-7719-0396-8　C3047　￥7700E　　　　印刷　三美印刷株式会社
Printed in Japan Ⓒ Manabu Kakinohana, Minoru Narita, 2012
・本書の複製権・翻訳権・上映権・譲渡権・公衆送信権（送信可能化権を含む）は克誠堂出版株式会社が保有します。
・JCOPY ＜(社)出版者著作権管理機構　委託出版物＞
本書の無断複写は著作権法上での例外を除き禁じられています。複写される場合は，そのつど事前に(社)出版者著作権管理機構（電話 03-3513-6969, Fax 03-3513-6979, e-mail：info@jcopy.or.jp）の許諾を得てください。